Blattern und Schutzpockenimpfung

Denkſchrift
zur Beurteilung des Nutzens des Impfgeſetzes vom
8. April 1874 und zur Würdigung der dagegen
gerichteten Angriffe

Bearbeitet im

Reichsgeſundheitsamt

Vierte Auflage
mit den geſetzlichen Vorſchriften als Anhang
ſowie mit 31 Textabbildungen und 5 Tafeln

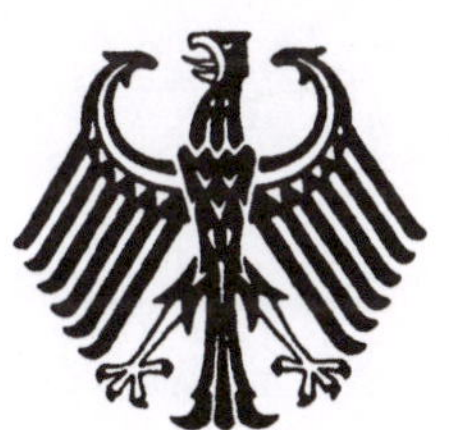

Springer-Verlag Berlin Heidelberg GmbH
1925

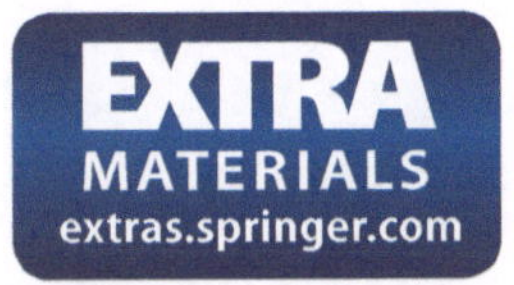

ISBN 978-3-642-90610-7   ISBN 978-3-642-92468-2 (eBook)
DOI 10.1007/978-3-642-92468-2
Softcover reprint of the hardcover 4th edition 1925

Vorwort zur vierten Auflage.

Am 1. April 1925 waren 50 Jahre vergangen, seitdem das Reichs=
impfgesetz in Kraft getreten ist. Sein Erfolg war so nachhaltig, daß die
Bevölkerung Deutschlands den Schrecken und den Jammer der Pocken=
epidemien früherer Zeiten völlig aus ihrer Erinnerung verloren hat. In=
zwischen hat der Weltkrieg Deutschland heimgesucht. Auch in dieser er=
eignisreichen und für die Volksgesundheit überaus gefahrvollen Zeit hat
sich das Impfgesetz bewährt. Wenn auch ein gewisses Aufflackern der
Pocken in Deutschland während des Krieges infolge des regen Verkehrs
mit Rußland und anderen Oststaaten unvermeidlich war, so hat die Krank=
heit doch eine nennenswerte Bedeutung als Kriegsseuche nicht mehr erlangt.

Die gewaltige Ersparnis an Menschenleben tritt besonders in die Er=
scheinung, wenn man die Pockenverluste der Kriegszeit und der Nachkriegs=
zeit mit denjenigen der Jahre 1871 und 1872 vergleicht. (Siehe die
graphische Darstellung S. 122.)

Alle in den letzten Jahrzehnten gesammelten weiteren Erfahrungen
über die Pocken, ihre Gefahren und ihre zweckmäßige Bekämpfung konnten
in der vorliegenden Neuauflage der Denkschrift verwertet werden. Be=
sondere Beachtung fand die Frage des Keimgehaltes der Lymphe, eine
eingehende Darlegung die englische Gewissensklausel. Ebenso ist die seit
einigen Jahren in der Schweiz herrschende, in ihrem Verlauf zwar milde,
aber doch recht umfangreiche Pockenepidemie als warnendes Beispiel ge=
würdigt worden. Endlich hat die Frage eine Erörterung gefunden, ob
und inwieweit es möglich ist, durch allgemeine hygienische Maßnahmen
die Pocken zu bekämpfen.

Die Neuauflage, die im wesentlichen durch den Referenten für Pocken=
angelegenheiten im Reichsgesundheitsamt, Oberregierungsrat Dr. Breger,
bearbeitet wurde, ist mit zahlreichen graphischen Darstellungen und Ab=
bildungen ausgestattet. Es soll auf diese Weise nicht nur durch statistische
Zahlen und deren Erläuterung, sondern auch durch das Bild die große
Gefahr der Pocken dem Verständnis weitester Kreise der Bevölkerung
näher gebracht werden.

Die bildlichen Darstellungen eignen sich auch für Lichtbildervorträge;
einschlägiges Material für solche Vorführungen wird sowohl vom Deut=
schen Hygiene=Museum (Dresden=A. 1) als auch von dem Kaiserin Friedrich=
Haus für das ärztliche Fortbildungswesen (Berlin NW 6) abgegeben.

Eine gesundheitliche Maßnahme, wie sie die allgemeine obligatorische
Impfung und Wiederimpfung darstellt, ist auf die Dauer nur durchführ=
bar, wenn sie getragen wird von der Einsicht und Überzeugung des ge=
samten Volkes. Sie allenthalben zu erreichen, möge auch diese vierte Auf=
lage erfolgreich vermitteln.

Inhalt.

---

*) Die Ziffern geben die Seitenzahlen an.

Tafeln.

Einleitung

zur ersten Auflage (1896).

Unter dem frischen Eindruck einer Blatternepidemie wurde im Jahre 1874 das Reichsimpfgesetz beraten. Die Schrecken der Pockenseuche waren noch in aller Gedächtnis, die Klagen über die durch die Krankheit angerichteten Verheerungen noch nicht verhallt: viele aber kannten aus eigenen Wahrnehmungen die Segnungen des Impfschutzes, dessen Wirksamkeit von den Ärzten auf Grund eines reichen Schatzes persönlicher Beobachtungen einmütig gerühmt wurde.

Seitdem sind mehr als 20 Jahre vergangen; das deutsche Volk genießt dank dem damals angenommenen Gesetze einen Impfschutz, wie er in gleicher Vollkommenheit noch keiner anderen Nation zuteil geworden ist. Die Pocken sind aus dem Reiche fast völlig verschwunden; immer mehr vermindert sich die Zahl derer, welche selbst erfahren haben, wie furchtbar jene Krankheit einer von ihr heimgesuchten Bevölkerung ist. Auch unter den Ärzten wird das Krankheitsbild der Blattern immer weniger bekannt; nicht eigener Anschauung, sondern den Schilderungen ihrer Universitätslehrer und den Darstellungen in der Fachliteratur verdanken die meisten jüngeren Angehörigen des Heilberufs ihre Kenntnisse jener Seuche.

Es kann nicht auffallen, daß der seit so langer Zeit von der Krankheit verschonten Bevölkerung mit der Erinnerung früherer Leiden zugleich auch die Erkenntnis der Gefahr verloren geht, und daß der von einer gewandten Agitation erzeugte und genährte Zweifel an dem Nutzen und der Notwendigkeit des gesetzlich in Anwendung gezogenen Schutzmittels Raum gewinnt. In unterrichteten Kreisen dagegen täuscht man sich darüber keineswegs, daß ein Verzicht auf die Impfung nicht möglich ist, ohne das deutsche Volk von neuem der gefürchteten Seuche zugänglich zu machen; die ernsten Folgen, welche ein Nachgeben für das Volkswohl haben müßte, machen es zur Pflicht, rechtzeitig zu warnen, und zu diesem Zwecke die Bedeutung und die Erfolge der Schutzimpfung in einer für alle Kreise verständlichen Weise darzulegen.

Einen Beitrag in dieser Richtung zu liefern, sind die nachstehenden Ausführungen bestimmt. An der Hand geschichtlicher und statistischer Tatsachen sollen sie zeigen, auf welchen Grundlagen das Reichsimpfgesetz entstanden ist; bei Erörterung des Gesetzes selbst und seiner Erfolge wird sich Gelegenheit finden, auf die Einwände der Gegner einzugehen und die Notwendigkeit einer Fortdauer der bestehenden Vorschriften zu begründen.

1. Die Pockennot früherer Zeiten.

Das Auftreten der Blatternseuche in Europa reicht bis in weit entlegene Zeit zurück. Manche Forscher sehen in der antoninischen Pest, die unter der Regierung des römischen Kaisers Marcus Aurelius Antoninus, durch das aus Mesopotamien heimkehrende Kriegsheer mitgebracht, seit dem Jahre 165 nach Chr. in Italien furchtbare Verheerungen anrichtete, das erste Erscheinen der Pocken in unserem Erdteil. Daß die Krankheit bereits im frühen Mittelalter in einem großen Teile des gegenwärtigen Frankreich weit verbreitet war, ist aus mannigfachen Äußerungen zeitgenössischer Geschichtsschreiber nahezu mit Sicherheit zu entnehmen. Der Bischof Gregor von Tours, dessen Überlieferungen gegen Ende des 6. Jahrhunderts unserer Zeitrechnung entstanden sind, bedient sich der lateinischen Bezeichnung für die Pocken „variola“ als eines geläufigen Ausdrucks. Die ersten wissenschaftlichen Darstellungen des Krankheitsbildes verdanken wir den arabischen Ärzten Abu Jacub ben Ischaac und Mohammed Ibn Zaharjah Ben Razes[1]), deren Lebenszeit in die zweite Hälfte des 9. und den Anfang des 10. Jahrhunderts fällt. Auch den ärztlichen Schriftstellern späterer Jahrhunderte waren die Pocken wohl bekannt; aus dem 16. Jahrhundert sind Einzelbeschreibungen einer Anzahl mörderischer Epidemien überliefert. In seinem klassischen, im Jahre 1546 erschienenen Werke „De contagionibus et contagiosis morbis et eorum curatione libri tres“[2]) gab der Veroneser Arzt Hieronymus Fracastoro nicht nur eine Schilderung des klinischen Bildes der Pocken, sondern er hat bereits mit seltenem Scharfsinn das Wesen des Krankheitskeimes in der Vitalität spezifischer Krankheitskeime erkannt und den Grundsatz ausgesprochen, die seminaria morbi erzeugten wiederum den gleichen Krankheitsprozeß, von welchem sie selbst abstammten. Der Paderborner Jesuitenpater Athanasius Kircher (1601—1680) versuchte mit Hilfe seines primitiven Mikroskopes das Wesen des Pockengiftes zu ergründen; er glaubte „animacula“ und „vermicula“ als Krankheitserreger entdeckt zu haben. Wenn dieser Befund auch eine Täuschung war, so ist es doch bewundernswert, wie sehr er in der Vorahnung des belebten Pockenerregers seiner Zeit vorauseilte[3]). Im 17. Jahrhundert berichtete ferner Syden-

---

[1]) ar-Rāzī (Razes): Über die Pocken und die Masern. Aus dem Arabischen übersetzt von Dr. med. Karl Opitz, Kreisarzt und Vorsteher des Kgl. Medizinaluntersuchungsamtes in Stade. Klassiker der Medizin, herausgegeben von Karl Sudhoff. Leipzig 1911.

[2]) Hieronymus Fracastoro: Drei Bücher von den Kontagien, den kontagiösen Krankheiten und deren Behandlung. Übersetzt und eingeleitet von Prof. Dr. Viktor Fossel. Leipzig: Johann Ambrosius Barth. 1910.

[3]) Vgl. Kübler: Geschichte der Pocken und der Impfung. Bibliothek von Coler. S. 59. Berlin: August Hirschwald. 1901.

ham eingehend über das Auftreten der Seuche in England; aus dem 18. Jahrhundert sind Berichte über die Krankheit und die von ihr geforderten Opfer in großer Zahl erhalten.

Die von impfgegnerischer Seite vertretene Behauptung, daß es mangels zuverlässiger statistischer Angaben aus der Zeit vor dem gegenwärtigen Jahrhundert nicht möglich sei, ein Bild von der damaligen Ausbreitung der Pocken zu gewinnen[1], ist irrig. Eine amtliche Statistik der Pockentodesfälle wird z. B. in London schon seit 1629[2], in Schweden seit 1744 geführt[3]. Aus Berlin und einigen Teilen der Mark Brandenburg hat der preußische Oberkonsistorialrat, Mitglied der Akademie der Wissenschaften Johann Peter Süßmilch im dritten Teile seines zuerst 1741, in vierter Auflage im Jahre 1775 und 1776 erschienenen Werkes: „Die göttliche Ordnung, in den Veränderungen des menschlichen Geschlechts aus der Geburt, dem Tode und der Fortpflanzung desselben erwiesen[4]“, wertvolle Mitteilungen über die durch die Blattern verursachten Verluste an Menschenleben hinterlassen. Ein reichhaltiges Material hat ferner der Professor der Medizin Dr. Joh. Christ. Wilhelm Juncker zu Halle in seinem „Archiv der Ärzte und Seelsorger wider die Pockennoth“ der Nachwelt aufbewahrt. Ergriffen von dem namenlosen durch die Seuche verursachten Elend richtete dieser verdiente Arzt an seine Berufsgenossen und an die Seelsorger in Deutschland die öffentliche Aufforderung[5], ihn durch möglichst eingehende Mitteilungen zu befähigen, eine jährliche Übersicht der gesamten Pockennot bekannt zu geben und das beste Verhalten der Menschen wider dieselbe auszumitteln. Das Unternehmen fand viel Beifall und wurde von der Mehrzahl der deutschen Fürsten unterstützt; in den Jahren 1796—1798 erschienen nacheinander sechs „Stücke“ des Archivs. Freilich lassen die darin enthaltenen Angaben einen vollständigen Überblick über die Verbreitung der Pocken in jener Zeit noch nicht gewinnen; doch genügt eine Durchsicht jenes Werkes, um sich zu vergegenwärtigen, daß unser Vaterland damals in der Tat durch die Pocken von einer Not heimgesucht war, der gegenüber die heute von der Diphtherie, dem Keuchhusten, dem Scharlachfieber, den Masern oder dem Unterleibstyphus erzeugten Verluste an Menschenleben und Gesundheit weit zurückstehen[6].

Um zunächst die Art der unseren Vorfahren so furchtbar gewordenen Seuche zu erläutern, sei hier eine von dem namhaften Berliner Kliniker Professor Dr. Gerhardt (gestorben 1902) entworfene Darstellung des Krankheitsbildes der Pocken eingeschaltet.

„Etwa zwei Wochen nach Aufnahme des Ansteckungsstoffes der echten Pocken in den Körper beginnt die Erkrankung mit heftigem Fieberanfalle, meist tüchtigem Schüttelfroste. Von da an schweres Kranksein, hohes Fieber, Kopfschmerz, reißende Gliederschmerzen, Schmerz in der Wirbelsäule oder in der Magengrube; erst im Beginne Erbrechen, beim Aufrichten Ohnmachten, bei einzelnen beschränkter oder verbreiteter, scharlach- oder masernähnlicher flüchtiger Hautausschlag als Vorläufer der Pocken.“

---

[1] Kolb: Zur Impffrage. Unzulänglichkeit der bisherigen Ermittelungen und Verlangen nach Aufhebung des Impfzwangs. S. 9. Leipzig 1877.

[2] Creighton: A History of Epidemics in Britain. Vol. II. S. 436.

[3] Beiträge zur Beurteilung des Nutzens der Schutzpockenimpfung usw. Bearbeitet im Kaiserlichen Gesundheitsamt. S. 85. Berlin 1888.

[4] Siehe dieses Werk: Teil III. S. 81, 239, ferner die 34. Tabelle.

[5] Juncker siehe vorst. I. Stück S. 6.

[6] Nach der letzten, in den Veröffentlichungen des Reichsgesundheitsamts, Jahrg. 1924, Nr. 47 mitgeteilten jährlichen Todesursachenstatistik starben im Jahre 1922 im Deutschen Reiche (ohne Mecklenburg-Strelitz) an Diphtherie und Krupp 4490, an Keuchhusten 7378, an Scharlach 1056, an Masern 2844, an Unterleibstyphus 1690 Personen, während die auf weit unvollständigeren Angaben beruhende Berechnung von Juncker für das Jahr 1796 unter der damals weniger zahlreichen Bevölkerung Deutschlands 65220 Pockensterbefälle nachweist.

„Am vierten Tage schwillt die Haut des Kopfes an und wird durch zahlreiche harte Knötchen uneben. Unförmige Schwellung und Ausbruch der Knötchen breiten sich langsam über Rumpf und Gliedmaßen nach abwärts aus. Fiebernachlaß bringt der Ausbruch der Hauterkrankung, aber nicht Entfieberung wie bei durch Impfung gemilderten Pocken, sogenannten Varioloiden."

„Nach 3—4 Tagen bekommen die wachsenden Knötchen an ihrer Spitze je ein kleines Bläschen. Auch dieses wächst und trübt sich später eitrig. So entstehen die flachen gelben bis grauen, in der Mitte nabelartig eingezogenen Pockenpusteln, die in schwereren Fällen auf weite Strecken zu Eiterblasen zusammenfließen, durch Blutungen sich graugrün färben, nach dem Bersten ihrer Oberhautdecke übelriechende Geschwüre hinterlassen.

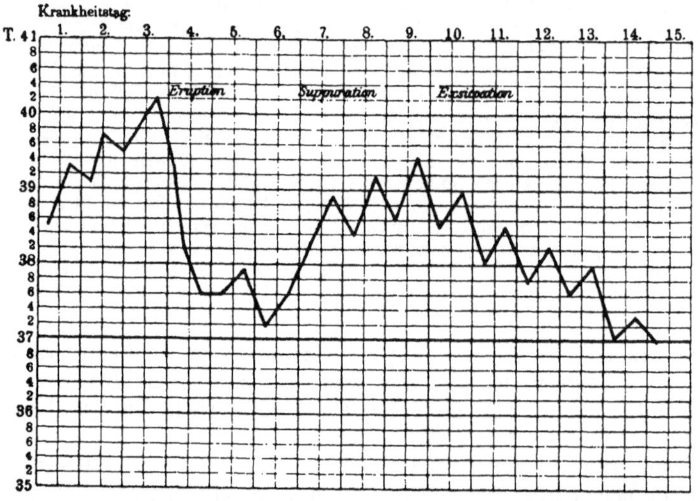

Abb. 1. Fieberkurve bei Pocken. (Nach Jochmann-Hegler, Lehrbuch der Infektionskrankheiten, 2. Aufl.)

Mit der Eiterung steigt das Fieber wieder an, erreicht bei schwankendem Gange meist gefährliche Höhen und verbindet sich mit wilden Sinnestäuschungen und Aufregungszuständen. Oft stirbt ein Drittel bis zur Hälfte der Kranken, den übrigen trocknen die Pusteln zu braunen und schwarzen Krusten ein. Deren Abfall in der dritten bis vierten Woche bringt nochmals geringe Fieberbewegung. Dann zeigt sich, wie viele schließlich noch Verstümmelungen, besonders an den Sinnesorganen, Mißstaltungen, Nachkrankheiten davontragen."

Juncker schrieb im Jahre 1796[1]: „Nur den schrecklichen Verlauf dieser Pocken darf man einige Male so gesehen haben, wie er sehr häufig stattfindet, um ihre abscheuliche Natur zu erkennen. Auch ein glücklicher Verlauf kommt vor; aber wie unendlich oft der jammervolle für Kranke und Angehörige! Mit Angst sieht man der Krankheit entgegen. Man kennt ihre Gefahr. Wider das inner-

---

[1] Juncker: Archiv der Ärzte und Seelsorger wider die Pockennot. I. Stück. S. 60, 61, 62.

lich eingetretene Gift empört sich die ganze Natur des Menschen. Fieber, Krämpfe und Raserei zeugen von innerem Aufruhr. Kommt es nach vieler Pein und Gefahr zur Eiterung (Schwärung), so folgt gewöhnlich ein neues Fieber. Die ungeheure Kopfgeschwulst, die geschlossenen Augen, die oft unzähligen Schwären über den ganzen Körper, die in jedem Punkte brennen und Höllenpein verursachen; diese und hundert andere Beschwerden und Gefahren sind hier nicht Ausnahmen, sondern gewöhnlich. Wir Umstehende vernehmen nun wohl die Raserei, die Zuckungen, das Zähneknirschen, die Blutblasen, den aashaften Geruch des Kranken bei lebendigem Leibe und andere Jammerszenen dieser natürlichen Pocken mehr; aber wer schildert die inneren Leiden? wer die Pein eines Menschen, wenn die ganze Oberfläche mit dem schwarzen Panzer bedeckt dem inneren Leben entgegenwirkt, das Gift auf edle Teile richtet und endlich nach langem schmerzhaften Kampfe das Herz zum Stillstand bringt? Oft zerkratzen die armen Kinder vor Angst die Wände; oder mußten erst späterhin dem Schlagfluß, oder gewaltsamen Krämpfen, oder, wie häufig der Fall ist, der angstvollen Erstickung unterliegen. So verlaufen die natürlichen Pocken in Europa alljährlich bei 400000 Menschen!!!"

Die große Verbreitung der Pocken in Europa, deren jährliche Sterbeziffer Juncker für das Ende des 18. Jahrhunderts auf 400000 Todesfälle schätzt, bestand schon in viel weiter zurückliegenden Zeiten. Der Araber Razes war der Meinung, daß der Seuche „niemand" entging. Im 18. Jahrhundert wurde die Zahl der Menschen, die an den Blattern erkrankten, auf $5/6$ aller Lebenden geschätzt[1]). In den größeren

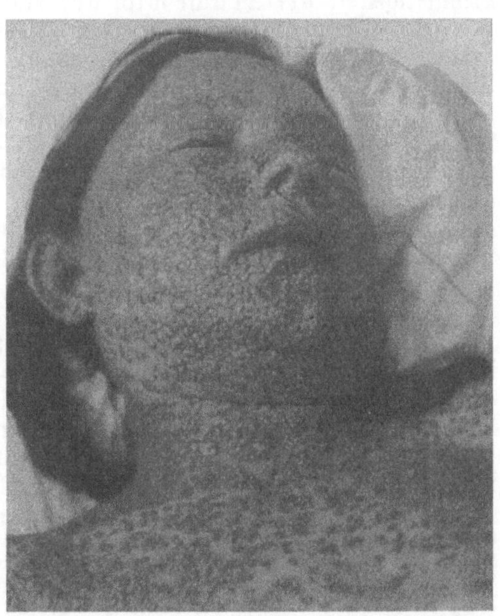

Abb. 2. Mittelschwerer Pockenfall. (Epidemie Dresden 1918/19. Aufnahme durch Professor Dr. Geipel, Stadtkrankenhaus Dresden-Johannstadt.)

Städten herrschte die Krankheit unausgesetzt; die kleineren Orte wurden in Zwischenräumen von einigen Jahren von immer wiederkehrenden Epidemien heimgesucht[2]), wobei hauptsächlich solche Personen erkrankten, welche die Pocken noch nicht überstanden hatten. Der dadurch bedingten Verminderung in der Zahl der „Pockenfähigen" hatten die Orte dann einige Jahre Ruhe vor der Seuche zu verdanken, bis der Ansteckungsstoff an den inzwischen geborenen Kindern wieder neue Beute fand.

In den drei vormals preußischen Ortschaften Rawitsch, Bojanowo und Sarne (sämtlich im früheren Reg.-Bez. Posen gelegen), bedingte eine Epidemie im Jahre 1796

---

[1]) Juncker a. a. O. II. Stück. S. 226.
[2]) Süßmilch: Die göttliche Ordnung, in den Veränderungen des menschlichen Geschlechts aus der Geburt, dem Tode und der Fortpflanzung desselben erwiesen. 4. Ausgabe. III. Teil. Berlin 1776. S. 627.

bei einer Gesamt=Einwohnerzahl von 13329 1250 Erkrankungen. Unter den nicht er=
krankten 12079 Einwohnern befanden sich nur 524[1]), die die Seuche noch nicht durch=
gemacht hatten, also am Ende der Epidemie des Jahres 1796 pockenfähig blieben. In
Wien[2]) erkrankte im Jahre 1794 fast die Hälfte aller Kinder. In der englischen Stadt
Hastings[3]) erkrankten in den Jahren 1730 und 1731 705 von 1636 Einwohnern an
Pocken, von den übrigen 931 hatten 725 die Seuche bereits früher überstanden. Im
Jahre 1752 entgingen in London der Krankheit nicht viele, die sie nicht bereits gehabt
hatten. Der englische Arzt Lettsom berichtet, daß die meisten Kinder in London die
Pocken durchmachten, bevor sie das siebente Lebensjahr erreicht hatten.

Dabei waren die Pocken keineswegs, wie heute von impfgegnerischer
Seite gern behauptet wird, vorwiegend eine Krankheit der Armen und
Bedürftigen[4]); die Seuche wich vor keinem Rang, keinem Stande
zurück. Sie hielt Einkehr in den Palästen der Reichen, wie in den
Hütten der Armen. Wilhelm II. von Oranien, Kaiser Joseph I. von
Deutschland, König Ludwig XV. von Frankreich, zwei Kinder des Königs
Karl I. von England, ein Sohn König Jakobs II. von England, seine
Tochter, die Königin Maria, und sein Enkel, der Herzog von Gloucester,
zwei deutsche Kaiserinnen, sechs österreichische Erzherzöge und Erzherzo=
ginnen, ein Kurfürst von Sachsen, der letzte Kurfürst von Bayern und viele
andere Mitglieder fürstlicher Familien sind an der Krankheit gestorben[5]).
Die Kaiserin Maria Theresia von Österreich geriet in bereits vorgerücktem
Alter durch eine schwere Pockenerkrankung in höchste Lebensgefahr[6]).

Eine Seuche, die sich in so schrecklichen Krankheitserscheinungen äußerte
und in so allgemeiner Verbreitung auftrat, die fast niemand verschonte,
konnte wohl eine Not genannt werden; was aber den durch sie hervor=
gerufenen Schrecken noch steigerte, war die Häufigkeit eines töblichen
Ausganges der Erkrankungen. Nach einer allgemeinen Schätzung er=
lagen den Pocken etwa $1/6$ oder $1/8$ der Erkrankten, von den betroffenen
kleinen Kindern aber sogar der dritte Teil[7]).

In den drei vorhin erwähnten vormals preußischen Orten starben in der 1796er
Epidemie[8]) 199 von 1250 Erkrankten, in der Grafschaft Wernigerode in demselben
Jahre 127 von 817, in den Fürstentümern Ansbach und Bayreuth im Jahre 1797
893 von 5399 Kranken, also jedesmal fast der sechste Teil. In Bischofszell (Schweiz)
erlag im Jahre 1795 gar der dritte Teil der 62 Pockenkranken. In der erwähnten
Epidemie in Hastings[9]) in den Jahren 1730 und 1731 starb etwa $1/7$, nämlich 97 von
705 Pockenkranken; im Londoner Pockenhospital, wo allerdings vermutlich leichtere
Fälle in der Regel nicht behandelt wurden, betrug die Sterblichkeit im Jahre 1777[10])
ein Viertel (125 von 497), 1796 ein Drittel (148 von 447) und 1781 sogar $2/5$ (257
von 646) der Verpflegten.

Besonders deutlich zeigt sich der Umfang der durch die Seuche ver=

---

[1]) Juncker a. a. O. Archiv. IV. S. 33—68.
[2]) Ebenda II. S. 207.
[3]) Creighton a. a. O. Vol. II. S. 521.
[4]) Vgl. u. a. Vogt: Der alte und der neue Impfglaube. Bern 1881. S. 227ff.
[5]) Vgl. Report from the Select Committee on the vaccination Act
(1867). [Communicated from the Commons to the Lords.] Ordered to be printed
13. Juli 1871. S. 345 und Creighton a. a. O. Vol. II. S. 451.
[6]) von Arneth: Geschichte Maria Theresias. Wien 1863—1879. Bd. VII. S. 325.
[7]) Bernoulli: Handbuch der Populationistik oder der Völker= und Menschen=
kunde nach statistischen Erhebnissen. Ulm. 1841. S. 254.
[8]) Juncker a. a. O. Archiv IV. S. 33—68; III. S. 61; VI. S. 27; II. S. 202.
[9]) Creighton a. a. O. Vol. II. S. 521.
[10]) Ebenda S. 594.

urſachten Verheerungen in dem Verhältnis der Pockentodesfälle zu der Gesamtſterblichkeit.

In Berlin waren in der Zeit von 1758—1772 und in den Jahren 1785—1799 von insgeſamt 30811 Todesfällen 2548, alſo faſt der zwölfte Teil durch Pocken verurſacht[1]. In Leipzig[2] war der Anteil der Blattern an der Sterblichkeit in den 11 Jahren von 1764—1774 etwas geringer, betrug aber immer noch rund $\frac{1}{20}$ der

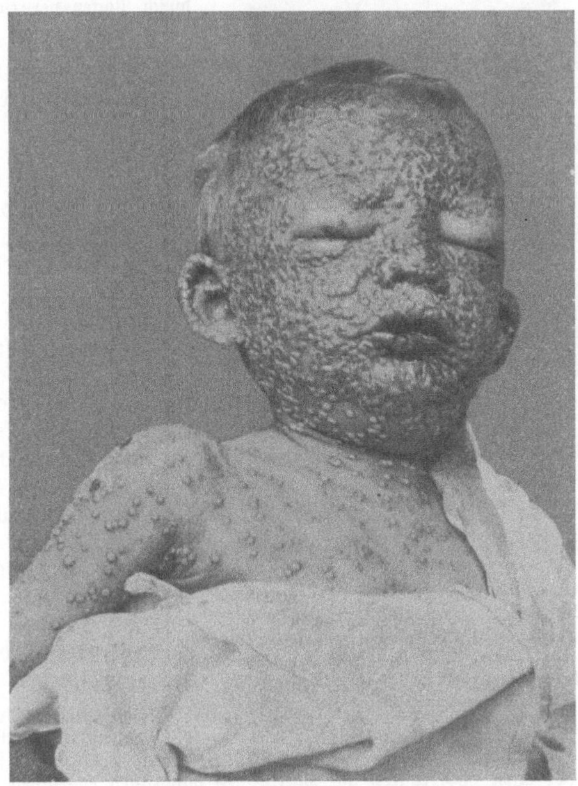

Abb. 3. Schwere Pockenerkrankung (ſtarke Schwellung der Augenlider), das Kind war wegen epileptiſcher Krämpfe der geſetzlich vorgeſchriebenen Impfung nicht unterworfen worden. (Nach Jochmann=Hegler, Lehrbuch der Infektionskrankheiten, 2. Aufl.)

Todesfälle; dasſelbe Verhältnis ergibt ſich für die Sterblichkeit in Wien[3] während der Jahre 1787—1796. In London[4], deſſen Sterbeziffern für längere Zeiträume bekannt ſind, gingen in den 76 Jahren von 1721—1796 von 1 759 298 Menſchen, die während jener Zeit ſtarben, 158002, d. i. faſt der elfte Teil, durch die Blattern zugrunde. In Edinburg[5] verurſachte die Krankheit in der Zeit von 1744—1763 faſt

<hr>

[1] Guttſtadt: Die Pockenepidemie in Preußen, insbeſondere in Berlin 1870/72 uſw. nach amtlichen Quellen bearbeitet. S. 116.

[2] Süßmilch a. a. O. III. Teil. S. 240.

[3] Juncker a. a. O. Archiv. II. Stück. S. 206.

[4] Berechnet aus Creighton: A history etc. Vol. II. S. 531 u. 535.

[5] Ebenda S. 523.

¹/₁₀, in Glasgow¹) während der letzten sechs Jahre des 18. Jahrhunderts sogar nahezu ¹/₅ aller Todesfälle.

In einzelnen Jahren, in denen die Pocken sich besonders häuften, traten sie als Todesursache noch weit mehr hervor. In Halle a. S.²) wurde im Jahre 1787 fast ¹/₄, im Jahre 1791 mehr als ¹/₄, im Brombergischen Kammerdepartement³) im Jahre 1796 und in Oldenburg⁴) im Jahre 1795 mehr als ¹/₃ der Todesfälle durch Pocken verursacht.

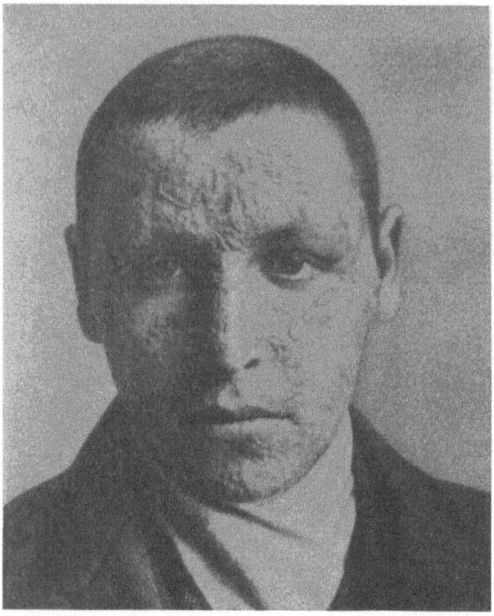

Die Gesamtziffer der durch die Pocken alljährlich verursachten Todesfälle wurde in Preußen⁵) zu Beginn des 18. Jahrhunderts amtlich auf 40000 geschätzt. Nach den Mitteilungen, die Juncker im Jahre 1796⁶) erhielt, sind in Deutschland in diesem Jahre über 65 220 Menschen an den Pocken gestorben. Er schätzte den Gesamtverlust, den das Reich in jedem Jahre durch die Krankheit erlitt, auf 70 000 Menschenleben⁷).

Selbst wenn die Pocken das Leben verschonten, hinterließen sie oft erhebliche dauernde Schädigungen. Groß war die Zahl der Frauen, die von Blatternarben entstellt den Verlust ihrer Schönheit beklagten.

Abb. 4. Dauernde Entstellung durch Pockennarben. (18jähriger Kellner, der in England geboren und aufgezogen, daher dank der Gewissensklausel niemals geimpft war. Pockenepidemie in Dresden 1918/19. Aufnahme durch Professor Dr. Geipel, Stadtkrankenhaus, Dresden-Johannstadt.)

Wie genau in früherer Zeit die Frauen die Entstellung durch Pockennarben gekannt und wie sehr sie sie gefürchtet haben, lehrt uns ein englisches Gedicht, das vor etwa 200 Jahren die Gattin des damaligen englischen Botschafters in Konstantinopel Lady Mary Wortley Montague verfaßt hat. Es wird hiermit zum erstenmal in deutscher Übertragung bekannt gegeben:

> Treuloser Spiegel Du! Einst mein Ergötzen!
> Wie mocht' das Kind sich schon an Dir erbaun,
> Die Jungfrau sich an ihrer Schönheit letzen,
> Nie wurd' ich müde, mich in Dir zu schaun.

¹) Berechnet aus Creighton: A history etc. Vol. II. S. 597.
²) Juncker a. a. O. Archiv. III. Stück. S. 12.
³) Ebenda S. 45.
⁴) Ebenda. I. Stück. S. 178.
⁵) Beiträge zur Beurteilung des Nutzens der Schutzpockenimpfung. S. 103.
⁶) Juncker a. a. O. Archiv. VI. Stück. S. 141.
⁷) Juncker a. a. O. Archiv. I. Stück. S. 57.

Und nun erfüllt mich rasendes Entsetzen
Und Abscheu packt mich vor mir selbst und Graun;
Entstellt und häßlich in der Jugend Blüte
Ergreift Verzweiflung mich an Gottes Güte.

Wo früher ich erschien, war alles rings geblendet,
Die schönste war ich stets in noch so reichem Kranz
Und alle Herzen mir nur zugewendet
Und jeder Blick bewundernd meinen Tanz.

Was ward an Blumen, an Juwelen mir gespendet,
Durch mich war jedem Fest erhöhter Glanz.
Vorbei, vorbei! Ich bin gezeichnet worden,
Wie konntest, Schicksal, mich so früh schon morden?

Grausames Schicksal! Kanntest kein Erhören,
Taub meinen Tränen, meinem brünst'gen Flehn.
Nun werd' ich keine Herzen mehr betören
Und ungeliebt zugrunde gehn.

Fort mit dem Spiegel, fort! Ich wills beschwören,
Nie will ich mehr mein Schreckensantlitz sehn.
O! hätte meine letzte Stunde doch geschlagen,
Erbarm Dich Tod, ich kanns nicht länger tragen!

Doch bis die Stunde der Erlösung winkt, —
Leb' wohl, Du Welt des Glanzes und der Eitelkeiten,
Ich will, bis meines Lebens Sonne sinkt,
Verbergen mich in tiefste Einsamkeiten,

Wohin nicht Schadenfreude, nicht das Mitleid bringt.
Dort will zur letzten Ruh' ich mich bereiten,
Und will am stillen Strom, in stillen Hainen
Einsam und ungestört mein traurig Los beweinen!

Vielen raubte die Seuche noch wertvollere Güter als die Schönheit des Antlitzes, nämlich die Gesundheit, das Gehör oder das Augenlicht. Solche Schäden der Pocken werden bereits in den aus früherer Zeit überlieferten Beschreibungen der Krankheit häufig, u. a. in der Schilderung des Razes, erwähnt[1]). Statistische Angaben darüber sind zwar spärlich, aber immerhin ausreichend genug vorhanden, um das dadurch hervorgerufene Elend zu veranschaulichen.

Von den 1051[2]) in den erwähnten drei Orten Rawitsch, Bojanowo und Sarne im Jahre 1796 überlebenden Kranken blieben 17 siech; in Bayreuth zählte man im Jahre 1796 35, im Jahre 1797 21 Fälle[3]) dauernder Gesundheitsschädigungen durch Pocken. Von den 35 im Jahre 1796[4]) betroffenen Personen waren 2 gänzlich, 21 einseitig erblindet, 1 schwerhörig geworden und 11 siech geblieben.

Am schrecklichsten wütete die Seuche unter den Kindern; die überwiegende Mehrzahl der Erkrankungs= und Todesfälle fiel auf das früheste Lebensalter. Sagt doch der Sachsen=Gothaische Stadt= und Landphysikus Storch in einer im Jahre 1753 zu Eisenach erschienenen „Abhandlung von Blatter=Krankheiten": „Es sind bekanntermaßen die Blattern eine allgemeine Kinder=Krankheit, denn nach dem alten Sprüchwort: Bleiben von Blattern und Liebe wenig Menschen frey." Von 6705 Todes=

---

[1]) a. a. O.
[2]) Juncker a. a. O. Archiv. IV. Stück. S. 33—68.
[3]) Ebenda. III. Stück. S. 96 und VI. Stück. S. 33.
[4]) Ebenda III. Stück. S. 97.

fällen an Pocken[1]), die in Berlin während der 17 Jahre von 1758—1774 gezählt wurden, betrafen 5876 Kinder in den ersten 5, 742 solche von 5—10 und 42 solche von 10—15 Lebensjahren[2]); von 589 Pockentoten,

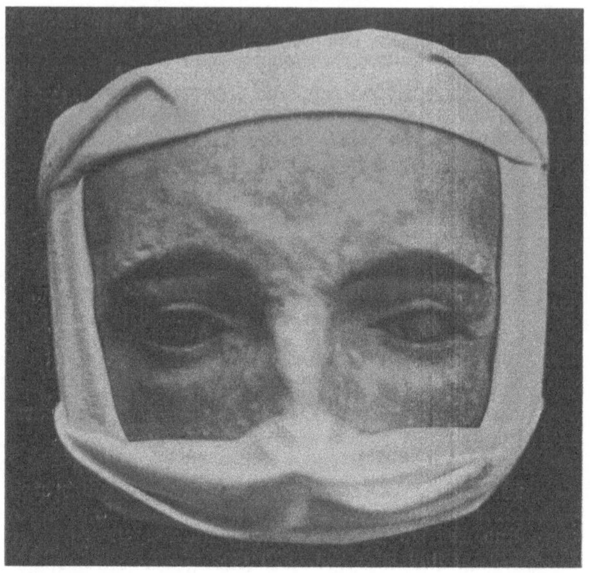

Abb. 5. Erblindung infolge Pocken. (Nach einem Wachsmodell aus der Staatlichen Sammlung ärztlicher Lehrmittel im Kaiserin Friedrichhaus für das ärztliche Fortbildungswesen, Berlin NW 6.)

die Manchester in den Jahren 1769—1774 zu beklagen hatte, waren 559[3]) jünger als 5 Jahre.

Deutlich lassen die Sterberegister jener Zeit erkennen, daß in jedem Pockenjahre die Todesfälle unter den Kindern beträchtlich zunahmen. So starben

in Nürnberg[4])

im Pockenjahre 1786 . . . 549	Kinder	
im Jahre . . . 1787 . . . 523	„	
„ „ . . . 1788 . . . 477	„	
„ „ . . . 1789 . . . 443	„	
„ „ . . . 1790 . . . 470	„	
im Pockenjahre 1791 . . . 523	„	
im Jahre . . . 1792 . . . 407	„	
„ „ . . . 1793 . . . 466	„	
im Pockenjahre 1794 . . . 535	„	
im Pockenjahre 1795 . . . 712	„	

[1]) Süßmilch a. a. O. III. Teil. S. 239—240.
[2]) Juncker a. a. O. Archiv. II. Stück. S. 7—9.
[3]) Ebenda S. 11.
[4]) Ebenda. I. Stück. S. 180.

in Halle a. S.[1]

im Jahre . . . 1790 . . . 132	Kinder bis zu 5 J.
im Pockenjahre 1791 . . . 290	„
im Jahre . . . 1792 . . . 120	„
„ „ . . . 1793 . . . 135	„
„ „ . . . 1794 . . . 123	„
im Pockenjahre 1795 . . . 192	„
im Pockenjahre 1796 . . . 201	„

Drang die Seuche in einen, einige Jahre hindurch verschont gebliebenen Ort ein, so entrannen oft nur wenige Kinder, die sie nicht bereits früher überstanden hatten, der Ansteckung. So erkrankten von 107 vorher nicht geblatterten Kindern in dem englischen Dorfe Christleton bei Chester im Jahre 1778 100 an den Blattern[2]. In Oldenburg wurde die Zahl der nicht geblatterten Kinder im Jahre 1795 auf etwa 600 geschätzt; die Zahl der Pockenerkrankungen betrug in diesem Jahre 550[3], 144 davon nahmen einen tödlichen Ausgang. In Baden-Baden starben in den 8 Jahren von 1794—1801 bei einer Einwohnerzahl von 4000 320 Kinder an den Blattern[4]. In Norwegen[5] erlag der Seuche im Jahre 1749 fast „die ganze Jugend, 578 Kinder".

Die Impfgegner haben versucht, die Überlieferungen über die Pocken= not in früheren Zeiten, denen die vorstehenden Beispiele entnommen sind, als übertrieben hinzustellen. Sie behaupteten nämlich, daß unter den Pockenfällen häufig Erkrankungen und Todesfälle durch Masern und andere Krankheiten mitgezählt worden seien[6]. Diese Annahme trifft aber nur in beschränktem Umfange zu. In den hier gewählten Beispielen darf man nach der Art der vorliegenden Mitteilungen davon überzeugt sein, daß es sich dabei tatsächlich um Blattern gehandelt hat. Vielfach sind in den benutzten Quellen[7] [8] [9] die gleichzeitig erfolgten Masernfälle nebenher erwähnt[10]; stets ergibt sich dabei, daß die Zahl der Todesfälle durch diese Krankheit hinter der Pockensterblichkeit erheblich zurückblieb.

Der Eindruck, den die Pockennot im 18. Jahrhundert bei den Zeitgenossen hervorrief, war tief. Zahlreiche Äußerungen sind erhalten, die Zeugnis ablegen, wie bitter man die Wunden empfand, welche die Seuche schlug. In bewegten Worten schildert die Kaiserin Maria Theresia in ihren Briefen[11], die sie nach dem Verlust ihrer Familienangehörigen, selbst kaum vom Krankenlager aufgestanden, schrieb, ihren Schmerz. Ihr Minister Kaunitz verbot seinen Untergebenen, in

---

[1] Juncker a. a. O. Archiv. III. Stück. S. 7 ff.
[2] Creighton a. a. O. Vol. II. S. 556.
[3] Juncker a. a. O. Archiv. I. Stück. S. 178/79.
[4] Kußmaul: Zwanzig Briefe über Menschenpocken= und Kuhpocken=Impfung. Freiburg i. B. 1870. S. 9.
[5] Wernher: Das erste Auftreten und die Verbreitung der Blattern in Europa bis zur Einführung der Vaccination. Gießen 1882. S. 56.
[6] Martini: Der Impfzwang in seiner moralischen und wissenschaftlichen, ins= besondere juristischen Unhaltbarkeit. 1879. S. 10.
[7] Juncker a. a. O. Archiv. III. Stück. S. 10.
[8] Ebenda. I. Stück. S. 178.
[9] Süßmilch a. a. O. III. Teil, 35. Tabelle.
[10] In den ältesten bis in das Jahr 1629 zurückreichenden Sterberegistern von London werden stets Pocken und Masern als verschiedene Todesursachen aufgeführt. First Report of the Royal Commission appointed to inquire into the subject of vaccination. London 1889. S. 8 Ziff. 206 und S. 88.
[11] von Arneth a. a. O. Bd. VII, S. 334.

seiner Gegenwart den Namen der ihm so schrecklichen Krankheit zu nennen[1]). Viele sahen in den durch sie angerichteten Verheerungen unabwendbare Schicksalsfügungen. In einer aus dem Jahre 1796 stammenden ärztlichen Schrift[2]) werden die Pocken mit „Donnerwolken" am Horizonte, die auszurotten man nicht hoffen dürfe, verglichen. „Warum wollen wir uns erst mit dem stolzen Gedanken einer allgemeinen Ausrottung, die . . . . . . vielleicht nach keinem Plan je erfolgen kann und wird, schmeicheln?" so sagt der Verfasser an einer anderen Stelle. Daneben fehlt es aber auch nicht an Stimmen, die eine Hilfe für möglich hielten und von der später zu schildernden Impfung mit Menschenpocken, der strengen Absonderung der Erkrankten und anderen damals verfügbaren Mitteln Rettung aus der Pockennot erwarteten. Ein Arzt in Bückeburg, Hofrat Faust, richtete an den Kongreß zu Rastatt im Jahre 1798 einen Aufruf zur Ausrottung der Blattern, der beredtes Zeugnis dafür ablegt, wie ernst man damals in ärztlichen Kreisen die Verheerungen durch die Seuche auffaßte.

In einem 1797 bei Gottfried Vollmer in Thorn[3]) gedruckten Gedicht ruft ein ungenannter Verfasser den Genius des scheidenden Jahrhunderts um Hilfe in der Not an:

> „O ihr alle" — so heißt es dort —, „die ihr um verlorne
> Brüder, Schwestern, Freunde, Kinder klagt,
> oder jetzt noch für ihr Leben zagt;
> auf! verschwört euch gegen die geschworene
> Feindin einer Menschheit nackt und bloß.
> Fragt nicht zweifelnd: werden wir auch siegen?
> Ja ihr werdets! und auch unterliegen
> ist in diesem großen Kampfe groß!
> Einen Krieg für alle Millionen,
> die in Süd und Nord und Ost und West
> Gott von seinem Licht bescheinen läßt,
> einen Krieg für alle Generationen;
> keinen Krieg, der offne Gräber füllt!
> Und sein Sieg ist nicht mit Fluch beladen,
> nicht ein Wohl, erkauft mit fremdem Schaden,
> ist ein Sieg, aus dem nur Segen quillt."

2. Versuche zur Verminderung der Pockennot im 18. Jahrhundert.

Die in der Gegenwart bei übertragbaren Krankheiten zur Verhütung der Ansteckung gebräuchlichen Mittel der Absonderung und Desinfektion sind auch den Pocken gegenüber bereits vor langer Zeit angewendet worden. Man sperrte die Kranken vom Verkehr ab, mied den Umgang mit den ihrer Umgebung angehörenden Personen, zerstörte die von ihnen benützten Kleider, Wäschestücke und Gebrauchsgegenstände oder suchte diese Dinge und das Krankenzimmer wenigstens zu desinfizieren.

---

[1]) von Arneth a. a. O. Bd. VII, S. 329.
[2]) Henschel: Von den Blattern und deren Ausrottung. Breslau und Leipzig. 1796 (zitiert bei Juncker a. a. O. Archiv. I. Stück. S. 210 und 217), S. 195 und 184.
[3]) Juncker a. a. O. Archiv. II. Stück. S. 137.

Indessen wurde mit alledem in der Regel nicht viel ausgerichtet. Die Desinfektionsverfahren, die früher angewendet wurden und vornehmlich in Räucherungen mit Schwefeldämpfen oder dergleichen bestanden, waren, wie die wissenschaftliche Untersuchung der Neuzeit gelehrt hat, unwirksam. Für die Krankenabsonderung waren die meist wenig geräumigen Wohnungen, in denen sich unsere Vorfahren einrichteten, kaum geeignet; eine strenge Absperrung ist aber bei den Pockenkranken unbedingt notwendig, weil der Krankheitskeim außerordentlich leicht übertragen werden kann. Zudem wird es häufig genug an wirklich ernsthafter Sorgfalt bei der Durchführung der Schutzmaßregeln gefehlt haben. Die Erwachsenen hatten ja meist die Krankheit bereits überstanden und fühlten sich geschützt; was half es aber, die Kinder vor der Ansteckung zu hüten, der sie für immer doch nicht entgehen konnten?

Die Überzeugung, daß fast jeder Mensch einmal in seinem Leben die Pocken durchmachen müsse, war bei unseren Vorfahren so tief eingewurzelt, daß es geradezu als ein Glück betrachtet wurde, wenn die Kinder in Epidemien erkrankten, die milde auftraten und nur wenige Todesfälle verursachten. Man ging sogar so weit, daß man sich in solchen günstigeren Pockenjahren bemühte, die Ansteckung künstlich herbeizuführen, indem man die Kinder zu Pockenkranken schickte, um sich die „Pocken zu kaufen", d. h. gegen Entrichtung eines Geldstücks sich Pockeneiter geben zu lassen[1]), oder indem man die Kinder mit Pockenkranken absichtlich zusammenschlafen ließ[2]); denn die Erfahrung lehrte, daß die Genesenen nur ausnahmsweise im späteren Leben nochmals an Pocken erkrankten.

Es ergab sich dies schon aus der Seltenheit der Krankheit unter den meist bereits geblatterten älteren Personen. Die Fälle, in denen jemand von der Krankheit mehrmals im Leben befallen wurde, galten für ebenso selten, wie in der Gegenwart ein wiederholtes Erkranken desselben Menschen an Scharlachfieber oder Masern. Wohl waren einzelne Beobachtungen solcher Art schon seit den Zeiten des Razes mitgeteilt worden; in neuerer Zeit, wo von impfgegnerischer Seite auch die Seltenheit einer wiederholten Pockenerkrankung in Zweifel gezogen ist, hat man sogar mit einiger Mühe eine nicht ganz unbeträchtliche Anzahl solcher Fälle zusammengefunden; indessen auch wenn man diese Menge noch vermehren würde, so bliebe sie doch immer nur verschwindend gering im Verhältnis zur Gesamtbevölkerung und im Verhältnis zu den im Laufe der Jahrhunderte an Pocken überhaupt erkrankten Personen. In früheren Zeiten hielt man Vorgänge solcher Art für so außergewöhnlich, daß die Richtigkeit der Beobachtungen wissenschaftlich bezweifelt wurde. Jenner, der Entdecker der Schutzpockenimpfung, der selbst von der Möglichkeit jener Vorkommnisse überzeugt war, erwähnt eine Mitteilung eines Wundarztes Withers, wonach ein 50 Jahre alter, bereits als Kind geblatterter Pächter an der Seuche starb. Die Darstellung des Vorgangs schließt mit den Worten: „Der Fall war so merkwürdig, daß er in dem Kirchenbuche auf-

---

[1]) Juncker: Archiv der Ärzte und Seelsorger wider die Pockennot. I. Stück. S. 89.
[2]) Creighton: A History of Epidemics in Britain. Vol. II. S. 471, 472.

gezeichnet ward"[1]. Allgemein unterschied man unter den Kindern die „bereits Geblatterten" von den „noch Pockenfähigen".

Im Anfang des achtzehnten Jahrhunderts fand zunächst in England, später auch in den übrigen Kulturstaaten Europas die Impfung mit Menschenpocken Eingang. Das Verfahren, das auch unter den Bezeich= nungen Blatterneinpfropfung, Blatternbelzen, Inokulation oder Variolation beschrieben wurde, beruhte auf der Wahrnehmung, daß in Fällen, wo geringfügige äußere Verletzungen mit dem Pockeninhalt echter Menschenblattern verunreinigt worden waren, zunächst an der hierdurch infizierten Stelle, später auch am übrigen Körper Blattern entstanden, daß das dabei sich entwickelnde Krankheitsbild aber in der Regel durch einen milden Verlauf ausgezeichnet war. Wie es scheint, hatte man im Orient schon vor langer Zeit diese Erfahrung verwertet, um solche milden Pockenformen künstlich zu erzeugen und die so behandelten Personen da= durch vor der zufälligen, weit gefährlicheren Infektion zu bewahren. Man legte kleine Stiche oder Schnitte an und brachte in diese etwas von dem Inhalt einer Menschenblatter, worauf sich dann die „künstlichen Pocken" entwickelten. Das Verfahren wurde in England im Jahre 1721 durch Lady Montague eingeführt. Diese hatte es einige Jahre vorher, als ihr Ehemann Gesandter in Konstantinopel war, dort kennen gelernt und an ihrem Sohne erprobt. Man schenkte sechs zum Tode verurteilten Ver= brechern das Leben unter der Bedingung, daß sie sich der Inokulation unterwerfen mußten; bei allen nahm die Krankheit einen leichten und günstigen Verlauf. Demnächst prüfte man das Verfahren ebenfalls mit gutem Erfolge an einigen Waisenkindern, dann fanden sich auch zahl= reiche, zum Teil den höchsten Ständen angehörende Familien bereit, ihre Kinder mit den Menschenpocken impfen zu lassen.

Die damaligen Ärzte waren jedoch keineswegs allgemein für die In= okulation eingenommen; es stellte sich bald heraus, daß die künstlichen Blattern nicht immer milde verliefen, daß vielmehr nach der Inokulation schwere Erkrankungen und sogar Todesfälle vorkamen. Die Inokulation barg außerdem die Gefahr in sich, daß jeder mit Menschenpocken Ge= impfte eine Quelle neuer Übertragungen wurde und dadurch der Ent= stehung von Epidemien Vorschub leistete. In einzelnen, freilich seltenen Fällen blieb auch die erwartete Schutzwirkung aus, da die Geimpften nachträglich dennoch die natürlichen Pocken bekamen[2].

Bis zum Jahre 1728 hatten sich, soweit bekannt, in England 897 Personen die Menschenblattern einimpfen lassen; von ihnen waren 17 ge= storben. Seitdem kam die Inokulation einige Zeit lang fast ganz außer Gebrauch. Erst vom Jahre 1740 an begann man, anfangs in Amerika, dann auch wieder in England gegen das Blatternelend in der Menschen= pockenimpfung von neuem Schutz zu suchen. Durch vorausgeschickte oder nebenhergehende Behandlung mit Arzneimitteln, durch Entnahme des Impfstoffs von leichten, insbesondere von künstlichen Blatternfällen oder

---

[1] Jenner: Fortgesetzte Beobachtungen über die Kuhpocken. Deutsch von Ball= horn. Hannover 1800. S. 56, 57.
[2] Creighton a. a. O. Vol. II. S. 489.

von noch nicht reifen Pocken und auf mancherlei andere Weise suchte man das Verfahren gefahrloser zu gestalten[1]). Man errichtete in London und anderen Städten eigene Krankenanstalten für die Ausführung der Inokulationen, impfte die Armen unentgeltlich und unterstützte bedürftige Familien mit Geldmitteln, sowie auch in anderer Weise bei der Pflege der an den künstlichen Blattern leidenden Kinder. In den Londoner Anstalten wurden bis 1768 6581 Personen inokuliert. Die überhaupt in England bis zum Jahre 1758 vollzogenen Impfungen mit Menschenblattern wurden auf 200000 geschätzt[2]).

Auf dem europäischen Festlande war die Inokulation in der zweiten Hälfte des achtzehnten Jahrhunderts weit verbreitet. In Frankreich wurde durch den Forschungsreisenden de la Condamine, in Österreich durch die Kaiserin Maria Theresia, die nach der eigenen Erkrankung und dem durch die Blattern in ihrer Familie verursachten Unglück um die Bekämpfung der Blatternseuche sehr bemüht war, für die Einführung des Verfahrens gewirkt. Friedrich der Große riet einer deutschen Fürstin, die zwei Kinder an den natürlichen Blattern verloren hatte, in einem Briefe die Inokulation des letzten noch lebenden Kindes an. Auch die Kaiserin Katharina von Rußland ließ sich nach den Unglücksfällen in der österreichischen Kaiserfamilie die Menschenblattern einimpfen.

Mit der zunehmenden Häufigkeit der Inokulationen vermehrten sich naturgemäß auch die Nachrichten über ungünstig verlaufene Impfungen. Man schätzte das Verhältnis der Todesfälle durch die Menschenblatternimpfungen zur Gesamtziffer der Inokulationen auf etwa 1 : 300[3]). Mehrfach wurde die Ausbreitung der natürlichen Blattern durch solche Impfungen begünstigt. In Hamburg z. B. entstand im April 1794 durch die „ohne Vorsicht unternommene Einimpfung der Blattern" eine allgemeine Pockenepidemie, „wodurch sowohl viele Kinder als Erwachsene ihr Leben verloren haben, die vielleicht bei einer anderen Konstitution der Luft u. dgl. die Blattern glücklich überstanden hätten"[4]).

Nichtsdestoweniger ist es Übertreibung, wenn von impfgegnerischer Seite behauptet worden ist, die Häufigkeit der Pocken im vorigen Jahrhundert sei nur eine Folge der Menschenblatternimpfungen gewesen. In London z. B. wurden schon vor Einführung der Inokulation in den ersten Jahrzehnten des achtzehnten Jahrhunderts 74 von je 1000 Todesfällen durch Blattern verursacht. Wenn nun auch diese Zahl sich zur Zeit der größeren Verbreitung des Verfahrens am Ende des Jahrhunderts auf 95 v T.[5]) erhöhte, so kann hieraus noch nicht einmal mit Bestimmtheit eine Vermehrung der Pockentodesfälle an sich gefolgert werden, da die Blatternsterblichkeit nicht zu der Bevölkerungsziffer, sondern nur zu je 1000 Todesfällen in Verhältnis gesetzt ist; aber selbst wenn man jene Zunahme als eine Folge der Inokulation auffassen wollte, so wäre sie immerhin nur gering. In Genf fiel, wie auch von impfgegnerischer Seite zugegeben worden ist[6]), die Zeit der großen Pockennot zum größeren Teil vor die Zeit der Inokulation.

---

[1]) Creighton a. a. O. Vol. II. S. 471, 489, 495 und 498.

[2]) Reiter: Beiträge zur richtigen Beurteilung und erfolgreichen Impfung der Kuhpocken. München 1846. S. 9.

[3]) Wernher a. a. O. S. 86.

[4]) H. Wolff: „Bemerkungen über die Blattern." Altona 1795. (Zitiert bei Juncker. Archiv. I. Stück. S. 207.)

[5]) Report from the Select Committee usw., S. 348.

[6]) Vogt a. a. O. S. XI.

Unsere Vorfahren sahen in der Menschenblatternimpfung, wie in den Schriften jener Zeit, z. B. bei Süßmilch oder im Junckerschen Archiv vielfach zum Ausdruck kommt, ein wertvolles Schutzmittel gegen die Gefahren der natürlichen Pocken. Sie verhehlten sich die unvermeidbaren Schädlichkeiten der Inokulationen keineswegs, aber sie kannten ein anderes Mittel, die Pockennot zu verringern, nicht und nahmen in ihrer Bedrängnis zu der als wirksam erkannten Hilfe ihre Zuflucht. Wenn später im neunzehnten Jahrhundert die Inokulationen gesetzlich verboten wurden, in England 1840, in Preußen bereits im Jahre 1835[1]), so geschah dies nicht, weil man erkannt hatte, daß der Schaden der Menschenpockenimpfung deren Nutzen überwog[2]), sondern einzig aus dem Grunde, weil die inzwischen entdeckte Kuhpockenimpfung das immerhin nicht gefahrlose Verfahren entbehrlich gemacht hatte.

3. Die Entdeckung und Einführung der Kuhpockenimpfung.

Die Inokulation war die Vorläuferin der Vakzination oder der Kuhpockenimpfung. Diese selbst wurde durch Edward Jenner entdeckt, der als Sohn eines Geistlichen am 17. Mai 1749 zu Berkeley in der englischen Grafschaft Gloucestershire geboren wurde[3]). Schon als Knabe beschäftigte er sich gern mit Naturwissenschaften; frühzeitig fiel seine Beobachtungsgabe auf. Nach Beendigung seiner Schuljahre entschied sich Jenner für den ärztlichen Beruf. Unter der Leitung des bekannten Arztes John Hunter, der ihn zu seinen Lieblingsschülern zählte und ihm auch später in inniger Freundschaft zugetan war, genoß er eine ausgezeichnete Ausbildung in London. In dieser Zeit wurde er unter anderem auch mit der Ordnung der von dem Forschungsreisenden Cook mitgebrachten Sammlungen betraut; sein dabei bewiesenes Wissen und Geschick trugen ihm das ehrenvolle Angebot ein, Cook auf der nächsten Reise im Jahre 1772 zu begleiten. Er folgte indessen diesem Ruf sowie anderen vorteilhaften Anerbietungen nicht, zog es vielmehr vor, sich in seinem Geburtsort niederzulassen. Hier wirkte er als geschätzter und viel gesuchter Arzt seit dem Jahre 1773, neben seiner Berufstätigkeit eifrig mit naturwissenschaftlichen und ärztlichen Studien beschäftigt. Verschiedene von ihm verfaßte Arbeiten fanden den Beifall John Hunters und wurden von diesem in angesehenen wissenschaftlichen Gesellschaften bekannt gegeben, zum Teil auch im Druck veröffentlicht.

Schon bald nach Beginn seiner ärztlichen Tätigkeit in Berkeley wandte Jenner seine Aufmerksamkeit den Kuhpocken zu, von deren Schutzkraft gegen die Infektion mit Menschenpocken er zuerst als Knabe durch eine

---

[1]) Allerhöchste Kabinettsorder vom 8. August 1835, womit das Regulativ über die sanitätspolizeilichen Vorschriften bei den am häufigsten vorkommenden ansteckenden Krankheiten bestätigt wurde, § 58 „Das Einimpfen der Menschenpocken ist bei dreimonatiger Freiheitsstrafe verboten".

[2]) Oidtmann: Geschichte der Pocken, ein Kulturkampf der Medizin. Frankfurter zeitgemäße Broschüren. Frankfurt a. M. 1881. S. 80.

[3]) Die Angaben über Jenners Leben sind im wesentlichen aus „Baron, The life of Edward Jenner", London 1838, entnommen.

Bäuerin gehört haben soll. Er lernte in den Kuhpocken eine Krankheit kennen, die seiner eigenen Beschreibung nach[1] an den Eutern der Kühe unter der Gestalt unregelmäßiger „bleifarbiger“, mit einer „rosenartigen“ Entzündung umgebener Pusteln auftritt und die Munterkeit sowie die Milchabsonderung des Viehs beeinträchtigt. Nicht selten ging die Krankheit auf die Hände der melkenden Leute über. Es erschienen zuerst kleine Pusteln in der Gestalt von Brandblasen, meist an den Gelenken und Fingerspitzen. Die Bläschen gingen schnell in Eiterung über; in der Regel nahm dabei die Pustel eine bläuliche Farbe an, ihre Ränder zeigten sich, wie bei den Menschenblattern, erhabener als die Mitte. Fieberbewegungen gingen nebenher. Durch Reiben und Kratzen wurde die Heilung meist verzögert, es bildete sich dann Verschwärung an der Stelle der Pusteln; auch wurde der Ansteckungsstoff von den Erkrankten durch Wischen zuweilen auf das Gesicht und andere Körperteile übertragen. Niemals folgte jedoch auf den bald eintretenden Nachlaß des Fiebers ein allgemeiner Hautausschlag.

Nach Jenners Überzeugung nahmen die Kuhpocken ihren Ausgang von der „Pferdemaute“ (grease), einer ebenfalls mit Bläschenbildung auftretenden örtlichen Erkrankung an den Fesselgelenken der Pferde. Er glaubte, daß diese Krankheit infolge ungenügender Reinlichkeit bei der Pflege der Pferde auch auf die etwa in demselben Hofe vorhandenen Kühe übertragen würde. Inwieweit diese vielfach bestrittene Auffassung richtig ist, mag dahingestellt bleiben. Nachprüfung ist nicht möglich, da sich nicht feststellen läßt, welcher Art die von Jenner bei den Pferden beobachtete Erkrankung gewesen ist.

Es war in Jenners Heimat eine alte Volksüberlieferung, daß solche Personen, die an den Kuhpocken gelitten hatten, an den wirklichen Blattern nicht erkrankten.

Ähnliche Beobachtungen waren auch anderwärts bekannt und hatten in Holstein schon im Jahre 1791 den Schullehrer Plett veranlaßt, drei Kinder eines Pächters in Hasselburg bei Kiel mit Kuhpocken zu impfen. Da hier aber eine recht ungeeignete Impfstelle, nämlich die Fingerspitzen, gewählt worden war, wurde der Krankheitsverlauf bei dem einen Kinde durch eine Entzündung des Armes beeinträchtigt; es wird dies die Ursache gewesen sein, daß weitere Impfversuche damals unterblieben. Der Vater der Kinder hatte aber immerhin die Genugtuung, daß die Geimpften im Jahre 1794, als alle ihre Geschwister an den Pocken erkrankten, gesund blieben[2].

In England war die Schutzwirkung der Kuhpocken bereits ärztlicherseits geprüft worden. Die Ärzte Sutton und Fewster hatten beobachtet, daß die Inokulation bei Personen, welche die Kuhpocken gehabt hatten, ergebnislos blieb, und diese Wahrnehmung in einer Abhandlung der medizinischen Gesellschaft in London bereits im Jahre 1765 mitgeteilt.

---

[1] Jenner: Untersuchungen über die Ursachen und Wirkungen der Kuhpocken usw. Deutsch von Ballhorn. Hannover 1799. S. 3ff. Eine Übersetzung dieser Veröffentlichung von Prof. Dr. Viktor Fossel ist im Jahre 1911 in der Sammlung „Klassiker der Medizin“ herausgegeben von Karl Sudhoff, erschienen. Verlag von Johann Ambrosius Barth, Leipzig.

[2] Klinger: Die Blatternepidemie des Jahres 1871 und die Impfung in Bayern. Nürnberg 1873. S. 29.

Ihre Angaben fanden jedoch keine Beachtung. Fewster selbst unter=
schätzte den Wert der Tatsache und förderte die Untersuchungen Jenners,
mit dem er in einem ärztlichen Verein häufig in Verkehr kam, keines=
wegs. Auch als später Jenner seine Entdeckung veröffentlicht hatte,
äußerte er sich brieflich in nur bedingt zustimmendem Sinne. Ein an=
derer englischer Arzt, Rosh, impfte 1781 seinen Sohn und mehrere andere
Kinder mit Kuhpocken, starb aber bereits im Jahre 1786, ohne daß er
seine Beobachtungen veröffentlicht hatte.

So blieb es Jenner vorbehalten, die Volkserfahrung von
der Schutzwirkung der Kuhpocken wissenschaftlich zu prüfen
und praktisch verwertbar zu machen. Mehr als 20 Jahre hat er
darauf verwendet, zu beobachten und Erfahrungen zu sammeln, ehe er
seine erste Impfung ausführte. Seine Kollegen, mit denen er in dem
Dorfe Alveston bei Bristol regelmäßig zusammenkam, wurden seiner
unausgesetzten Versuche, sie für die Mitprüfung der Kuhpockenwirkung
zu gewinnen, schließlich so müde, daß sie drohten, ihn von ihrem Vereine
auszuschließen, wenn er fortführe, sie mit einem so aussichtslosen Gegen=
stande zu behelligen[1]). Daneben beurteilte er selbst seine Beobachtungen
nach dem strengsten Maßstabe. Was später von impfgegnerischer Seite
wider den Wert der Kuhpockenimpfung eingewendet ist, hat er sich da=
mals bereits klar gemacht und dann in seinen Veröffentlichungen[2]) rück=
haltslos mitgeteilt. Er erfuhr, daß in Ausnahmefällen auch Personen
an Blattern erkrankten, die anscheinend die Kuhpocken bereits überstanden
hatten; es war ihm bekannt, daß dieselbe Person die Kuhpocken mehr=
mals durchmachen kann. Als er endlich zu Impfversuchen übergegangen
war, scheute er sich nicht, gewisse Störungen im Impfverlaufe[3]), durch
deren Darstellung als „Impfschädigungen“ man in der Gegenwart die
Bevölkerung beunruhigt, eingehend zu beschreiben. Indes konnten solche
außergewöhnlichen Vorkommnisse die immer wieder von neuem sich be=
stätigende Tatsache nicht ändern, daß die überwiegende Mehrzahl der
ihm bekannten Personen, welche die Kuhblattern überstanden hatten, für
die Menschenpocken unempfänglich geworden war. Die Ausnahmefälle,
in denen eine solche Schutzwirkung ausblieb, schienen sich auf Grund
sorgfältiger Beobachtungen[4]) durch unrichtige Beurteilung der überstan=
denen ersten Erkrankung zu erklären; die Störungen im Impfverlaufe
aber waren, wie Jenner bereits richtig erkannte, „nicht von der ersten
Wirkung des Kuhpockengiftes“ herzuleiten, sondern als „eine sekundäre
Krankheit[5])“ aufzufassen, welche oft „hinzukommt, wenn die Impfstelle
sich selbst überlassen bleibt“. Nach seinen zwei Jahrzehnte hindurch ge=
sammelten Erfahrungen über den Verlauf der Kuhpocken beim Menschen
mußte ihm ihre Überimpfung unbedenklich erscheinen; denn der Verlauf

---

[1]) Baron a. a. O. Vol. I. S. 48.
[2]) Jenner: Fortgesetzte Beobachtungen über die Kuhpocken. S. 12. Baron a. a. O.
Vol. I. S. 131.
[3]) Vgl. z. B. Jenner: Untersuchungen. S. 31. Baron a. a. O. Vol. I. S. 132.
Jenner: Fortgesetzte Beobachtungen. S. 26, 38, 40.
[4]) Vgl. die ersten Abschnitte der Abhandlung: Jenner: Fortgesetzte Beobachtungen.
[5]) Ebenda S. 41.

dieſer Krankheit, von der er niemals einen ſchlimmen Ausgang geſehen hatte [1]), war jedenfalls viel leichter als viele Fälle der durch die In= okulation erzeugten echten Menſchenpocken; eine Weiterverbreitung der Krankheit, die bei der Überimpfung der echten Menſchenblattern, wie er= wähnt, häufig beobachtet wurde, kam bei den mit Kuhpockenkranken in Verkehr tretenden Perſonen nicht vor.

Im Jahre 1796 unternahm Jenner den erſten Verſuch, durch künſt= liche Übertragung der Kuhpocken auf den Menſchen eine Schutzwirkung gegen die Menſchenpockenerkrankung zu erzielen. Er entnahm dazu den Impfſtoff nicht unmittelbar von der Kuh, ſondern von einem Mädchen, bei dem ſich nach Berührung mit einer Kuh Kuhpocken gebildet hatten. Am 14. Mai 1796 impfte Jenner „einen blühenden achtjährigen Knaben" [2]), namens James Phipps, „am Arm durch zwei feine einen halben Zoll lange Einſchnitte in die Haut" mit dem von der Viehmagd Sarah Nelmes entnommenen Inhalt einer Kuh= pockenpuſtel. Sarah Nelmes hatte bei der Beſorgung von Kühen [3]), die an Pocken erkrankt waren, an einer kurz vorher mit einem Dorn leicht geritzten Stelle des rechten Handrückens zwiſchen Zeigefinger und Daumen und an zwei Stellen des rechten Handgelenks je eine Kuh= blatternpuſtel bekommen. Die Puſteln zeigten deutlich die Beſchaffenheit der Kuhpocken und entſprachen der bildlichen Darſtellung, die Jenner in vorzüglicher Ausführung von einem anderen Falle ſeiner erſten Ver= öffentlichung beigegeben hat; ihr Ausſehen gleicht vollkommen dem der jetzt jedermann bekannten Impfblattern [4]).

Die Impfung bei dem Knaben verlief mit gutem Erfolg und unter nur leichten Krankheitserſcheinungen. Am 7. Tage beklagte er ſich, ſo ſchreibt Jenner, über ein Gefühl von Schwere in dem Schultergelenke. Am 9. Tage bekam er etwas Fröſteln, verlor die Eßluſt und hatte Kopf= weh. Den ganzen Tag befand er ſich offenbar nicht wohl. Die folgende Nacht war er etwas unruhig; aber am nächſten Morgen war er voll= kommen wohl. Die Erſcheinungen an den Impfſtellen waren in ihrem Fortgange bis zum Eintritt der Eiterung auffallend denen ähnlich, die man unter dieſen Umſtänden beim Blatterngift wahrnimmt. Doch ver= ſchwanden ſie „ſchnell ohne alle unangenehmen Folgen. Nur auf den Impfſtellen blieben trockene Borken zurück".

Es war nun noch der Beweis zu führen, daß der Knabe durch die überſtandene leichte Kuhpockenkrankheit auch vor den

---

[1]) Jenner: Unterſuchungen. S. 48.
[2]) Desgl. S. 26. Baron a. a. O. Vol. I. S. 137.
[3]) Jenner: Unterſuchungen. S. 24, 25.
[4]) Von impfgegneriſcher Seite (vgl. Cruewell: Fibel der Geſundheitslehre S. 22) iſt behauptet worden, die Magd, von deren Hand Jenner den Impfſtoff nahm, ſei veneriſch krank geweſen. Tatſächliche Unterlagen für dieſe Angabe ſind nicht hinzugefügt und laſſen ſich auch aus den bekannteren älteren und neueren Werken über die Pocken und die Impfung nicht ermitteln. Vielmehr kann auf Grund der erwähnten Abbildung in Jenners Veröffentlichung und der ausführlichen Schilderung des Impfverlaufs bei dem Knaben James Phipps, der mit dem ſpäter in anderen Fällen bekannt ge= wordenen Verlauf einer Impfſyphilis nichts gemein hat, jene Behauptung als durch= aus unbegründet bezeichnet werden.

2*

wirklichen Blattern geschützt war: „So wurde er am 1. Juli mit Blatternstoff geimpft. Man machte mehrere kleine Stiche und Einschnitte an beiden Armen. Man brachte den Pockeneiter sorgfältig ein; es erfolgte aber keine Unpäßlichkeit. Man sah an den Armen die gewöhnlichen Erscheinungen, die man bei der Blatternimpfung nach schon überstandenen Kuhpocken oder wahren Blattern wahrnimmt [1]). Nach einigen Monaten wiederholte man die Inokulation ohne alle Wirkung."

In der folgenden Zeit nahm Jenner noch an mehreren anderen Kindern Impfversuche mit Kuhpocken vor; die Impfungen verliefen meist erfolgreich. 3mal wurde durch die später mißlungene Inokulation mit Menschenpocken der Beweis geführt, daß die Kinder gegen die echten Blattern geschützt waren.

Man hat Jenner später beschuldigt, er sei von der Wirkung der Kuhpockenimpfung selbst nicht überzeugt gewesen, weil er seinen Sohn Robert, obwohl dieser sich unter den ersten von ihm geimpften Kindern befand, später bei Gelegenheit einer dringenden Gefahr der Ansteckung mit echten Blattern mit Menschenpocken inokuliert hat [2]). Der Knabe aber war das einzige der in der ersten Zeit von Jenner geimpften Kinder, bei dem, wie in Jenners erster Veröffentlichung [3]) ausdrücklich hervorgehoben ist, die Impfung nicht anschlug. Jenner konnte ihn daher auch als geschützt nicht ansehen und handelte folgerichtig, wenn er ihn nach dem erfolglosen Versuch der Kuhpockenimpfung mit Menschenpocken inokulierte.

Ende Juni 1798 erschien Jenners erste, bereits in der Fußnote auf S. 17 erwähnte Veröffentlichung über die Kuhpockenimpfung unter dem Titel „Inquiry into the Causes and Effects of the Variolae Vaccinae, or the Cowpox". Sie enthielt eine durch zahlreiche Krankengeschichten erläuterte Darstellung des Verlaufs der Kuhpocken beim Menschen, zeigte unter Hinweis auf eine Reihe von Einzelfällen, daß der Mensch nach überstandener Kuhpockenerkrankung gegen die natürliche Ansteckung und künstliche Übertragung der echten Blattern geschützt ist, und brachte die Berichte über die ersten Kuhpocken-Impfungen und die dadurch den Geimpften verliehene Widerstandskraft gegen die Blatterninfektion.

Die erste Bestätigung seiner Erfahrungen von anderer ärztlicher Seite erhielt Jenner am 2. August desselben Jahres durch einen Brief des Chirurgen Cline in London. Vor Herausgabe seiner Schrift hatte Jenner sich drei Monate lang vergeblich bemüht, seine Kollegen in der Hauptstadt zur Nachprüfung seiner Versuche zu veranlassen. Erst nachdem er unverrichteter Sache wieder abgereist war, hatte Cline einem Kranken, dessen Hüftgelenk erkrankt war, als äußeres Reizmittel, also in derselben Absicht, wie man z. B. ein Spanisch-Fliegen-Pflaster anwendet, etwas von dem ihm von Jenner übergebenen Impfstoff in die Haut über dem erkrankten Gelenke verimpft. Der Versuch gelang, wie Cline schrieb, „bewunderungswürdig. Das Kind erkrankte am 7. Tage, und das mäßige Fieber legte sich am 11. Tage. Die Entzündung breitete sich über

---

[1]) Von Jenner an anderer Stelle als stechende Empfindung an der Impfstelle und unbedeutende Röte der Umgebung beschrieben.

[2]) Graf Zedtwitz: Geschichte der Impfung. Dresden 1891. S. 22.

[3]) Jenner: Untersuchungen. S. 32.

eine Fläche von etwa vier Zoll Durchmesser aus und ließ dann allmäh=
lich nach. Beschwerden oder Unbehagen waren dabei nicht hervorgetreten.
Das Geschwür war noch nicht groß genug, um einer Erbse Raum zu bieten.
Ich habe das Kind seitdem", so fährt Cline fort, „mit Blatternstoff an
drei Stellen geimpft; diese entzündeten sich leicht am 3. Tage und nahmen
dann ihre natürliche Beschaffenheit wieder an.

D. Lister, der früher Arzt am Pockenspital war, behandelte das Kind
mit mir und ist überzeugt, daß es nicht möglich ist, ihm die Pocken zu
übertragen.

Ich halte den Erfolg der Pockenimpfung mit dem Kuhpockengift für
eine der größten Verbesserungen, die je auf dem Gebiete der Medizin ge=
macht sind; denn sie ist nicht nur an sich so zuverlässig, sondern sie setzt
auch andere Personen der Ansteckung nicht aus, wodurch die echten Pocken
grenzenloses Unglück angerichtet haben. Je mehr ich über den Gegenstand
nachdenke, um so mehr erhalte ich den Eindruck seiner Bedeutung."

Dieser ersten Prüfung der Entdeckung Jenners durch Cline folgten
bald weitere Versuche von anderen; keineswegs aber befreundeten sich die
Ärzte sofort und ohne gründliche Prüfung mit dem neuen Verfahren.
Es fehlte nicht an Gegnern. „Ich freue mich," so schrieb Jenner am
5. April 1799, „daß diese Untersuchungen jetzt allgemein mit Eifer be=
trieben werden. Möge es nur mit derjenigen Ruhe und Parteilosigkeit
geschehen, welche bei jeder wissenschaftlichen Untersuchung sichtbar sein
muß!"[1) G. Fr. Ballhorn, dem wir eine deutsche Übersetzung der
Schriften Jenners über die Kuhpocken verdanken, begleitete deren zweite
Ausgabe mit dem Wunsche, daß „der glückliche Skeptizismus, der
die Arzneiwissenschaft unseres Zeitalters bezeichnet", dazu bei=
tragen möge, daß „dieser Gegenstand bald in seinem ganzen Umfange
mit wissenschaftlicher Genauigkeit bearbeitet werden möge".

Auch vereinzelte scheinbare Mißerfolge der Kuhpockenimpfung wurden
bekannt; indessen war es dabei nicht ausgeschlossen, in einigen solchen
Fällen sogar wahrscheinlich, daß nicht mit reinem Kuhpockenimpfstoff,
sondern mit den Absonderungen irgendwelcher anderweitigen geschwürigen
Vorgänge oder mit dem Inhalt von unreifen oder in Fäulnis über=
gegangenen Kuhblattern geimpft worden war. Natürlich mußte dann
einerseits der Verlauf des Impfvorganges Jenners Schilderung nicht
entsprechen, und andererseits eine Schutzwirkung ausbleiben. Übrigens
bestritt Jenner die Möglichkeit, daß auch ein mit Kuhpocken Geimpfter
an den echten Pocken erkranken könne, keineswegs mit Bestimmtheit. Er
machte mit Recht darauf aufmerksam, daß in Ausnahmefällen das
Überstehen selbst einer Blatterninfektion nicht für immer gegen eine noch=
malige Erkrankung derselben Art schütze. Nur vermutete er, und zwar,
wie die Zukunft gelehrt hat, richtig[2), daß eine Blatternkrankheit bei
Geimpften milder als sonst verlaufen werde. „Gesetzt aber auch," so
schrieb er in seiner zweiten Veröffentlichung, „daß unter Hunderten einer
nach überstandener Kuhpockenimpfung sich noch für die Impfung mit

---

1) Jenner: Fortgesetzte Beobachtungen usw. Widmung.
2) Jenner: Fortgesetzte Beobachtungen usw. S. 53 ff.

wirklichen Blattern empfänglich zeigte, würde dieser einzelne Fall wohl gegen die Nützlichkeit der Kuhpockenimpfung sprechen?"

In der Tat waren die Fälle, in denen der Verlauf der Kuhpockenimpfung sich abweichend gestaltete oder die Schutzwirkung ausblieb, selten; dagegen vermehrten sich andauernd die Beobachtungen, die Jenners Mitteilungen bestätigten. Am 16. März 1799 bereits konnte der damalige Arzt der Blattern= und Impfspitäler zu London (vgl. S. 15) Woodville[1]) über 200 Versuche berichten, in denen nach überstandener Kuhpockenimpfung die Inokulation nicht mehr gelang. Im Jahre 1802 berichtete derselbe Arzt über 7500 Kuhpockenimpfungen in London; die Hälfte der Geimpften war nachträglich inokuliert worden, niemals hatten sich die künstlichen Menschenpocken entwickelt[2]).

Allerdings sind nicht alle diese Fälle beweiskräftig; denn Woodville und sein Kollege Pearson impften im Blatternspital[3]), wo die Personen, die sich ihnen anvertrauten, der natürlichen Ansteckung mit Menschenpocken ausgesetzt waren. In der Tat entstanden bei den Geimpften nicht selten Erkrankungen, die mit allgemeinem Pockenausschlag verliefen und auch sonst ernstere, den natürlichen Blattern ähnliche Erscheinungen zeigten[4]). Solche geblatterte Personen waren dann freilich auch gegen eine neue künstliche oder natürliche Ansteckung der echten Pocken geschützt; aber die von ihnen überstandene Krankheit hatte mit den Kuhpocken nichts gemein gehabt. In einigen Fällen verimpfte Woodville des Versuchs halber sogar ein Gemisch des Inhalts von Menschen= und Kuhpocken. Mit Recht verwahrte sich Jenner gegen solches Vorgehen, bei dem nicht nur die Wissenschaftlichkeit der Prüfung beeinträchtigt, sondern auch die Anerkennung seiner so sorgfältig begründeten Entdeckung gefährdet werden mußte. Indes gibt es unter den von Woodville zahlreich überlieferten Mitteilungen über den Verlauf seiner Impfungen auch solche Beobachtungen[5]), aus denen ein reiner, durch natürliche Blattern unbeeinflußter Verlauf der Kuhpocken ersichtlich ist, und angesichts der später erfolglos gebliebenen Inokulation der Impfschutz gefolgert werden kann. Überdies ist das „Jennersche Experiment", nämlich die Kuhpockenimpfung mit nachfolgender Inokulation, seitdem auch anderwärts oft und stets mit dem gleichen Erfolge wiederholt worden. In Preußen wurden in der Zeit von 1801 bis 1803 17741 Impfungen ausgeführt, und die dadurch bedingte Schutzkraft wurde in 8000 Ansteckungsversuchen bestätigt[6]).

Von den verschiedensten Stellen erhielt Jenner nunmehr Zustimmung. Überliefert sind u. a. ein höchst schmeichelhafter Brief des Naturforschers und Professors der Medizin Blumenbach in Göttingen an Jenner vom 12. September 1801, ein anerkennendes, von Coulomb, Cuvier und de Lambre unterzeichnetes Schreiben des französischen Nationalinstituts der Wissenschaften und der Künste vom „16. Thermidor des 9. Jahres der französischen Republik" und viele andere Zeugnisse der Bewunderung der Zeitgenossen.

Mit einer im Jahre 1799 in London gegründeten Impfanstalt konnte sich Jenner allerdings nicht einverstanden erklären; denn der Leiter dieser Anstalt war Pearson, dessen Verfahren bei der Impfung, wie erwähnt, die erforderliche Vorsicht hatte vermissen lassen. Um so ehrenvoller war

---

[1]) Woodville: Geschichte einer Reihe von Kuhpockenimpfungen. Deutsch von Ballhorn. Hannover 1800.
[2]) Report from the Select Committee on the Vaccination Act (1867) S. 350.
[3]) Vgl. Woodville a. a. O. S. 102.
[4]) Z. B. Woodville a. a. O. Fall 16 S. 96, 22 S. 98, 41 u. 42 S. 100.
[5]) Woodville: Fall 1, 2, 17, 27.
[6]) Vgl. S. 24.

die Gründung der Jenner-Gesellschaft unter dem Protektorat des Königs und der Königin von England im Jahre 1803, zu deren erstem Präsidenten Jenner selbst berufen wurde. Die Gesellschaft gründete alsbald 13 Impfstellen in London, an denen in 18 Monaten 12288 Impfungen ausgeführt wurden, und versandte in derselben Zeit 19352 Impfstoffportionen nach auswärts. Im Jahre 1809 wurde Jenner zum Direktor der im Jahre vorher gegründeten Nationalimpfanstalt berufen. Das Parlament bewilligte ihm im Jahre 1802 ein Ehrengeschenk von 10000, im Jahre 1807 ein weiteres von 20000[1]) Pfund Sterling, wovon allerdings ein großer Teil nur eine Deckung der zur Förderung der Impfung von Jenner aus eigenen Mitteln aufgewendeten Kosten bildete.

Die Kunde von dem neuen Mittel gegen die Pockennot verbreitete sich mit einer bei den damaligen Verkehrsverhältnissen überraschenden Schnelligkeit über ganz Europa und veranlaßte die Ärzte aller Länder zur Nachprüfung. Die französische Regierung ließ durch einen im Jahre 1800 ernannten Ausschuß Untersuchungen über die Schutzpockenimpfung anstellen und entnahm dem drei Jahre später erstatteten Bericht[2]) den überzeugenden Beweis, „daß die Kuhpockenimpfung die Vorzüge der Inokulation besitzt, ohne deren Nachteile damit zu vereinigen, daß sie eine gutartige Krankheit von rein örtlicher Wirkung hervorbringt, den Geimpften einer Gefahr nicht aussetzt, dagegen für immer vor den Menschenpocken schützt“. In Italien vollzog der Arzt Sacco die ersten Impfungen mit Stoff, der von Kühen der Lombardei abgenommen worden war, in den letzten Monaten des Jahres 1800[3]). In Rußland beschäftigten sich die Ärzte seit dem Juli 1801 mit der Kuhpockenimpfung[4]). In Wien wurden die ersten Impfungen schon im Jahre 1799 vorgenommen[5]).

In unserem Vaterlande gehörte Strohmeyer in Hannover zu den ersten, die durch erfolgreiche Versuche den Wert der Jennerschen Entdeckung bestätigten. Auf seine Veranlassung erschien schon im Mai 1799 die deutsche Übersetzung der ersten Abhandlung Jenners[6]). In Frankfurt a. M. sammelte Sömmering, in Göttingen Osiander vom Jahre 1800 an gleiche Erfahrungen. In Berlin traten 1801 die 9 Ärzte Heim, Bremer, Zenker, Merzdorf, Grapengießer, Mayer, Augustin, Schulz und Fließ zusammen, um unentgeltlich zu impfen[7]). Auch in den süddeutschen Staaten wurden schon in den ersten Jahren des Jahrhunderts viele Impfungen ausgeführt.

Die Überzeugung von der Schutzkraft der Impfung oder, wie man

<hr>

[1]) Creighton: A History of Epidemics in Britain. Vol. II. S. 567.

[2]) Circulaire ministerielle du 26. mai 1803, relative à la propagation de la vaccine. Chairou: De la variole et de la vaccine. Paris 1870. S. 47.

[3]) Sacco: Traité de vaccination. Französisch von Daquin. Paris 1813. S. 2.

[4]) Berlinische Nachrichten von Staats- und gelehrten Sachen. 1802. Nr. 12 vom 28. Januar.

[5]) Vorbericht zur zweiten Ausgabe der Ballhornschen Übersetzung von Jenners Schriften.

[6]) Vgl. die Anmerkung 1 auf S. 17.

[7]) Guttstadt: Die Pockenepidemie in Preußen, insbesondere in Berlin 1870/72. Zeitschrift des Kgl. Preuß. Statist. Bureaus. Jahrgang 1873. S. 119.

mit Rücksicht auf die Herkunft des Impfstoffes von der Kuh (Vacca) sagte, der Vakzination brach sich so schnell Bahn, daß einzelne Regierungen bereits frühzeitig ihre Einführung anordneten. In Bayern wurde die Zwangsimpfung unter Androhung von Geldstrafen durch K. Verordnung vom 26. August 1807 vorgeschrieben; Baden folgte mit ähnlichen Bestimmungen 1815, Württemberg im Jahre 1818[1]). In Schweden[2]) wurde die Zwangsimpfung im Jahre 1816 gesetzlich eingeführt. Bereits vor Erlaß solcher Vorschriften hatten sich die Regierungen vieler Staaten nach Kräften bemüht, der Impfung bei der Bevölkerung Eingang zu schaffen. Als Beispiel seien hier die Eingangssätze eines Reglements, das am 31. Oktober 1803 vom König Friedrich Wilhelm III. von Preußen erlassen wurde[3]), im Auszuge wortgetreu wiedergegeben:

„Wir F. W. thun kund und zu wissen: In der festen Ueberzeugung, daß neue Entdeckungen in dem Gebiete der medizinischen Wissenschaften nicht gleich einen Gegenstand der Regierung abgeben müssen, haben Wir bisher die Impfung der Schutzblattern . . . . blos der Leitung Unserer Medizinalbehörde überlassen und nur insofern mitgewirkt, daß Wir, um stets echten Impfstoff vorräthig zu haben, in Berlin, Königsberg und anderen großen Städten Unserer Monarchie, besondere Impfungsinstitute haben etabliren lassen. Nachdem aber . . . . sich die Fragen:

1. schützet der echte Kuhpockenstoff vor der Ansteckung der natürlichen Pocken?
2. ist die Impfung des ersteren mit anderen gefährlichen Folgen für die Gesundheit verbunden?

zum überwiegenden Ausschlag für die Vaccine entschieden haben, indem Unserm Ober-Coll. med. et Sanitatis innerhalb Jahr und Tag von praktischen Aerzten und Regimentschirurgen 17741 veranstaltete und sorgfältig beobachtete Impfungen einberichtet und dabei die erste Frage durch 8000 Ansteckungsversuche bestätigt, die zweite aber durch eine seit drei Jahren fortgesetzte pflichtmäßige Controlle zum Vortheil der Schutzblattern beseitigt worden, so finden Wir aus väterlicher Fürsorge für das Leben und die Gesundheit Unserer getreuen Unterthanen Uns veranlaßt, die Beförderung der Schutzblatternimpfung nunmehr zu einem besonderen Augenmerk Unserer Staatsverwaltung in der Absicht zu machen, damit das menschliche Pockenübel, welches im Durchschnitt jährlich mehr als 40000 Menschen in Unsern Landen wegrafft, sobald als möglich vertilgt und ausgerottet werde.“

4. Verbreitung der Kuhpockenimpfung und Abnahme der Pockensterblichkeit im Anfange des 19. Jahrhunderts.

Bei der Bereitwilligkeit, mit der die Impfung allerwärts eingeführt wurde, mußte sich bald im großen zeigen, ob die ihr zugeschriebene Schutzwirkung tatsächlich vorhanden war.

---

[1]) Beiträge zur Beurteilung des Nutzens der Schutzpockenimpfung. Berlin 1888. S. 45.   [2]) Ebenda S. 83.   [3]) Ebenda S. 103.

Von allen Seiten wurden glänzende Erfolge berichtet. Zum Beweis für die Schutzwirkung hatte man sich mit der Inokulation nicht begnügt, man hatte den mit Kuhpocken geimpften Kindern Hemden, die mit natürlichem Pockeneiter besudelt waren, angezogen, man hatte sie in den Betten von Blatternkranken schlafen lassen. Regelmäßig blieb die in solchen Fällen sonst niemals vermißte Krankheitsübertragung aus. In Preußen kamen unter 7445 Versuchen dieser Art nur 4 vor, in denen sich nicht hinlänglich feststellen ließ, ob die Kuhpockenimpfung vor den menschlichen Blattern geschützt hatte[1]. In Italien wurden durch Massenimpfungen der „Pockenfähigen" heftige Blatternepidemien in der Umgebung von Florenz, in Bologna, in Brescia schnell zum Erlöschen gebracht[2]. In Baden[3] konnte Roller in Pforzheim und der Umgebung dieser Stadt, Schütz in dem vormaligen Bistum Speyer über ähnliche günstige Erfolge berichten.

Schütz impfte z. B. in dem Dorfe Untergrombach 49 Kinder mit Kuhpocken; von diesen starb keins, von 59 nicht geimpften, welche alle die Blattern bekamen, starben 13. „Was habe ich", so schreibt der genannte Arzt, „in dem Dorfe Untergrombach für traurige und reuevolle Auftritte gesehen! Besonders in jenen Häusern, woraus man das einzige Kind zu Grabe trug! Der eine Teil schrie schmähend: Hätte ich mich doch nicht von der Impfung abwendig machen lassen! Der andere Teil beweinte seine Unwissenheit, — die ärmere Klasse schrie: Warum wußten wir nicht, daß man uns unentgeltlich impfen wollte!"

Den größten Eindruck aber machte die Tatsache, die man vorher nicht für möglich gehalten, daß nämlich innerhalb weniger Jahre die Pockenseuche in Europa nahezu vollkommen verschwand.

Wohl hatte es auch vormals Jahre gegeben, in denen die Krankheit weniger heftig auftrat, ja kleinere Städte und Ortschaften waren oft mehrere Jahre hintereinander verschont geblieben (vgl. S. 5); doch war dann immer nach ziemlich kurzer Zeit die Seuche mit ihren Schrecken wiedergekehrt. Nunmehr aber entsprach die Abnahme in der Häufigkeit der Pocken in den einzelnen Ländern nicht nur der daselbst sich vollziehenden Ausbreitung der Impfung, sondern es ergab sich auch, daß das sonst stets beobachtete Wiedererscheinen der Seuche ausblieb.

In London[4] war die Zahl von 2000 Todesopfern durch Pocken in dem Jahrzehnt von 1769—1778 in 4 Jahren, in den beiden folgenden Jahrzehnten in 3 und 4 Jahren überschritten worden. Nur dreimal in diesem 30 jährigen Zeitraum wurden in einzelnen Jahren weniger als 1000 Sterbefälle durch die Krankheit gezählt, nämlich in den Jahren 1780 deren 871, 1782 deren 636 und 1797 deren 522; im Jahre 1798 erschien Jenners erste Veröffentlichung, und allmählich begann sich die

---

[1] Bekanntmachung des Resultats der, bisher blos geduldeten, nachher aber unter der Direktion des Ober-Coll. med. et Sanitatis von allen Provinzial-Collegiis et Sanitatis geleiteten und kontrollirten Kuhpockenimpfungsversuche. Vom 7. Juni 1802. Beiträge zur Beurtheilung des Nutzens der Schutzpockenimpfung. Berlin 1888. S. 101 und 102.

[2] Sacco: Traité de vaccination etc. S. 3, 5, 7.

[3] Kußmaul: Zwanzig Briefe usw. S. 35, 36.

[4] Creighton: A History of Epidemics in Britain. Vol. II. S. 535 und 568.

Impfung auszudehnen. Noch einmal, im Jahre 1800, waren mehr als 2000, nämlich 2409 Pockentodesfälle eingetreten; im Jahrzehnt 1799—1808 hatte das Jahr 1804 nur 622, die übrigen Jahre hatten 1111 (Jahr 1799) bis 1685 (Jahr 1805) Sterbefälle an Blattern; in dem folgenden Jahrzehnt 1809—1818 blieb die Sterblichkeit in 6 Jahren unter 1000 Todesfällen, das ungünstigste Jahr (1812) hatte 1287 Pockentote, von 1819 bis 1828 wurde nur einmal, im Jahre 1825 mit 1299 Sterbefällen, die Zahl von 1000 Pockentoten überschritten.

In Glasgow wurden in den 6 Jahren 1795—1800 18,7, in den folgenden 3 sechsjährigen Zeiträumen 8,9, 3,9 und schließlich nur noch 1,07 von je 100 Todesfällen durch Pocken verursacht.

Von je 1000000 Einwohnern waren annähernd nach einer englischen Zusammenstellung [1] alljährlich an Pocken gestorben:

	während der Jahre 1777—1806,	dagegen betrug die durchschnittliche Zahl der Blatterntodesfälle
in Unter-Österreich	2484,	von 1807—1850 nur 340
„ Ober-Österreich und Salzburg	1421,	„ „ „ 501
„ Steiermark	1052,	„ „ „ 446
„ Böhmen	2174,	„ „ 215
„ Triest	14046,	„ 1838—1850 „ 182
„ Mähren	5402,	„ 1807—1850 „ 255
„ Österreichisch-Schlesien . . .	5812,	„ „ „ 198.

Bei der Aufmerksamkeit, mit der das Auftreten der Pockenseuche gerade in den vormals österreichischen Ländern seit den mehrfach erwähnten Unglücksfällen in dem Habsburger Herrscherhause verfolgt wurde, dürften die vorstehenden Zahlen immerhin beachtenswert sein; aber falls man gegen sie einwenden sollte, daß damals eine geregelte Todesursachenstatistik in Österreich nicht bestand, und demnach an der Beweiskraft der Angaben zweifeln möchte, so lassen sie sich leicht ergänzen durch die sorgfältigen und noch mehr überzeugenden Zusammenstellungen, die auf amtlichem Wege in Schweden gewonnen sind [2]. Es starben dort von je 100000 Einwohnern im Jahrzehnt 1782—1791 jährlich 221,9 an Pocken, ferner vor Einführung der Impfung

im Jahre 1792 . . .	88,0	im Jahre 1797 . . .	75,1
„ „ 1793 . . .	94,4	„ „ 1798 . . .	58,5
„ „ 1794 . .	175,8	„ „ 1799 . .	160,9
„ „ 1795 . .	295,6	„ „ 1800 . .	512,6
„ „ 1796 . .	196,3	„ „ 1801 . .	256,6,

also durchschnittlich jährlich 191,4.

Im Oktober des Jahres 1801 begannen die Impfungen, und im Jahre 1804 erhielten die Provinzialärzte, die Landeshauptleute und die Geistlichen durch einen Königlichen Brief Anweisung, die Verbreitung der Impfung zu fördern. Bis zum Mai 1805 waren bereits 25000

---

[1] Report from the Select Committee on the Vaccination etc. S. 357.
[2] Beiträge zur Beurtheilung des Nutzens der Schutzpockenimpfung S. 75 ff.

Impfungen amtlich nachgewiesen. In den folgenden 7 Jahren 1805—1811 wurden den Behörden 93368, nach anderer Berechnung 132490 Impfungen angezeigt, während in dieser Zeit die Zahl der Lebendgeburten sich auf 529016 belief. Durch einen weiteren Königlichen Brief vom 14. Juni 1810 wurde die Verbreitung der Impfung aufs neue eindringlichst empfohlen und zugleich ein Impfungsreglement des Collegium medicum mit gewissen Einschränkungen genehmigt. In dem Jahrzehnt 1802—1811 starben nun von je 100000 Einwohnern an Pocken

im Jahre 1802 . . . 64,6	im Jahre 1807 . . . 88,8
" " 1803 . . . 61,3	" " 1808 . . . 75,9
" " 1804 . . . 60,8	" " 1809 . . . 100,9
" " 1805 . . . 45,2	" " 1810 . . . 34,7
" " 1806 . . . 61,6	" " 1811 . . . 29,1,

also im Jahresdurchschnitt 62,3.

Auch in den folgenden Jahren wurde mehrfach durch die Regierung auf die Förderung der Impfung hingewirkt; am 6. März 1816 endlich erfolgte durch Königlichen Brief die Einführung der Zwangsimpfung. An Pocken starben von je 100000 Einwohnern

im Jahre 1812 . . . 16,7	im Jahre 1817 . . . 9,6
" " 1813 . . . 22,5	" " 1818 . . . 12,0
" " 1814 . . . 12,6	" " 1819 . . . 6,3
" " 1815 . . . 19,1	" " 1820 . . . 5,5
" " 1816 . . . 27,7	" " 1821 . . . 1,4,

also im Durchschnitt der letzten 5 Jahre vor Einführung der Zwangsimpfung 19,7, also im Durchschnitt der ersten 5 Jahre nach Einführung der Zwangsimpfung 7,0.

Auch die nachstehende graphische Darstellung der Pockensterblichkeit in Schweden läßt erkennen, daß schon bald nach Einführung der Impfungsmöglichkeit die Zahl der Todesopfer eine erstaunliche Abnahme erfahren hat.

Während im 18. Jahrhundert mit ziemlicher Regelmäßigkeit etwa alle 5 oder 6 Jahre die Bevölkerung von einer schweren Epidemie heimgesucht wurde, sind diese gewaltigen Seuchenausbrüche in dem neuen Jahrhundert ganz ausgeblieben. Solche Erhebungen der Sterblichkeitssäule, wie sie für die Jahre 1779, 1784 und 1800 zu verzeichnen waren, wurden niemals wieder beobachtet. Was die ersten auf das Epidemiejahr 1800 folgenden Jahre betrifft, so wird zuzugeben sein, daß in ihnen ebenso wie früher in der ersten Zeit nach einem starken Pockenausbruch wegen der weitverbreiteten Durchseuchung der Bevölkerung auch ohne die inzwischen eingetretene Möglichkeit, sich gegen die Pocken impfen zu lassen, eine natürliche Abnahme der Pocken erfolgt wäre. Aber ebenso wie früher würde über kurz oder lang ohne die Impfungen wieder ein starker Ausbruch vorgekommen sein. Gegen die Annahme, daß der Gang der Pocken in Schweden seit 1801 zunächst durch den Beginn der freiwilligen Impfungen beeinflußt worden ist, wird nun von den Impfgegnern darauf hingewiesen, daß um jene Zeit die Gesamtzahl der im Lande vollzogenen Impfungen

Von je 1 Million Einwohner starben an den Pocken:

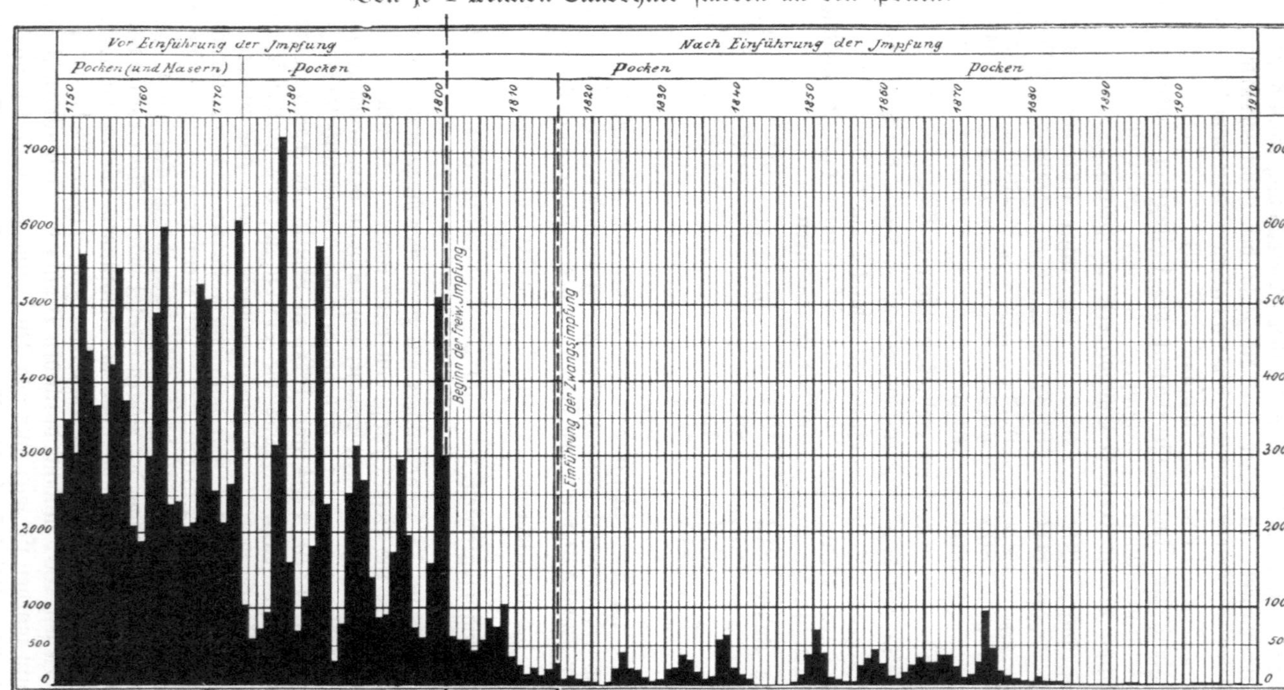

Abb. 6. Pockensterblichkeit in Schweden in den Jahren 1749—1894. (Nach Betänkande angående skyddskoppympningens ordnande enligt nådig befallning avgivet av medicinalstyrelsen jämte särskilt tillkallade sakkunniga. Stockholm 1913.)

noch nicht erheblich genug war, um erkennbar wirken zu können. Nach Petersson[1]) betrug die Zahl der Impfungen auf je 100 Lebendgeborene einerseits und die Zahl der Pockentodesfälle auf je 100000 Einwohner andererseits:

in den Jahren	Impfungen	Pocken= sterblichkeit
1801—1805 . . .	13,0	97,3
1806—1810 . . .	25,0	71,7
1811—1815 . . .	44,0	20,1
1816—1820 . . .	68,0	12,2

Vergleicht man die beiden senkrechten Zahlenreihen miteinander, so unterliegt es keinem Zweifel, daß nach Maßgabe der fortschreitenden Ausdehnung der Impfung die Pockensterblichkeit eine allmähliche Verminderung erfahren hat.

Noch deutlicher tritt der ursächliche Zusammenhang zwischen der Abnahme der Pockensterblichkeit und dem Beginne der Impfungen in Schweden zutage, wenn man die jugendlichen Altersklassen, die hauptsächlich der Impfung teilhaftig wurden, getrennt betrachtet. Die nachstehende Zahlenreihe läßt erkennen, daß die Kinder im Alter von 1—3 Jahren vor Einführung der Impfung die größten Pockenverluste aufzuweisen hatten, daß aber seit ihrer Einführung die Zahl der Pockentodesfälle auf ein geringes Maß gesunken ist. In den einzelnen Jahrzehnten von 1776—1825 starben nämlich innerhalb der Altersklasse von 1—3 Jahren an den Pocken:

1776—1785	1786—1795	1796—1805	1806—1815	1816—1825
16 670	12 281	11 627	3 464	721 Kinder

In den einzelnen Jahrzehnten nach 1776 befanden sich unter je 100 Pockentoten Kinder im Alter von 1—3 Jahren:
30,9 | 31,7 | 33,2 | 31,2 | 20,7 | 17,7 | 15,0 | 11,1 | 9,5 | 10,1

Auch die 4 und 5jährigen Kinder wurden von Jahrzehnt zu Jahrzehnt seit Einführung der Impfung weniger von den Pocken heimgesucht. Es erlagen von solchen der Krankheit:

1776—1785	1786—1795	1796—1805	1806—1815	1816—1825
12 341	7 176	6 890	1 942	337

Unter je 100 Pockentoten gehörten in den einzelnen Jahrzehnten nach 1776 der Altersklasse der 4 und 5jährigen Kinder an:
22,9 | 18,7 | 19,7 | 17,5 | 9,7 | 6,4 | 6,6 | 4,2 | 3,5 | 3,5

Diese Zahlen sind zugleich eine Bestätigung der regelmäßig wiederkehrenden Erfahrung, daß unter dem Einfluß der Impfung die Pocken aufhörten, eine Kinderkrankheit zu sein.

---

[1]) Alfred Petersson: Mortalité par la Variole, en Suède de 1776 à 1875. (Travail du laboratoire bactériologique de l'Institut médical public de Stockholm.) Annales de l'Institut Pasteur 1912 S. 637.

Andererseits ist nicht zu verkennen, daß in Schweden infolge der Impfung die höheren Lebensalter eine vermehrte Pockensterblichkeit aufzuweisen haben. In den Altersklassen von 25—50 Jahren starben in den einzelnen Jahrzehnten von 1776—1875 an den Pocken:

124 | 95 | 114 | 56 | 223 | 810 | 1005 | 1606 | 2104 | und 4221 Personen.

Unter 100 an Pocken verstorbenen Personen standen während der gleichen Zeiträume in diesem Alter:

0,2 | 0,2 | 0,3 | 0,5 | 6,3 | 14,7 | 19,3 | 25,3 | 30,9 | und 30,5

Vor Einführung der Impfung wurden eben, wie bereits betont, die meisten Menschen in ihrer Kindheit von den Pocken befallen, denen nicht wenige erlagen. Hatten sie aber die Krankheit überstanden, so waren sie gegen eine neue Ansteckung mit den Blattern gefeit.

Daher konnten die höheren Lebensalter Pockentodesfälle in größerer Anzahl nicht mehr liefern. Da jedoch die Impfung vorwiegend nur bei den Kindern vorgenommen wurde und keineswegs einen lebenslänglichen Schutz gewährt, standen die höheren Altersklassen, je mehr sie sich von der Zeit der Kinderimpfung entfernten, dem Krankheitserreger der Pocken um so wehrloser gegenüber.

Von den Impfgegnern wird behauptet: Wenn die Pockensterblichkeit zu Beginn des 19. Jahrhunderts in Schweden sowie in Deutschland abgenommen hat, so liege hier nicht eine ausschlaggebende Wirkung der Schutzpockenimpfung vor. Vielmehr sei dieser Erfolg den damals eingeführten anderweitigen prophylaktisch-hygienischen Maßregeln der Behörden zur Bekämpfung der Pocken zu verdanken. Insbesondere sei infolge des Vertrauens auf den Erfolg dieser Maßnahmen das Verhalten der Bevölkerung gegenüber der Pockenkrankheit völlig umgestaltet worden[1]. Der als Gegner des Impfzwangs bekannt gewordene Arzt Böing nennt diese Beseitigung des Vorurteils gegenüber den Pocken als einer unvermeidlichen Krankheit den psychologischen Faktor und erblickt in ihm die Hauptursache für die Überwindung der Pockennot des 18. Jahrhunderts. Beweise für diese Annahme werden aber von ihm nicht herbeigebracht. Wohl wird darauf hingewiesen, daß im Jahre 1791 der Hallenser Gelehrte, Professor Juncker, sein mehrfach erwähntes „Archiv der Ärzte und Seelsorger wider die Pockennot" gegründet habe, in dem unter anderen Maßnahmen die Anzeigepflicht, die Absonderung der Kranken, die Anbringung einer Pockentafel an den befallenen Häusern sowie Vorsichtsmaßnahmen für die Behandlung von Leichen empfohlen wurden. Von einem solchen Vorschlag in der Fachpresse bis zur Anordnung derartiger Zwangsmaßnahmen durch die Behörden und dann weiter bis zu ihrer allgemeinen und gewissenhaften Durchführung ist aber noch ein weiter Weg. Aber selbst wenn man annimmt, daß damals schon eine medizinal-polizeiliche Bekämpfung der Pocken in Angriff genommen worden sei, so dürfte ein Erfolg doch im wesentlichen der Schutzpocken-

[1] Böing: Neue Untersuchungen zur Pocken- und Impffrage. S. 99. Berlin: Verlag von S. Karger 1898. — Schutzpockenimpfung und Impfgesetz. Eine Antwort an Herrn Professor Dr. Kirchner. S. 26. Berlin: Deutscher Schriftenverlag G. m. b. H. 1911.

impfung zu verdanken sein, denn die Erfahrungen der Gegenwart lehren, daß selbst die strengsten Absperrungsmaßnahmen bei den Pocken versagen müssen, da sie meist zu spät kommen, wenn ihnen nicht die allgemeine Schutzimpfung zu Hilfe kommt.

Ebenso wie in Schweden läßt sich in Deutschland der Rückgang der Pockensterblichkeit unter dem Einfluß der Kuhpockenimpfungen zu Anfang des 19. Jahrhunderts verfolgen.

In Berlin wurden die ersten Impfungen, wie erwähnt, bereits 1801 vollzogen. Aber erst etwa vom Jahre 1810 an nahm diese vorbeugende Maßnahme an Häufigkeit erheblicher zu, nun aber auch in dem Grade, daß von den Geborenen eines Jahres bis 80 vH. geimpft wurden [1]. Man zählte im Jahrfünft 1795—1799 jährlich 6,52 Verstorbene an Pocken vom Hundert aller Todesfälle überhaupt, von 1800—1804 7,48, von 1805—1809 noch 6,36, dagegen von 1810—1814 nur 0,74, von 1815—1819 1,34, von 1820—1824 0,15; das sind so geringe Zahlen, wie sie vorher seit 1758, d. i. dem ersten Jahre, auf das die Zählung sich erstreckt, auch annähernd so günstig sich niemals gestaltet hatten [2].

In Württemberg [3] erschien bereits im Januar 1803 eine Verordnung, die den Amtsärzten zur Pflicht machte, die Impfung zu empfehlen. Auch in der Folgezeit wurde für die Verbreitung des Verfahrens eifrig gewirkt, bis es schließlich im Jahre 1818 gesetzlich eingeführt wurde. Es starben nach den Aufzeichnungen der Kirchenbücher an den Pocken in den Jahren

		1790	3421		
1780	1012	1791	1679	1801	2060
1781	1501	1792	973	1802	2225
1782	1519	1793	1255	1803	5669
1783	844	1794	2415	1804	1538
1784	832	1795	3775	1805	794
1785	2399	1796	3630	1806	1339
1786	2141	1797	2918	1807	1826
1787	801	1798	3255	1808	1128
1788	851	1799	8867	1809	255
1789	1494	1800	4745	1810	184
10 Jahre zuf. 13394		11 Jahre zuf. 36933		10 Jahre zuf. 17018	

Nach dem Jahre 1810 fehlen genaue Zahlenangaben; doch läßt sich den vorhandenen Mitteilungen entnehmen, daß die Pockensterblichkeit nur in einigen von der Seuche bevorzugten Jahren einigermaßen erheblich war, aber auch dann die Zahl von einigen Hundert Todesfällen nicht mehr überstiegen hat. Genauere Mitteilungen liegen für die Stadt Stuttgart vor. Hier starben an Pocken nach Schübler 1772—1796 im Durchschnitt für je 5 Jahre 223,8 Personen, von 1797—1801 274 und von 1802—1806 154, dagegen von 1807—1811 nur 2, von 1812 bis 1816 0, von 1817—1821 10 und von 1822—1827 0 [4].

Endlich sei noch erwähnt, daß in dem ehemaligen Großherzogtum

[1] Guttstadt: Die Pockenepidemie in Preußen usw. S. 119.
[2] Ebenda S. 116.
[3] Cleß: Impfung und Pocken in Württemberg. Stuttgart 1871. S. 59—63.
[4] Cleß a. a. O. S. 68, 69.

Heſſen die Blattern ſeit dem Jahre 1807, in dem die erſte Geſamtimpfung ausgeführt wurde, als epidemiſche Kinderkrankheit verſchwunden und bis in die Gegenwart auch verſchwunden geblieben ſind[1]).

Eine ſo ſchnelle und allgemeine Abnahme der Pockenſterblichkeit war in der Geſchichte der Seuche unbekannt. Jahrhundertelang, ſoweit überhaupt die Erinnerung zurückreichte, hatte die Krankheit unaufhörlich ihre großen Opfer gefordert, mußte man das Blatternelend als unvermeidbares Verhängnis ertragen. Jetzt war die Seuche mit einem Schlage verſchwunden, nicht vorübergehend, wie dies am einzelnen Orte wohl auch vormals geſchehen war, ſondern dauernd. Länger als ein Jahrzehnt hindurch zeigte ſich nirgends eine Epidemie, und doch war zur Verſchleppung von Seuchen von Ort zu Ort und von Land zu Land durch die Kriegszüge, die in jener Zeit unausgeſetzt Europa zum Schauplatz hatten, die günſtigſte Gelegenheit gegeben.

Man hat verſucht, das Verſchwinden der Blattern zu Anfang des 19. Jahrhunderts dadurch zu erklären, daß gleichzeitig mit der zunehmenden Häufigkeit der Kuhpockenimpfungen die gefährlichen Pockeninokulationen, die bei der Anſteckungsfähigkeit der künſtlichen Pocken vordem zur Verbreitung der Seuche hier und dort mitgewirkt hatten (vgl. S. 15), mehr und mehr außer Gebrauch kamen[2]). Indeſſen würde hierdurch doch höchſtens erreicht worden ſein, daß die Blatternhäufigkeit ſich in dem Maße verminderte, wie ſie ſeit Einführung der Inokulation zugenommen hatte; eine ſo bedeutende Abnahme, wie ſie tatſächlich vorliegt, kann damit nicht erklärt werden.

Andererſeits hat man den Einfluß der Kuhpockenimpfungen in Abrede geſtellt, indem man ſich darauf berief, daß ein immerhin nur geringer Teil der Bevölkerung geimpft wurde. Hierbei wird überſehen, daß den Impfungen naturgemäß nur die „Pockenfähigen“, d. h. die noch nicht geblatterten Kinder, unterworfen wurden, daß dagegen die durch frühes Überſtehen der Krankheit Geſchützten, d. h. die überwiegende Mehrzahl der älteren Kinder und der Erwachſenen, des Schutzverfahrens nicht mehr bedurften. Die Zahl der Kuhpockenimpfungen bei den noch nicht Geblatterten war aber immerhin groß genug, um die Menge der Pockenfähigen weſentlich zu beſchränken und damit der Seuche den Boden zu entziehen. Auch zeigt ſich an einzelnen Beiſpielen, daß der Rückgang der Pockenſterblichkeit zu dem größeren oder geringeren Umfang, den die Impfungen erreichten, in einem deutlich erkennbaren Verhältnis ſtand. Wie in Schweden und in Berlin die Verminderung der Pockentodesfälle gleichen Schritt hielt mit der Zunahme der Impfungen, wurde bereits gezeigt. In der Stadt Glasgow, in der, wie auf S. 26 erwähnt, die Verluſte durch die Seuche ſich ebenfalls in kurzer Zeit bis auf ein geringes Maß verminderten, dürfte der größere Teil der „Pockenfähigen“ geimpft worden ſein; denn während die Bevölkerung der Stadt ſich in den Jahren 1801—1811 von 83 769 Einwohnern bis auf 100 749 vermehrte[3]), betrug die Zahl der öffentlich und unentgeltlich ausgeführten Impfungen allein in dieſer Zeit 14 500[4]); es kann wohl angenommen werden, daß außerdem von den Ärzten noch zahlreiche Privatimpfungen vorgenommen wurden. In Dänemark[5]) begann man im Jahre 1801 zu impfen; bereits im Jahre 1802 betrug die Zahl der Impfungen, über die Ausweiſe vorliegen, 14,5, 1805 ſogar 49,6 auf je hundert Geburten. Im Jahre 1810 wurde die Impfpflicht geſetzlich eingeführt; die Zahl der Impfungen entſprach daher in den folgenden Jahren annähernd der Geſamtheit der neugeborenen Kinder, ſoweit ſie nicht kurz nach der Geburt geſtorben waren. An den überlieferten Zahlen der Pockentodesfälle in Kopenhagen läßt ſich deutlich ſehen, wie die Blatternſterb-

---

[1]) Reißner: Zur Geſchichte und Statiſtik der Menſchenblattern (Variola) und der Schutzpockenimpfung im Großherzogtum Heſſen. Darmſtadt 1888. S. 113.

[2]) Vgl. u. a. Dr. Toni: Bureaukraten-Statiſtik und Impfzwang oder das Königlich preußiſche ſtatiſtiſche Bureau und ſeine Stellung zur Impffrage. Berlin 1875. S. 5.

[3]) Creighton a. a. O. Vol. II. S. 630.

[4]) Ebenda S. 582.

[5]) Report from the Select Committee etc. S. 410—414.

lichkeit mit der Verbreitung der Impfung abnahm, aber erst nach der allgemeinen Einführung des Verfahrens ganz verschwand. Der aus den beigefügten Verhältniszahlen ersichtliche Umfang des Impfschutzes der Bevölkerung in den 9 Jahren vor Einführung des Gesetzes widerlegt zugleich eine von impfgegnerischer Seite ausgesprochene Unterstellung, daß die Blattern bereits ebenso lange vor dem Vertrautwerden mit der Impfung in Dänemark verschwunden seien[1]).

Jahr	Blatterntodesfälle in Kopenhagen	Prozentzahl der Kuhpockenimpfungen im Königreich Dänemark im Verhältnis zu den Geburten	
1794—1798 (im Jahresdurchschnitt)	373	—	
1799	54	—	
1800	35	—	
1801	486	?	(Erste Impfungen)
1802	73	14,5	
1803	5	23,3	
1804	13	14,4	
1805	5	49,6	
1806	5	49,0	
1807	2	16,4	
1808	46	80,7	
1809	5	26,4	
1810	4	101,5	Einführung des Impfgesetzes
1811—1823	0	77,9	

Nach einer anderen Erklärung soll die Pockennot der früheren Zeiten in der damals stark verbreiteten Pockenseuche der Schafe ihren Ursprung gehabt haben und gewichen sein, sobald zu Anfang des 19. Jahrhunderts jene Tierseuche durch strenge veterinärpolizeiliche Maßregeln bekämpft wurde, und zugleich in der Verarbeitung der Wolle neue Verfahren in Gebrauch kamen, durch welche der daran haftende Ansteckungsstoff seine Wirksamkeit verlor[2]). Die Schafpocken sind allerdings eine in ihren Erscheinungen und in ihrem Verlaufe den Menschenpocken ähnliche Krankheit; es ist auch in seltenen Fällen beobachtet worden, daß durch zufällige Verunreinigung von Verletzungen mit Schafpockeninhalt ähnlich wie nach Verimpfung von Kuhpockenlymphe beim Menschen eine örtliche Pustel entstand[3]), und es ist festgestellt, daß die Menschenblattern, wenn auch nur in der Minderzahl der Versuche und bei erfolgreichem Ausfall in geringem Grade, auf künstlichem Wege durch Impfung und dergleichen bei Schafen zum Haften gebracht werden können. Niemals aber ist bisher erwiesen worden, daß aus Menschenpocken Schafpocken und aus Schafpocken Menschenpocken entstanden sind[4]).

Für die Annahme des Einflusses veterinärpolizeilicher Maßnahmen auf die Verbreitung der Menschenpocken werden seitens der Impfgegner nur Verordnungen aus 3 Staaten angeführt, nämlich aus Preußen, Mecklenburg und Württemberg; aus den übrigen deutschen Ländern, in denen ebenfalls nach Einführung der Schutzpockenimpfung die Blattern verschwanden, ist von solchem Vorgehen der Behörden nichts bekannt geworden. In Preußen soll angeblich unter dem Einfluß eines Regulativs wegen der gegen die Verbreitung der Schafpockenkrankheit zu beobachtenden Maßregeln vom 27. August 1806[5]) das große Sinken der Pockensterblichkeit unter den Menschen im

---

[1]) Vogt: Für und wider die Kuhpockenimpfung und den Impfzwang. Bern 1879. S. 81.

[2]) Oidtmann: Geschichte der Pocken ein Kulturkampf der Medizin. Frankfurt a. M. 1881.

[3]) Voigt, L.: Tierversuche mit Vakzine, Variola und Ovine. Zeitschr. f. Infektionskrankh., parasitäre Krankh. u. Hyg. d. Haustiere. 6. Bd., 1909. S. 101.

[4]) Vgl. Bollinger: Über Menschen- und Tierpocken, über den Ursprung der Kuhpocken und über intrauterine Vakzination. Sammlung klinischer Vorträge usw., herausgegeben von Richard Volkmann. Nr. 116. Leipzig 1877.

[5]) Augustin: Die Kgl. preuß. Medizinal-Verfassung. II. S. 553.

Jahre 1808 begonnen haben; tatsächlich aber besitzen wir statistische Angaben über die Gesamtzahl der Pockentodesfälle erst seit dem Jahre 1816[1]. Für Berlin ist Guttstadts Angaben zu entnehmen, daß der Abfall in der Zahl der Blatterntodesfälle im Jahre 1810, entsprechend der Einführung der Schutzpockenimpfung begann[2]. In dem erwähnten preußischen veterinärpolizeilichen Regulativ vom Jahre 1806 ist übrigens unter Ziffer 8 die Einimpfung der Schafpocken, durch die nach Didtmann diese Seuche früher hauptsächlich verbreitet wurde, als „wirksamstes Mittel zur Ausrottung" warm empfohlen. In Württemberg fiel die Abnahme der Pockensterblichkeit, wie erwähnt, in die Jahre 1809 und 1810, in Stuttgart schon in die Zeit um die Jahre 1806 und 1807, während der in der Anmerkung bezeichneten impfgegnerischen Veröffentlichung[3] zufolge eine Königliche Verordnung gegen die Pocken der Schafe erst unterm 27. Juni 1816 ergangen ist.

So sehr man auch nach einer anderen Ursache für den Abfall der Blatternsterblichkeit im Beginn des 19. Jahrhunderts suchen mag, es findet sich außer der Durchführung der Schutzpockenimpfung nichts, wodurch jenes merkwürdige Ereignis erklärt werden könnte. Indessen hat es noch weiterer, nicht ohne schmerzliche Enttäuschungen gewonnener Erfahrungen bedurft, bevor das durch die Kuhpockenimpfung erreichbare Maß des Pockenschutzes richtig erkannt, und hierdurch eine zuverlässige Grundlage für die gesetzliche Verwertung des Verfahrens zum Heil der Bevölkerung gegeben wurde.

5. Wiederauftreten von Pockenepidemien. Wiederimpfung.

Bereits gegen Ende des zweiten Jahrzehnts des 19. Jahrhunderts zeigten die Pocken sich wieder häufiger in zahlreichen Städten und Ortschaften Großbritanniens. Im dritten Jahrzehnt wurden auch auf dem europäischen Festlande verschiedene Städte von der Seuche wieder ernstlicher heimgesucht, so Utrecht in den Jahren 1822—1824, Kopenhagen in den Jahren 1823—1825 und Marseille 1827—1828. In Schweden und Bayern war allgemein eine Wiederzunahme der Krankheit festzustellen.

Zunächst konnte das Neuauftreten der Blattern nicht befremden, da die Impfung neben freudiger Aufnahme auch heftigen Widerstand gefunden hatte. Besonders wurde in Jenners eigener Heimat von einer ganzen Anzahl von Ärzten, die das ältere erprobte Verfahren der Inokulation nicht aufgeben mochten, die Zuverlässigkeit des Impfschutzes und die Gefahrlosigkeit der Kuhpockenimpfung bezweifelt. Einer dieser Gegner, namens Squirrel, erbot sich in einer Schrift, mittels eines besonderen Verfahrens, nämlich durch Behandlung mit Quecksilber, jedes Teilchen des Kuhpockengiftes aus dem Blute der Geimpften wieder auszurotten. Solche Veröffentlichungen, die zahlreich erschienen und heftige, zum Teil wenig würdige Angriffe gegen Jenner und sein Verfahren enthielten, verfehlten nicht, Zweifel in der Bevölkerung zu erwecken, und hatten auch den Erfolg, daß es gerade in England zu einer allgemeinen Einführung der Kuhpockenimpfung nicht kam. Selbst in denjenigen Städten, in welchen die Impfungen anfangs rege betrieben worden waren, nahm der Eifer ab; in Glasgow, wo, wie erwähnt (vgl. S. 32), von 1801—1811 jähr-

---

[1] Guttstadt a. a. O. S. 128.
[2] Ebenda S. 116.
[3] Didtmann a. a. O.

lich etwa 1400 Kinder öffentlich geimpft worden waren, sank diese Zahl in den folgenden 7 Jahren auf durchschnittlich 909; im Jahre 1818 fanden sogar nur noch 650 Impfungen statt.

Die Zahl der in den großen Städten, wie Glasgow, Newcastle und Manchester, unentgeltlich geimpften Kinder entsprach im günstigsten Falle der Hälfte der Geburten[1]. In London wurde nicht einmal dieses Verhältnis erreicht[2]. Solchem Impfzustande der Bevölkerung entsprechend war gerade in England, wie aus den auf S. 25 mitgeteilten Ziffern der Pockensterblichkeit in London hervorgeht, die Verminderung der Blatterntodesfälle, wenngleich unverkennbar, so doch nicht in der gleichen Weise vollkommen gewesen, wie in anderen Städten, z. B. Berlin, Stuttgart und Kopenhagen (S. 31 und 33). Immerhin hatte die Abnahme der Seuche dazu geführt, daß eine größere Zahl von nicht geblatterten Personen als früher sich allmählich ansammelte. Erwägt man im Hinblick auf die aus den mitgeteilten Ziffern ersichtliche mangelhafte Verbreitung der Impfung, daß von den nicht geblatterten Personen ein großer Teil, vielleicht die meisten des Impfschutzes entbehrten, also auch in diesem Sinne pockenfähig waren, so kann es nicht wundernehmen, daß die Seuche sich bereits im Jahre 1817 in England wieder stärker ausbreitete.

Auch in anderen Ländern, selbst in solchen, die die Zwangsimpfung durchgeführt hatten, war eine ziemlich große Zahl von Personen ungeimpft geblieben. In Schweden schwankte die Zahl der Impfungen nach Angabe des statistischen Zentralbureaus während der Jahre 1818—1823 zwischen 57,1 (1818) und 69,8 (1822) auf je 100 Geburten. Als im Jahre 1824 die Pocken wieder heftiger auftraten, stieg jene Ziffer in diesem Jahre auf 92,6[3]; offenbar waren zahlreiche, bis dahin nicht geimpfte Kinder nunmehr der Impfung unterworfen worden. Noch deutlicher trat dies in Dänemark hervor, wo in den Jahren 1821, 1822 und 1823 bei 32714, 34755 und 34599 Geburten 21193, 28962 und 29439 Impfungen verzeichnet waren, im Jahre 1824 nach dem Wiederauftreten der Blattern aber bei 33723 Geburten 38334 und 1825 bei 34249 Geburten 39279 Impfungen stattfanden[4].

Es erschien also naheliegend, in der nicht ausreichenden Durchführung der Kuhpockenimpfung einerseits, in der Vermehrung der nicht durch Überstehen der Blattern gegen die Ansteckung geschützten Personen andererseits, eine Erklärung dafür zu finden, daß die Pocken sich nach einer Pause von etwa 2 Jahrzehnten wieder zu Epidemien entwickeln konnten. Diese Erklärung genügte jedoch nicht; denn unter den Erkrankten befanden sich allerwärts auch solche, die mit Erfolg geimpft worden waren. Es handelte sich dabei nicht nur um vereinzelte Ausnahmefälle, bei denen Unwirksamkeit des Impfstoffs, außergewöhnliche Empfänglichkeit des Betroffenen für die Pockenansteckung oder mangelhafte Ausführung der Impfung als Ur-

---

[1] Creighton: A History of Epidemics in Britain. Vol. II. S. 586.
[2] Ebenda S. 584.
[3] Beiträge zur Beurtheilung des Nutzens der Schutzpockenimpfung usw. S. 87.
[4] Report from the Select Committee on the vaccination act etc. S. 414.

sache beschuldigt werden konnten, sondern die Fälle mehrten sich in dem
Maße, daß die Zeitgenossen ihr Urteil über die unbedingte Wirksamkeit
der Impfung immer weiter einschränkten, und daß im Gegensatz zu der
im Jahre 1807 vom Kollegium der Wundärzte in London abgegebenen
Erklärung, von je 3000 Geimpften erkranke nur 1 an Blattern, Genfer
Ärzte dies Verhältnis auf 60 : 1 schätzten, und Croß auf Grund von
Beobachtungen in Norwich angab, daß von 20 Geimpften, die man der
Pockenansteckung in hohem Grade aussetzte, durchschnittlich 1 von der
Seuche befallen werde[1]). Angesichts solcher Erfahrungen schien der Wert
der so dankbar begrüßten Entdeckung erheblich in Frage gestellt.

Bei eingehender Prüfung zeigte sich indes bald, daß ein solches Ur=
teil zu weit ging. Es ergab sich zunächst, daß die neuen Pockenepi=
demien an Ausdehnung meist hinter dem Auftreten der Krank=
heit in früheren Zeiten zurückblieben. In London hatte man in
8 einzelnen Jahren während des Zeitraums von 1761—1800 mehr als
2500 Blatterntodesfälle zu beklagen gehabt, und nur in 3 Jahren war
die Sterbeziffer unter 1000 geblieben; in dem Zeitraum von 1801—1837
betrug die im Jahre 1805 erreichte größte Zahl von Blatternsterbefällen
noch nicht 1700, nur in 12 Jahren war die Sterblichkeit höher als 1000,
in 3 Jahren wurden noch nicht 500 Todesfälle gezählt[2]). In Kopen=
hagen[3]), wo im Jahre 1794 60, 1797 50 und 1801 53 von je 10000 Ein=
wohnern gestorben waren, wurde in den 25 Jahren nach Erlaß des däni=
schen Impfgesetzes, also von 1811—1835, nur in dem letzten Jahre dieses
Zeitraumes eine annähernd ähnliche Sterblichkeit von 36 auf je 10000 Ein=
wohner erreicht; das nächstdem am schwersten betroffene Jahr 1824 hatte
nur 3,7 Todesfälle an Blattern auf je 10000 Personen der Bevölkerung.

Allerdings gab es auch einzelne Orte, in denen die Krankheit mit ihren von alters
her bekannten Schrecken auftrat; in manchen Fällen aber konnte man sicher feststellen,
daß sich die Bevölkerung unter einem besonders mangelhaften Impfschutz befand. So
waren in der englischen Stadt Norwich, wo unter den 40000 Einwohnern im Jahre
1819 530 Pockentodesfälle, d. i. 132 auf je 10000 Personen der Bevölkerung, gezählt
wurden, in den der Epidemie vorausgegangenen 5 pockenfreien Jahren die überwiegende
Mehrzahl der Kinder der ärmeren Bevölkerung nicht geimpft worden. Die Epidemie
beschränkte sich fast ausnahmslos auf die am wenigsten bemittelten Volksklassen; 477
von den durch sie verursachten 530 Todesfällen betrafen Kinder unter 6 Jahren[4]).

Gerade in den heftigeren Ortsepidemien konnte vielfach
die Wirksamkeit des Impfschutzes festgestellt werden, da die
Krankheitsfälle unter den Geimpften weit seltener waren, als unter den
nicht geblatterten Ungeimpften.

Croß sammelte in Norwich Aufzeichnungen über 200 Pockenkranke, die zu 112 Fa=
milien mit insgesamt 603 Mitgliedern gehörten. 198 der Krankheitsfälle betrafen Per=
sonen, die früher weder die Pocken gehabt hatten, noch mit Erfolg geimpft waren;
2 der leichtesten Erkrankungen betrafen Kinder, von denen das eine 5, das andere
9 Jahre vorher geimpft war; 297 Personen, die die Pocken bereits durchgemacht hatten,

---

[1]) Reiter: Beiträge zur richtigen Beurtheilung und erfolgreichen Impfung der
Kuhpocken. S. 129 und 130.
[2]) Creighton a. a. O. Vol. II. S. 535 und 568.
[3]) Report from the Select Committee. S. 410.
[4]) Cross: A History of the Variolous Epidemic. which occurred in Norwich in the year 1819. London 1820. S. 5—7, 13, 23.

und 89, die geimpft waren, blieben von der Ansteckung verschont, obwohl in 42 Familien die Geimpften sich in denselben Zimmern mit den Pockenkranken aufhalten mußten, also einer unmittelbaren Ansteckungsgefahr ausgesetzt waren. Von den weder geimpften noch geblatterten Personen blieben nur 15 von der Erkrankung verschont[1].

Nach einer von der ärztlichen Gesellschaft in Marseille angestellten Berechnung, die sich auf die Krankheitsfälle in den ersten Monaten der dortigen Epidemie des Jahres 1828 erstreckte, standen damals etwa 40000 Einwohner in der fast ausschließlich von der Seuche heimgesuchten Altersklasse bis zu 30 Jahren. Von diesen waren 30000 geimpft, 2000 geblattert, 8000 weder geimpft noch geblattert. Es erkrankten 2000 Geimpfte, 20 Geblatterte und 4000 Ungeimpfte[2].

Gelegentlich des Auftretens der Pocken in der Mark Brandenburg in den Jahren 1823 und 1824 schrieb der hochangesehene Arzt Hufeland[3]: „Die Pockenkrankheit wurde in der Provinz in mehr als 40 Orte gebracht, konnte aber nirgends, theils wegen der schon vorhandenen Vaccinirten, theils wegen der sogleich neu Vaccinirten sich weiter ausbreiten. Hier in Berlin zeigte sich dasselbe. Trotz der sehr allgemeinen Verschleppung des Giftes in alle Quartiere der Stadt, die wegen der unmöglich streng durchzuführenden Sperre nicht zu verhüten war, trotzdem mit den Angesteckten und ihren Umgebungen täglich eine Menge Menschen in Berührung kam, blieb dennoch die Verbreitung der Krankheit sehr beschränkt und theilte sich nur solchen mit, die entweder noch gar nicht vaccinirt waren oder meistens die Krankheit nur ungewiß und unvollkommen überstanden hatten."

Auffällig war ferner, daß sich die Pocken vielfach in einer ungewohnt milden Form zeigten. Auch in früherer Zeit hatte man neben den schwereren Fällen leichtere Erkrankungen an Blattern beobachtet, es hatte sogar Jahre gegeben, in denen, wie z. B. 1751 in London, die Seuche überwiegend gutartig auftrat[4]. Indessen galten solche Vorkommnisse doch als außergewöhnlich, als „etwas Wunderbares"[5]. Nach Einführung der Schutzpockenimpfung aber waren die leichteren Erkrankungen so häufig, daß man sie mit besonderen Bezeichnungen wie „Hornpocken", „Krystallpocken", „falsche Blattern" oder Varioloïden benannte. Das Wohlbefinden der Kranken war nicht in dem Maße gestört wie sonst, die Krankheitsdauer abgekürzt, der Ausschlag weniger ausgebreitet; die einzelnen Pocken flossen nicht ineinander und vertrockneten, ohne in Eiterung überzugehen oder Narben zu hinterlassen. Die Erkrankungen zeigten oft sogar so milde Formen, daß man sie anfangs gar nicht für Pocken, sondern für Windpocken hielt. Andererseits kamen auch mancherlei Übergänge zwischen den „falschen" Pocken (Varioloïden) und den wahren Pocken (Variola vera) vor, in denen es den Ärzten schwer wurde, zu beurteilen, um welche Form es sich handelte. Es bestanden daher jahrelang Meinungsverschiedenheiten, ob allen jenen Krankheitsformen dieselben Ursachen zugrunde liegen[6]. Gegenwärtig wissen wir jedoch bestimmt, daß „falsche" und wahre Blattern eine und dieselbe Krankheit sind, daß eine Übertragung der Varioloïden bei einer anderen Person die Variola vera in ihrer schwersten Form hervorbringen, und daß das Umgekehrte der Fall sein kann.

[1] Cross a. a. O. S. 7, 34, 35. 36.
[2] Bousquet: Nouveau traité de la vaccine et des éruptions varioleuses. Paris 1848. S. 269.
[3] Hufeland: Die Pockenepidemie der Jahre 1823 und 1824 usw. Berlin 1824. S. 63.
[4] Creighton a. a. O. Vol. II. S. 453.
[5] Ebenda S. 475 „matter of wonder".
[6] Vgl. Reiter a. a. O. S. 112 ff.

Dagegen kennen wir in den sogenannten Windpocken, Wasserblat=
tern oder Varizellen eine besondere übertragbare Krankheit,
die meist bei jüngeren Kindern unter höchstens leichtem Fieber mit einem
Bläschenausschlag auftritt, nahezu ausnahmslos in wenigen Tagen mit
Genesung endigt und mit der Blatternseuche nichts gemein hat.

Nach den Wahrnehmungen der Ärzte verliefen nun gerade bei geimpften
Personen die Blattern meist unter der leichten Form der Varioloïden. Man
bezeichnete diese Art der Krankheit geradezu als Pocken der Geimpften.

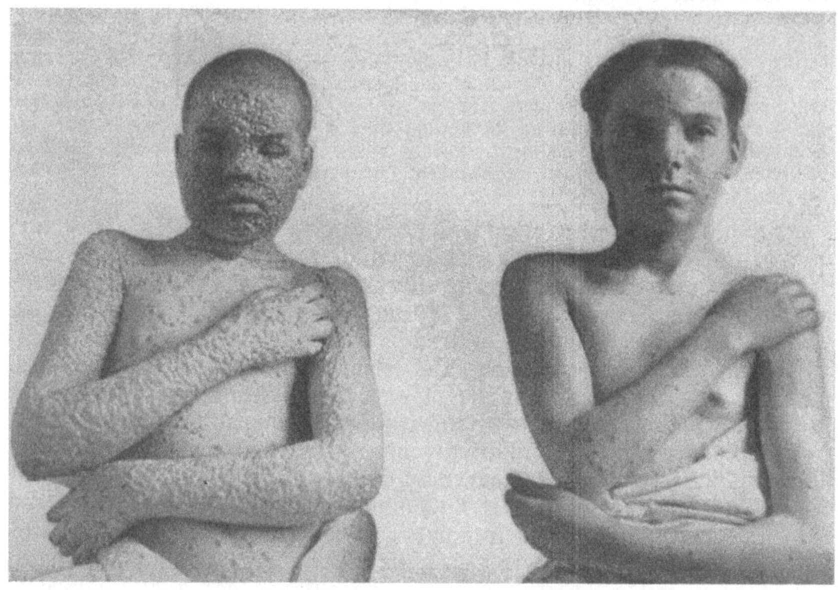

Abb. 7. Zwei pockenkranke Schwestern. Diejenige zur rechten ist 14 Jahre alt und wurde als kleines
Kind geimpft. Sie wurde von den Pocken in milder Form befallen (Variolois) und überstand die
Krankheit ohne Narbenbildung. Das andere ungeimpfte Mädchen erkrankte an schweren Pocken,
die im Gesicht und an den Armen zusammenflossen. Es überstand die schwere Krankheit, blieb aber
durch die Pockennarben sehr entstellt. (Nach Welch & Schamberg, Acute contagious diseases.
London 1905.)

In Marseille starben von den im Jahre 1828 bis zum Juli erkrankten 4000 Un=
geimpften (vgl. S. 37) etwa 1000, also der vierte Teil, von 2000 erkrankten Geimpften
dagegen nur ungefähr 20, also der hundertste Teil[1]. In Kopenhagen behandelte Möhl
in den Jahren 1823 und 1824 998 Pockenkranke; 659 davon waren geimpft; in 46
dieser Fälle war der Verlauf schwer, in 5 töblich; dagegen starben unter 158 der
übrigen, die ungeimpft waren, 35[2]. Im Pockenspital zu London, wo, wie anzunehmen
ist, ganz leichte Fälle wohl nur selten zur Behandlung gelangt sind, starben 1825 unter

---

[1] Nach Bousquet a. a. O., S. 270 betrug laut Angabe der Ortsbehörde unter
1488 Pockentoten im ganzen Jahre die Zahl der Geimpften 45.

[2] Reiter a. a. O. S. 109.

147 erkrankten Geimpften 12, unter 156 Nichtgeimpften 107, 1829 dagegen von 45 Geimpften niemand, von 100 Nichtgeimpften 54[1].

Bei alledem blieb die Tatsache bestehen, daß die Geimpften von den Pocken, wenn auch weit seltener und leichter, so doch zweifellos heimgesucht wurden. Zwei Umstände, die bei dem Neuauftreten der Blattern wahrgenommen wurden, sollten diese scheinbar gegen den Nutzen der Impfung sprechenden Erfahrungen erklären und zugleich den Weg zeigen, auf dem es möglich war, zu einer Vermehrung des Impfschutzes zu gelangen.

Einmal ergab sich aus dem verschiedenen zeitlichen Auftreten der neuen Blatternepidemien, daß der Impfschutz überall ungefähr zwei Jahrzehnte vorgehalten hatte. In England, wo man im Jahre 1798 zuerst geimpft hatte, fiel die neue Ausbreitung der Seuche bereits in die Jahre 1817 bis 1819. Auf dem europäischen Festlande, wo man erst in den Anfangsjahren des 19. Jahrhunderts mit dem Impfen begann und eine allgemeine Einführung des Verfahrens sogar erst einige Jahre später erreichte, erstreckte sich der von den Blattern ziemlich freie Zeitraum bis zur Mitte der zwanziger Jahre. Hierzu kam noch die merkwürdige Beobachtung, daß die Pocken, während sie früher vorwiegend eine Krankheit des frühesten Kindesalters gewesen waren (vgl. S. 9), nunmehr weit häufiger als sonst auch ältere Personen heimsuchten.

Unter 1473 von Robert[2] zusammengestellten Pockentodesfällen des Jahres 1828 in Marseille fielen auf die ersten 5 Lebensjahre nur 919, d. i. 62,4 vH., [in Berlin[3] von 1758—1774 dagegen 87,6 v. H.], auf das 6.—10. Lebensjahr 345, d. i. 23,4 vH. [Berlin 11,1 vH., also weniger als die Hälfte], auf das 11.—15. 72, d. i. 4,9 vH. [Berlin 0,6 vH., also weniger als ⅛], auf höhere Lebensjahre 137, d. i. 9,3 vH. [Berlin 0,7 vH.]. Noch deutlicher war die vermehrte Beteiligung der höheren Altersklassen unter den erkrankten Geimpften. Von 653 geimpften Pockenkranken in Kopenhagen[4] standen nach Möhl im Alter

unter	3 J.	0, d. i.	0 vH.,	von 16—20 J.	187, d. i.	28,6 vH.,
von	4— 5 J.	14, d. i.	2,1 vH.,	„ 21—25 J.	156, d. i.	23,9 vH.,
„	6—10 J.	102, d. i.	15,6 vH.,	„ 26—30 J.	19, d. i.	2,9 vH.,
„	11—15 J.	173, d. i.	26,5 vH.,	„ 30—32 J.	2, d. i.	0,3 vH.

Wie aus einer aus etwas späterer Zeit, nämlich aus den Jahren 1831—1836 stammenden, auf amtlichen Quellen beruhenden Zusammenstellung hervorgeht[5], standen von 1677 damals in Württemberg an Pocken erkrankten Personen 309, d. i. 18,4 vH., im Alter unter 10 J.; 445, d. i. 26,5 vH., waren 11—20, 551, d. i. 32,9 vH., 21 bis 30 Jahre und 153, d. i. 9,1 vH., mehr als 30 Jahre alt. Von den übrigen 219 scheint das Alter nicht ermittelt worden zu sein. Unter der Gesamtheit befanden sich 1055 Geimpfte, von denen 869 an Varioloïden, 186 an wahren Blattern erkrankten. Die Mehrzahl der trotz der Impfung Erkrankten war über die früheste Kindheit hinaus, ein großer Teil befand sich bereits im Alter der Erwachsenen; denn es erkrankten

---

[1] Wernher: Zur Impffrage. Mainz 1883. S. 76.

[2] Robert: Blattern, Varioloïden, Kuhpocken und ihr Verhältniß zueinander. Deutsch von Güntz. Leipzig. 1830. Tabelle.

[3] Berechnet nach Möhsen (zitiert bei Süßmilch usw. III. T. S. 239/40) und Juncker. Archiv II. S. 7—9.

[4] Reiter a. a. O. S. 127—128.

[5] Heim: Historisch-kritische Darstellung der Pockenseuchen, des gesamten Impf- und Revaccinationswesens im Königreich Württemberg innerhalb der 5 Jahre Juli 1831 bis Juni 1836. Stuttgart. 1838. S. 406 u. 407.

<pre>
        im Jahre nach der Impfung 15 Personen,
  1— 2   "   "   "   "   4   "   ,
  2— 5   "   "   "   "   21   "   ,
  5—10   "   "   "   "   68   "   ,
 10—15   "   "   "   "   186   "   ,
 15—20   "   "   "   "   275   "   ,
 20—25   "   "   "   "   239   "   ,
 25—30   "   "   "   "   172   "   ,
 30—35   "   "   "   "   75   "   .
</pre>

Solche Wahrnehmungen ließen klar erkennen, daß bei vielen Geimpften der erlangte Schutz gegen die Ansteckung mit Pocken von nur begrenzter Dauer ist. In solchen Fällen kann die Impfung nach längerer oder kürzerer Zeit, meist nach Ablauf von etwa 10 Jahren, eine krankmachende Wirkung des Pockenerregers nicht mehr mit Sicherheit verhüten. Immerhin ist der Schutz noch ausreichend, um den Verlauf der Erkrankung zu mildern. Wollte man sich also dauernd gegen die Pockenerkrankung schützen, so ergab sich hieraus die Notwendigkeit, die Kuhpockenimpfung nach Ablauf einer gewissen Zeit zu **wiederholen.**

Daß die Kuhpocken wiederholt auf denselben Menschen übertragen werden können, war schon frühzeitig erkannt worden. „Es ist merkwürdig", so schreibt bereits Jenner in seiner ersten Veröffentlichung[1], „daß das Kuhpockengift, das doch dem Körper die Empfänglichkeit für das Blatterngift benimmt, ihn doch in Hinsicht seiner eigenen künftigen Wirkung auf denselben nicht völlig sichert".

Über die Dauer derjenigen Zeit, welche seit der ersten Impfung verstreichen muß, bevor eine neue Übertragung der Kuhpocken Erfolg[2] hat, sind erst später genauere Erfahrungen gesammelt worden. Nach einer, allerdings auch von impfgegnerischer Seite für nicht ganz zweifellos bezeichneten Angabe[3] sollen von 30 in New Orleans geimpften Kindern 28 bereits in den ersten 15 Wochen nach der Impfung mit Erfolg wiedergeimpft worden sein. In anderen Fällen hat die Wiederimpfung erst im 40. Lebensjahr oder überhaupt nicht gehaftet[4]. Im Deutschen Reiche, wo stets zuverlässiger Impfstoff aus staatlich geleiteten oder überwachten Impfanstalten zur Verfügung steht, gelingt die Wiederimpfung bei der überwiegenden Mehrzahl der Kinder nach 10 bis 12 Jahren. Auch beim Militär, wo die eintretenden Mannschaften 8—9 Jahre nach der Wiederimpfung zum dritten Male der Impfung unterzogen werden, sind die Erfolge gut. Im Jahre 1920 waren im Deutschen Reiche 93,85 von je 100 Wiederimpfungen[5], in dem Jahre

---

[1] Jenner: Untersuchungen über die Ursachen und Wirkungen der Kuhpocken. S. 38.

[2] Neueren Beobachtungen nach hat es den Anschein, daß bei den Negern, wenigstens insoweit sie im heißen Klima geimpft sind, der Impfschutz nur kurze Zeit andauert.

[3] Vgl. Protokolle über die Verhandlungen der Kommission zur Berathung der Impffrage. Reichstagsdrucksache Nr. 287. 6. Legislatur-Periode I. Session 1884/85. S. 127 und 131.

[4] Ebenda S. 129 und 131.

[5] Medizinal-statistische Mitteilungen aus dem Reichsgesundheitsamte. Bd. 22. S. 165.

1912/13 in der preußischen Armee 99,0 v.H. der Militärimpfungen[1] er=
folgreich.

Der Beweis von dem Nutzen der Wiederimpfungen wurde
zunächst in der württembergischen Armee geliefert. Vor dem Jahre 1829
waren nur solche Rekruten geimpft worden, welche vorher weder die Kuh=
pocken durchgemacht hatten, noch an Blattern krank gewesen waren. In
den folgenden Jahren nahm man jedoch beim Auftreten der Pocken in
Stuttgart, Ulm und Ludwigsburg Anlaß, die gesamten Truppen dieser
Standorte ohne Rücksicht auf den Nachweis einer vorausgegangenen Imp=
fung wiederzuimpfen. Als hierauf jedesmal das Umsichgreifen der Krank=
heit unter der Besatzung gerade dieser drei Städte unterblieb, wurde unter
dem 7. Februar 1833 die Wiederimpfung aller Rekruten beim Diensteitn=
tritt befohlen. Keiner der in der Zeit von 1827—1835 Wiedergeimpften
erkrankte[2]. In den letzten 20 Jahren vor dem Feldzuge 1870/71 kamen
unter den württembergischen Truppen insgesamt nur noch 51 Pockener=
krankungen, ein Todesfall aber überhaupt nicht mehr vor[3].

In der preußischen Armee wurde die Impfung sämtlicher Rekruten
im Jahre 1834 eingeführt. In den vorausgegangenen 5 Jahren waren
33, 27, 108, 96 und 108 Soldaten an den Pocken gestorben; im Jahre 1834
zählte man noch 38, 1835 dagegen nur 5, 1836 9, 1837 3, 1838 7 und
1839 2 Pockentodesfälle. Vom Jahre 1840—1869 hat das preußische
Heer insgesamt nicht mehr als 51, d. i. im Jahre durchschnittlich noch
nicht 2 Soldaten, durch den Tod an Pocken verloren[4]. Die bayeri=
schen Truppen erfreuten sich des Schutzes der Wiederimpfung seit dem
Jahre 1843 und hatten seitdem bis zum Beginne des Feldzuges 1870/71
insgesamt nur 6 Todesfälle an Blattern zu beklagen, während vorher,
als nur die noch nicht geimpften oder geblatterten Rekruten beim Dienst=
eintritt geimpft wurden, nicht selten Soldaten an den Pocken starben.
In der Zeit von 1828—1836 betrug die Zahl solcher Fälle 52[5].

Man hat von impfgegnerischer Seite die geringe Pockensterblichkeit der wieder=
geimpften Truppen damit zu erklären gesucht, daß die Mannschaften im kräftigsten
Lebensalter standen und daher gegen die Krankheit besonders widerstandsfähig waren.
In einer Veröffentlichung[6] ist sogar berechnet, daß das Prozentverhältnis der Pocken=
todesfälle in der gleichaltrigen Zivilbevölkerung zur Gesamtheit dieser Altersklasse nicht
ungünstiger gewesen sei, als beim Militär. Diese Berechnung leidet jedoch an mehreren
wesentlichen Fehlern. Es ist darin übersehen, daß die Angaben über die Pockentodes=
fälle beim Militär bei der Genauigkeit der Berichterstattung in dem Heere weit vollstän=
diger sind, als die Nachrichten für die Zivilbevölkerung. Diese schließen nämlich neben
den im ganzen noch zuverlässigen Aufstellungen aus größeren Städten auch die zum
Teil höchst mangelhaften Nachweisungen ländlicher Bezirke ein. In Ermangelung von

---

[1] Sanitätsbericht über die Königlich Preußische Armee, das XII. und XIX.
(1. und 2. Königl. Sächsische) und das XIII. (Königl. Württembergische) Armeekorps für
den Berichtszeitraum vom 1. Oktober 1912 bis 30. September 1913. S. 18.

[2] Heim. Resultate der Revaccination in dem Königl. württembergischen Militär
in den Jahren 1833, 1834 u. 1835. Ludwigsburg 1836. S. 26, 65.

[3] Sanitätsbericht über die deutschen Heere im Kriege gegen Frankreich 1870/71.
Berlin 1886. Sechster Band, IV. Medizinischer Teil. A. Seuchen. S. 74.

[4] Vgl. Beiträge zur Beurtheilung des Nutzens der Schutzpockenimpfung. S. 23.
Vgl. hierzu die Tafeln III und IV im Anhang.

[5] Sanitätsbericht über die deutschen Heere im Kriege usw. Bd. VI. S. 74.

[6] Vogt: Der alte und der neue Impfglaube. S. 6—8.

statistischen Angaben über die Altersklassen der in Preußen an Pocken Verstorbenen sind die Zahlen durch Rückschluß aus den für das Jahr 1875 und 1876 bekannten Verhältnissen berechnet, was ohne weiteres nicht angeht. Die Todesfälle der Jahre 1824—1874 sind in ihrer Gesamtheit für die Berechnung des Jahresdurchschnitts gezählt, während die Wiederimpfung bei der bewaffneten Macht erst 1834 eingeführt wurde, und die Abnahme der Pockensterblichkeit daher erst nach diesem Jahre begonnen hat. Die Zahlenangaben jener impfgegnerischen Veröffentlichung stimmen vielfach mit den amtlichen Quellen nicht überein und berücksichtigen die Jahre 1864, 1865, 1866, in denen die Zivilbevölkerung Preußens eine bedeutende Pockenepidemie durchmachte, überhaupt nicht.

In Wirklichkeit starben in der Zeit von 1835—1869, also nach Einführung der Wiederimpfung in der Armee und vor Beginn des Feldzugs 1870, auf dessen Pockensterblichkeit später gesondert eingegangen werden soll, nach amtlichen Angaben[1] in Preußen an Pocken

in der Zivilbevölkerung   im Militär
142077,   77 Personen,
also im Jahresdurchschnitt
4059,3,   2,2

oder bei einer jährlichen Durchschnittsziffer von 17 172 386 Einwohnern und 154 812 Soldaten jährlich 236 von einer Million der Zivileinwohner und 14 von einer Million Soldaten. Da nun in den Jahren 1875 und 1876 von insgesamt 1736 Pockentodesfällen im Zivil 130 in die Altersklasse von 15—50 Jahren fielen, welcher 12 629 825 von den damals vorhandenen 25 773 397 Einwohnern angehörten[2], so würden bei Anwendung des in der angeführten Veröffentlichung benutzten Rückschlusses in der Zeit von 1835—1869 unter den ungefähr 8 400 000 Einwohnern jener Altersklasse jährlich 304, d. i. 36 von einer Million, also immer noch $2\frac{1}{2}$ mal mehr als beim Militär an Pocken gestorben sein. Setzt man jedoch die Pockentodesfälle im Heere in Vergleich zu den Sterbefällen in der Altersklasse der Zivilbevölkerung von 20—30 Jahren, die ja in der Armee vorwiegt, so ergibt sich unter Zugrundelegung der angewandten Berechnungsart, daß von je einer Million Einwohnern dieser Altersklasse in Preußen jährlich etwa 40, d. i. etwa 3 mal soviel Personen als in sämtlichen Altersklassen der Armee einschließlich der nach impfgegnerischer Annahme weniger widerstandsfähigen, starben, während in der fehlerhaften Berechnung jener Schrift sich für das Heer eine 1,6 mal größere Pockensterblichkeit als im Volk „unter Einschluß aller gleichalterigen Kränklichen, Gebrechlichen und Elenden" ergeben soll.

Solchen Berechnungen ist indessen ein Wert nur insofern beizulegen, als sie den Irrtum der oben erwähnten impfgegnerischen Schrift erweisen. Berücksichtigt man die Fehlerquellen und erwägt man die Kleinheit der jedesmal mit einer ganzen Million Lebender in Vergleich gestellten Zahlen, so kann ihre statistische Bedeutung nicht groß erscheinen. Zum Nachweis des Nutzens der Wiederimpfung in der Armee bedarf es jener Begründung nicht; denn hierfür spricht der Unterschied der Pockensterblichkeit vor und nach der Einführung hinreichend deutlich. Wenn in der preußischen Armee in den 5 Jahren vor 1834 372 Soldaten an Pocken starben, in den 35 Jahren nachher aber insgesamt nur 77, wenn ein ähnliches Verhältnis in anderen Heeren, zu denen außer den bereits erwähnten bayerischen und württembergischen auch noch die badischen und hannoverschen Truppen gereiht werden können, jedesmal gerade für die Zeit vor und nach der Einführnng der Wiederimpfung sich ergibt, so kann die Ursache dafür nur in dieser Maßregel gefunden werden.

Auch in der Zivilbevölkerung wurden seit dem vierten Jahrzehnt des vorigen Jahrhunderts zahlreiche Wiederimpfungen ausgeführt. In Württemberg wurde den Behörden durch Ministerial-Verordnungen vom

---

[1] Vgl. Beiträge zur Beurtheilung des Nutzens der Schutzpockenimpfung. S. 9 und 24.

[2] Preußische Statistik. Bd. 43 und 46.

Jahre 1829 und 1833[1]) aufgegeben, für Verbreitung des Verfahrens zu sorgen. Die bayerische Regierung ging 1836 in ähnlicher Weise vor[2]). Auch die preußischen „Sanitätspolizeilichen Vorschriften bei ansteckenden Krankheiten", das sogenannte „Regulativ" vom 8. August 1835, empfahlen in § 56 beim Ausbruch von Pocken die Wiederimpfung „wegen der dadurch bewirkten größeren Sicherheit" und bestimmten zugleich, daß „eine Aufnahme in Pensionsanstalten, welche mit öffentlichen Unterrichts-Instituten verbunden sind, nicht eher stattfinden darf, als bis der aufzunehmende Zögling seine Vakzination oder Revakzination, als innerhalb der letzten 2 Jahre wirksam an ihm vollzogen, nachgewiesen hat".

Die Erfahrungen haben erwiesen, daß der Impfschutz durch die Wiederimpfung bedeutend erhöht wird. Pockenerkrankungen bei Wiedergeimpften sind nur selten, fast niemals in den ersten Jahren nach einer erfolgreichen Revakzination vorgekommen; Todesfälle an Pocken gehören bei den Wiedergeimpften zu den Ausnahmen.

6. Impfung und Pocken im zweiten Drittel des 19. Jahrhunderts.

Eine allgemeinere Verbreitung erlangte die Wiederimpfung in den folgenden Jahrzehnten nicht; vielmehr ließ auch die Anwendung der Erstimpfungen damals mehr und mehr zu wünschen übrig. Der Begeisterung für die neue Entdeckung war mit dem Verschwinden der gefürchteten Seuche eine gewisse Gleichgültigkeit gefolgt; die Pockenerkrankungen geimpfter Personen waren von den Gegnern eifrig verwertet worden, um das Vertrauen zu dem Verfahren zu erschüttern. Nur wenige Regierungen schlossen sich dem Beispiel der süddeutschen Länder an und führten die Impfung gesetzlich durch. Innerhalb Deutschlands wurde die einmalige Impfung der Kinder im Jahre 1815 in Kurhessen, im Jahre 1818 in Nassau, 1821 in Hannover, bis zum Jahre 1870 ferner noch im Großherzogtum Hessen, in Sachsen-Weimar, Oldenburg, Braunschweig, Sachsen-Meiningen, Anhalt, Schwarzburg-Rudolstadt, Reuß j. L. und Hamburg eingeführt. In einigen Staaten wurden beim Ausbruch von Pockenepidemien außerordentliche Zwangsimpfungen vorgeschrieben.

Die impfgegnerische Behauptung[3]), daß in Preußen schon vor dem Reichsimpfgesetz der Impfzwang bestanden habe, beruht auf Irrtum. Daß eine solche Regelung des Impfwesens wenigstens in den neun älteren Provinzen des Landes nicht stattgefunden hat, ergibt sich aus nachstehendem, der Wichtigkeit der Sache wegen etwas ausführlicher wiedergegebenen Auszuge aus dem Aufsatz: „Die

---

[1]) Heim: Historisch-kritische Darstellung der Pockenseuchen, des gesamten Impf- und Revaccinationswesens im Königreich Württemberg innerhalb der 5 Jahre Juli 1831 bis Juni 1836. Stuttgart 1838. S. 410 und 580.

[2]) Ebenda S. 86.

[3]) Unter der Aufschrift „Fort mit der Zwangsimpfung" wurde in der Zeitschrift „Der Impfgegner", Oktober 1895, ein in einer öffentlichen Einspruchsversammlung gegen das Impfgesetz gehaltener Vortrag wiedergegeben, in dem es (S. 74) heißt: „Am 22. Januar 1820 wurde durch Königl. Kabinetsordre für den ganzen Bezirk Preußens ein Reglement erlassen, nach welchem vor dem 1. Juli jeden Jahres jedes im Vor-

Regelung des Impfwesens in den neun älteren Provinzen Preußens bis zum Jahre 1874" in der bereits mehrfach erwähnten Denkschrift: „Beiträge zur Beurteilung des Nutzens der Schutzpockenimpfung".

Der erste in den älteren preußischen Landesteilen auf die Impfung bezügliche amtliche Erlaß war ein unterm 11. Juli 1801 auf besonderen Königlichen Befehl an die Collegia medica et Sanitatis gerichtetes Rundschreiben[1], das u. a. folgende Sätze enthält:

„Gleichwohl findet sich Unser Medizinaldepartement bis jetzt auf keine Weise veranlaßt, dieser oder jener Meinung über die Nützlichkeit oder Schädlichkeit des Einimpfens der Kuhpocken einen entschiedenen Vorzug zu geben. Nur einer unpartheiisch geprüften Erfahrung mehrerer Jahre ist diese Entscheidung vorbehalten. Vorläufig hat daher Unser Medizinaldepartement sich mit einer genauen Beobachtung und Sammlung der, hiesigen Orts und in der Nähe stattgehabten Impfungsversuche beruhigen müssen, um daraus, und aus den nächsten Folgen zu beurtheilen, ob und in wiefern Versuche dieser Art, ohne anschauliche Gefahr für Unsere Lande zu dulden seyn mögten."

Auf den Bericht der Medizinalkollegien wurde unterm 31. Oktober 1803 ein „Reglement, nach welchem sich die Obrigkeit, Medizinal= und andere Personen bei Impfung der Schutzblattern richten sollen"[2], erlassen. Darin wurde den Ortsobrigkeiten, Magistraten usw. zur Pflicht gemacht, der Beförderung der Schutzimpfung auf alle Art und Weise die Hand zu bieten, über Zwangsimpfungen aber nichts vorgeschrieben. Letzteres geschah auch nicht in der am 13. Oktober 1804 vom König verfügten „Deklaration und Erweiterung des Impfungsreglements vom 31. Oktober 1803"[3], in der die Geistlichen aufgefordert wurden, bei schicklichen Gelegenheiten die Impfung den Gemeindemitgliedern als eine moralische Pflicht ans Herz zu legen und sonst gelegentlich in ihren Predigten auf sie hinzuweisen. Ein Befehl des Ministeriums des Innern vom 4. Februar 1809[4] bestimmte, daß die Ärzte und Wundärzte zur unentgeltlichen Impfung der Schutzblattern an bestimmten Tagen jeder Woche und die Geistlichen zur Ermahnung des Volkes, sich der Impfung zu unterziehen, aufzufordern seien.

Zwangsimpfungen scheinen nur bei Ausbruch von Pockenepidemien schon damals zulässig gewesen zu sein; denn in einem Ministerialreskript vom 13. August 1810[5] heißt es unter anderem:

„Zugleich werdet Ihr angewiesen, bei vorkommenden Epidemieen natürlicher Pocken, d. h. wenn in einem Orte mehrere Pockenkranke in 2 bis 3 Häusern, in mittlern und großen Städten aber in 4 bis 8 Häusern zugleich vorkommen, zur Unterdrückung derselben alle die Maßregeln zu ergreifen, welche der Polizei zur Tilgung gefährlicher ansteckender Krankheiten zustehen. Nur ist dahin zu sehen, daß, wenn Häusersperre, Zwangsimpfungen und dergleichen verfügt werden müssen, unschuldige Einwohner mit den dadurch verursachten Kosten nicht belästigt, sondern daß solche nur lediglich und allein den Widerspenstigen und Nachlässigen zur Last gelegt werden."

Ein Reskript des Ministeriums der geistlichen, Unterrichts= und Medizinalangelegenheiten an sämtliche Regierungen vom 1. Mai 1825[6] bestimmte allerdings, daß die Impfung zwar nicht auf gesetzlichem, so doch auf administrativem Wege allgemein durchgeführt werden sollte, und empfahl den Regierungen, die hierzu erforderlichen Maßnahmen anzuordnen. Als nachahmenswert wurde eine Bekanntmachung der Regierung zu Düsseldorf vom 12. November 1824 bezeichnet, in der unter anderem folgendes bestimmt war:

jahre geborene Kind nachweislich geimpft sein mußte, widrigenfalls Geld= und Gefängniß= strafen eintraten. Impfsäumige Eltern wurden sogar steckbrieflich verfolgt u. s. w." Die angeblich am 22. Januar 1820 erlassene Kabinettsordre findet sich jedoch weder in der Gesetzsammlung für die Königl. preußischen Staaten, noch bei Augustin: Die Königl. preußische Medizinalverfassung oder vollständige Darstellung aller, das Medizinalwesen und die medizinische Polizei in den Königl. preußischen Staaten betreffenden Gesetze, Verordnungen und Einrichtungen. Potsdam 1818/43.

[1] Augustin: Bd. II. S. 607.
[2] Ebenda S. 614.
[3] Ebenda S. 617.
[4] Ebenda S. 620/21.
[5] Augustin a. a. O. Bd. II. S. 622/23.
[6] Ebenda. Bd. IV. S. 760 ff.

„2. Für alle seit dem 1. Januar 1811 (also innerhalb der letzten 13 Jahre) geborenen Kinder muß der Nachweis der überstandenen Menschenblattern oder Schutzpocken, bzw. der dreimal zu verschiedenen Zeiten ohne Erfolg ausgeführten Schutzpockenimpfung in näher bezeichneter Weise nachträglich erbracht werden.

3. Sämmtliche nach dem 1. Januar 1811 geborenen, in öffentlichen oder Privatversorgungs-, Erziehungs-, Schul-, Fabrik- und Arbeitsanstalten, Werkstätten und Privatdienst aller Art befindlichen oder in Zukunft aufzunehmenden Personen müssen mit einem den Bestimmungen unter 1 und 2 entsprechenden Scheine versehen sein.

4. Personen, welche Unterstützungen aus Staats- oder Gemeindekassen, Pensionen, Anstellungen 2c. nachsuchen, sind abzuweisen, so lange ihre Kinder oder Pflegebefohlenen noch ungeimpft sind.

5. Die Polizeibeamten haben über die genaue Befolgung der vorstehenden Bestimmungen zu wachen, und sollen in den von ihnen gehörig konstatirten Kontraventionsfällen die Schuldigen vor das gewöhnliche Polizeigericht gestellt und mit 1 bis 5 Thaler Geldstrafe oder nach Befinden der Umstände mit einer Gefängnißstrafe von 1 bis 5 Tagen belegt werden."

Wie aus Vorstehendem sich ergibt, unterliegt es keinem Zweifel, daß dies **Ministerialreskript vom 1. Mai 1825 tatsächlich auf die Herbeiführung der allgemeinen Impfung mittels Zwangsmaßregeln hinauslief. Den durch das Reskript geschaffenen Rechtszustand beseitigte jedoch bereits die nachstehende** „Cirkularverfügung der Kgl. Ministerien der geistlichen, Unterrichts- und Medizinal-Angelegenheiten, wie auch des Innern und der Polizei, an sämmtliche Kgl. Regierungen, die Zwangsmaßregeln zur Schutzpockenimpfung betreffend", vom 29. Januar 1829[1]):

„Des Königs Majestät haben bei einer neuern Veranlassung den direkten Impfzwang wiederholt zu untersagen und namentlich in dieser Hinsicht die Wiederaufhebung der Verfügung der Regierung zu Düsseldorf vom 12. November 1824, so weit solche einen direkten Impfzwang involvirt, zu befehlen geruhet. Der Königlichen Regierung wird solches zur Nachricht und Achtung hierdurch bekannt gemacht.

Berlin, den 29. Januar 1829.

(gez.) v. Altenstein. (gez.) v. Schuckmann."

Hiernach war die allgemeine Zwangsimpfung beseitigt, doch scheint das Verfahren beim Ausbruch von Pockenepidemien in einzelnen Fällen noch in Anwendung gekommen zu sein. Daß dies jedoch zu den Seltenheiten gehört hat, ergibt sich aus den folgenden Sätzen eines am 29. September 1834 an die Regierung zu Gumbinnen ergangenen Ministerialreskripts[2]:

„Ob zu Zeiten und an Orten, wo die Pocken als Seuche herrschen, Zwangs-Impfungen vorgenommen werden dürfen, ist in der That noch zweifelhaft, und nur von den Ministerien angenommen worden, daß der Allerhöchste Befehl sich auf den gewöhnlichen Lauf der Dinge beziehe, und in polizeilichen Maßregeln zur Zeit der Seuche, wohin denn auch die Zwangsimpfungen zu rechnen sind, nichts habe ändern sollen. Diese ungewisse Lage muß wenigstens zur äußersten Vorsicht in Anwendung des gedachten Zwanges und zur Beschränkung desselben auf die dringendsten Fälle auffordern."

Eine einheitliche Regelung des Impfwesens für den Bereich der preußischen Monarchie erfolgte unter Aufhebung der bis dahin erlassenen bezüglichen Anordnungen durch die „Sanitätspolizeilichen Vorschriften (Regulativ) bei ansteckenden Krankheiten" vom 8. August 1835[3].

Nach diesem Regulativ war niemand gesetzlich gezwungen, sich oder seine Kinder impfen zu lassen. Zwar wurde die Impfung in dem Regulativ einem jeden dringend empfohlen, und ihre Beförderung durch Beispiel und Belehrung von allen Einsichtsvollen erwartet; auch erhielten die zuständigen Beamten

---

[1]) Augustin: a. a. O. Bd. V. S. 664/5.
[2]) Ebenda Bd. VI. S. 958.
[3]) Gesetzsammlung für die Königlichen Preußischen Staaten 1835. S. 239.

Anweisung, der weiteren Verbreitung und allgemeinen Aufnahme der Impfung bei jeder sich darbietenden Gelegenheit förderlich zu sein (§ 50). Ein Zwang zur Impfung aber war nur für den Fall vorgesehen, daß die Pocken in einem Hause ausbrächen, und zwar ausschließlich für die noch ansteckungsfähigen, d. h. bisher nicht geimpften, Hausbewohner; bei weiterer Verbreitung der Krankheit sollten erforderlichenfalls auch für die übrige Bevölkerung des betreffenden Ortes, soweit sie noch nicht geimpft war, Zwangsimpfungen angeordnet werden (§ 55). In pockenfreien Zeiten war keinerlei gesetzliche oder polizeiliche Strafe für das Unterlassen der Impfung vorgesehen; eine solche sollte nur über diejenigen Eltern usw. verhängt werden, deren ohne erweislichen Grund ungeimpft gebliebene Kinder demnächst von den Pocken befallen wurden. Ein mittelbarer Zwang zur Impfung wurde daneben insofern verfügt, als die Aufnahme in öffentliche Staatsanstalten und die Gewährung gewisser „Benefizien" (§ 54), sowie die Aufnahme in Pensionsanstalten, welche mit öffentlichen Unterrichts-Instituten verbunden sind (§ 56), von dem Nachweise der geschehenen Impfung oder Wiederimpfung abhängig gemacht wurden.

Auf die Schulen im allgemeinen erstreckte sich die letztere Bestimmung nicht; die Schulvorsteher wurden vielmehr nur darauf hingewiesen, daß sie wohl tun würden, sich die Überzeugung zu verschaffen, daß die bei ihnen in Unterricht tretenden Personen geimpft seien (§ 54). Eine Erweiterung fand diese Bestimmung erst im Jahre 1871, indem damals die Aufnahme in öffentliche Schulen, deren Besuch nicht obligatorisch ist, allgemein von dem Nachweis der vollzogenen Impfung abhängig gemacht wurde.

Was die Wiederimpfung betrifft, so beschränkte sich das Regulativ darauf, sie den schon vor längerer Zeit, wenn auch mit Erfolg geimpften Personen wegen der dadurch bewirkten größeren Sicherheit zu empfehlen (§ 56).

Daß über diese Vorschriften auch später nicht herausgegangen worden ist, ergibt sich aus verschiedenen amtlichen Schriftstücken der folgenden Jahrzehnte. So wird in einer Ministerialverfügung vom 28. Mai 1841[1]) ausgeführt, daß einzelne Kreise, Bürgermeistereien oder andere Gemeinden sich fortwährend weigerten, die Impfung als eine Angelegenheit des Ganzen zu betrachten und durch Einigung mit bestimmten Impfärzten das Impfwesen mit dem Verfahren in den übrigen Bezirken übereinstimmend und den Anordnungen der Regierung entsprechend einzurichten. Die nachteilige Folge davon sei gewesen, daß in solchen Bezirken wegen der großen Zahl der ungeimpft Gebliebenen in gleichem Maße echte Menschenblattern und durch Übertragung auf Geimpfte Varioliden überhand genommen und in die benachbarten Kreise sich verbreitet hätten. Die Bemühungen der Regierungen, diese Schwierigkeiten zu überwinden, seien öfters erfolglos gewesen, **weil kein gesetzlicher Zwang zur Impfung bestehe.**

In dem Landtagsabschiede für die Provinzialstände der Provinz Sachsen vom 30. Dezember 1843 wird die Anwendung von Zwangsmaßnahmen für bestimmte Ausnahmefälle gestattet, für die Regel jedoch als unzulässig bezeichnet. Es heißt dort[2]):

„**Einführung des Impfzwanges.**

6. Wir müssen Bedenken tragen, durch weiteren Zwang auf die Ausführung einer Anordnung im Allgemeinen hinzuwirken, welcher bereits Unsere Unterthanen, nach der gewonnenen Überzeugung von der Nützlichkeit derselben, mit immer größerer Bereitwilligkeit entgegenkommen, und nehmen deßhalb Anstand, dem von Unseren getreuen Ständen gemachten Antrage, daß die Unterlassung der Schutzpockenimpfung innerhalb des ersten Lebensjahres, von Seiten der Eltern und Vormünder, mit einer Polizeistrafe belegt werde, im weiteren Umfange Folge zu geben.

Sollte sich wider Erwarten an einzelnen Orten ein auf Vorurtheilen oder äußeren Einflüssen beruhender hartnäckiger Widerstand in besorglichem Maße kundgeben, so finden Wir nichts dagegen zu erinnern, daß dort vorübergehend durch locale Verordnungen Koerzitiv-Maßregeln vermittelst Androhung von Polizei-Strafen, die jedoch die Höhe von 1 bis 5 Thlr. nicht übersteigen dürfen, getroffen werden."

---

1) Horn: Das preußische Medizinalwesen. Aus amtlichen Quellen dargestellt. Berlin 1863. S. 305.

2) Gesetzsammlung für die Königlichen Preußischen Staaten 1843.

In einer Ministerialverfügung vom 13. August 1856[1]) wird der Mangel gesetzlicher Handhaben für die allgemeine Zwangsimpfung aufs neue betont. Es heißt dort:

„Auf die Berichte vom... erwidere ich der Königlichen Regierung, daß, so wünschenswerth es auch erscheinen mag, die Schutzpockenimpfung in der Gemeinde N., woselbst dieselbe ein befriedigendes Resultat immer noch nicht gewährt, möglichst zu fördern, doch die bestehenden Bestimmungen hierzu, so lange keine Pockenepidemie ausgebrochen ist, ein ausreichendes Mittel an die Hand zu geben, nicht geeignet sind...

Sollte aber in N. eine Pockenepidemie ausbrechen, so wird unnachsichtlich und mit Energie nach Maßgabe der §§ 54 und 55 des Regulativs vom 8. August 1835 zu verfahren sein."

Endlich erfolgte vor dem Jahre 1870 noch eine allgemeine Verfügung vom 7. August 1863[2]) nachstehenden Wortlauts:

„Um den regelmäßigen Gang des Impfgeschäftes und die Erfolge der Impfung selbst möglichst sicher zu stellen, ist seitens einer Königlichen Regierung durch Polizeiverordnung gegen diejenigen, welche die prompte Gestellung der Impflinge und Vaccinirten zur Revision ohne triftigen Grund versäumen, eine Geldstrafe von 15 Sgr. bis 1 Thlr., event. eine Gefängnißstrafe für den Unvermögensfall angedroht worden. Diese Maßregel hat sich bewährt.

Indem ich den betreffenden Paragraph der Verordnung abschriftlich beifüge, überlasse ich es der näheren Erwägung der Königlichen Regierung, ob die dortigen Verhältnisse den Erlaß einer ähnlichen Verordnung angemessen erscheinen lassen."

Aus dem vorstehenden Überblick ergibt sich, daß in den neun älteren Provinzen Preußens in der Zeit vor dem Jahre 1870 ein allgemeiner unmittelbarer Impfzwang für die Zivilbevölkerung nicht bestanden hat. So sehr auch die Behörden bestrebt gewesen sind, die Impfung zur allgemeinen Durchführung zu bringen, so verfügten sie doch in pockenfreien Zeiten und Orten nicht über gesetzliche Maßregeln, die gestattet hätten, auf nachlässige oder der Impfung abgeneigte Eltern einen Zwang auszuüben, ihre Kinder impfen zu lassen. Ein mittelbarer Zwang bestand allerdings insofern, als Eltern, welche die Impfung ihrer Kinder versäumt hatten, in dem Falle, daß diese alsdann von den natürlichen Pocken befallen wurden, „in Hinsicht auf die dadurch hervorgebrachte Gefahr der Ansteckung" in polizeiliche Strafe zu nehmen waren. Erst beim Ausbruch der Pocken durfte und mußte nach den geltenden Bestimmungen zu Zwangsimpfungen der bisher Ungeimpften geschritten werden.

Eine allgemeine Pflicht zur Wiederimpfung der Kinder im schulpflichtigen Alter ist ebenfalls vor Erlaß des Reichs-Impfgesetzes in den neun älteren Provinzen Preußens nicht eingeführt gewesen.

Außerhalb Deutschlands war die Impfung schon vor längerer Zeit in Schweden, Norwegen, Dänemark, in einigen Kantonen der Schweiz und in Großbritannien zur gesetzmäßigen Einführung gelangt. Insbesondere wurde in England und Wales die Zwangsimpfung durch Gesetz vom Jahre 1853 allgemein vorgeschrieben. Einem weiteren, im Jahre 1867 ergangenen Gesetze gemäß sollten die Kinder bereits innerhalb der ersten 3 Lebensmonate geimpft werden; zugleich wurde bei fortgesetzter Impfentziehung die wiederholte und verschärfte Bestrafung derjenigen Person vorgesehen, welche die Verantwortung für die betreffenden Kinder zu tragen hatte. Durch Gesetz vom 12. August 1898[3]) wurde die Frist für die Impfung auf 6 Monate verlängert und die sogenannte Gewissensklausel eingeführt. Diese letztere Bestimmung kam einer tatsächlichen Aufhebung des Impfzwangs gleich. In Schottland und in Irland ist

---

[1]) Horn a. a. O. S. 308.

[2]) Eulenberg: Das Medizinalwesen in Preußen. Berlin 1874. S. 197.

[3]) Vgl. Veröffentlichungen des Kaiserlichen Gesundheitsamts 1898 S. 1016 ff. und 1899 S. 184.

seit dem Jahre 1863[1]) die Zwangsimpfung durch Gesetz eingeführt, und im Jahre 1879 hat das letztgenannte Land auch die Bestimmung aufgenommen, daß die Kinder bereits innerhalb der ersten 3 Lebensmonate geimpft werden müssen.

In Schottland ist diese Frist wie in England auf 6 Monate bemessen.

In den übrigen Staaten wurden Vorschriften über Zwangsimpfung zunächst nicht erlassen. Vielfach waren die Regierungen und Behörden bestrebt, durch öffentliche Belehrung, Gewährung von Gelegenheit zu unentgeltlicher Impfung, ja anfänglich auch durch Belohnungen, die unbemittelten Eltern gezahlt wurden, die Impfung zu fördern. Ein vollkommener Erfolg wurde jedoch damit nicht erreicht. In Österreich, wo nach Bernoulli im Jahresmittel der Zeit von 1819—1837 rund 770000 Kinder geboren wurden, zählte man nach amtlicher Berechnung[2]) in den 20 Jahren von 1821—1840 durchschnittlich etwa 480000 Impfungen. Es blieben also nahezu $^2/_5$ der neugeborenen Kinder ungeimpft. In Frankreich wurde während des Jahrzehnts 1860—1869 das Verhältnis der Gesamtzahl der Kinderimpfungen zur Gesamtzahl der Geburten auf nur 59 v.H. geschätzt[3]). In Berlin hatten je 100 Geburten im Jahre 1840 83,49, im Jahre 1843 89,46 Impfungen entsprochen; seitdem betrug der Durchschnitt dieser Prozentzahlen von 1844—1863 mit Ausschluß der Jahre 1855—1859, für welche Angaben fehlen, 66,34. Im Jahre 1864 stieg das Verhältnis der Impfungen zu den Geburten infolge einer Pockenepidemie auf 102,12, in den folgenden 6 Jahren aber sank es wieder auf durchschnittlich 45,07[4]).

In Ländern mit Zwangsimpfung waren die Impfverhältnisse günstiger, aber eine annähernd vollständige Durchimpfung der Bevölkerung fand auch in ihnen nicht statt. So erhielten die mit der Ausführung des Impfgesetzes betrauten Behörden zu London im Jahre 1870 von dem Staatsrat wegen Vernachlässigung ihrer Pflicht einen Verweis[5]). In Schweden kamen im Mittel der 50 Jahre von 1823—1872 jährlich 77,5 Impfungen auf je 100 im vorausgegangenen Jahre Lebendgeborene, in Bayern betrug dies Verhältnis in dem Jahrzehnt von 1862—1871 70,25, in Württemberg in der Zeit von 1854—1868 64,5[6]).

Berücksichtigt man, daß ein großer Teil der nicht Geimpften auf solche Kinder fiel, die innerhalb des ersten Lebensjahres starben (in Württemberg kamen 35,2 Todesfälle des ersten Lebensjahres auf 100 Geburten), so war der Ausfall an Impfungen zwar nicht so groß, als es zunächst scheint; da aber auch die im ersten Lebensjahre verstorbenen Kinder zum Teil bereits geimpft waren, so verblieb immerhin ein Rest von Ungeimpften.

------

[1]) Final Reports of the Royal Commission appointed to inquire into the subject of vaccination. London 1896. S. 28 und 29.

[2]) Vgl. Das österreichische Sanitätswesen. VI. Jahrgang (1894). S. 228.

[3]) Vgl. Sanitätsbericht über die deutschen Heere im Kriege gegen Frankreich 1870/71. Bd. VI. S. 80.

[4]) Guttstadt a. a. O. S. 119.

[5]) Seaton: Report on the recent epidemic of smallpox in the United Kingdom etc. S. 4.

[6]) Cleß: Impfung und Pocken in Württemberg. S. 2.

Ein vollständiger Impfschutz der Bevölkerung konnte überdies auch in den Ländern mit Zwangsimpfung deshalb nicht erreicht werden, weil vor dem Reichsimpfgesetz in Deutschland nur in Nassau, Sachsen-Meiningen und Anhalt, außerhalb Deutschlands aber nirgends die Wieder=impfung gesetzlich eingeführt war. Die Zahl der Wiederimpfungen blieb im ganzen gering und bezifferte sich während der Zeit von 1857—1866 in Bayern auf 14, in Württemberg auf 26 vH. der Zahl der Erstimp=fungen; man berechnete, daß in Bayern von 290, in Württemberg von 157 Einwohnern nur je 1 wiedergeimpft war[1].

Bei solchen Impfverhältnissen in Europa war es leicht erklärlich, daß die Pockenseuche nicht vollständig verschwand und sogar von Zeit zu Zeit wieder in bedrohlicher Weise hervortrat. Indes blieb die Heftig=keit solcher Ausbrüche hinter den Verheerungen im 18. Jahrhundert weit zurück. In der beträchtlich vermehrten Bevölkerung Londons starben vor 1871 nur einmal, im Jahre 1838, wo 3817 Todesfälle gezählt wurden, mehr als 2000 Einwohner, und in weiteren 3 Jahren (1844, 1848 und 1863) mehr als 1500, in 9 Jahren mehr als 1000, in den übrigen 37 Jahren des 50 jährigen Zeitraums von 1820—1869 da=gegen weniger als 1000, oft aber nur wenige Hundert Einwohner an der Krankheit[2]. Auch in Preußen blieben die Verluste, so beklagens=wert die von der Seuche noch immer geforderten Opfer waren, doch viel geringer als früher.

Man hat von impfgegnerischer Seite diese Tatsache verschiedentlich in Abrede zu stellen versucht und sich dabei auf den bekannten Statistiker Engel berufen[3]. Engel hat aber gar nicht behauptet, daß die Pockensterblichkeit in Preußen nach Einführung der Impfung noch ebensogroß gewesen sei wie im 18. Jahrhundert, sondern er sagt auf Grund einer Statistik, die sich auf die 45 Jahre 1816—1860 bezieht: „daß der Tod an Pocken noch ebenso häufig, selbst häufiger vorkommt als vor 40 Jahren"[4], daß also im Jahre 1860 ungefähr eben so viele Menschen der Seuche erlagen, wie im Jahre 1820, wo, wie erwähnt, in Berlin z. B., unter dem Einfluß der kurz zuvor allgemeiner verbreiteten Impfung die Pockensterblichkeit auf das geringste Maß ge=sunken war. Tatsächlich belief sich die jährliche Ziffer der Todesfälle an Pocken in Preußen von 1816—1820 auf 2857 und in den folgenden vier Jahrzehnten auf 2336, 3564, 2748 und 3656 Todesfälle[5], während daselbst vor Einführung der Impfung bei weit geringerer Einwohnerzahl die jährlichen Verluste durch Pocken auf mehr als 40 000 Menschenleben[6] geschätzt worden waren.

In der nachstehenden Übersicht sind zur Veranschaulichung der Pocken=verbreitung in den letzten Jahrzehnten vor dem Jahre 1870 die jähr=lichen Verluste durch die Krankheit in je drei Staaten mit und ohne Impfzwang aus den mehrerwähnten amtlichen „Beiträgen zur Beurtei=lung des Nutzens der Schutzpockenimpfung" zusammengestellt.

---

[1] Cleß a. a. O. S. 45.

[2] Creighton a. a. O. Vol. II. S. 568 und 613.

[3] Vgl. u. a. Vogt: Für und wider die Kuhpockenimpfung usw. S. 102.

[4] Engel: Die Sterblichkeit und Lebenserwartung im preußischen Staate. Berlin 1863. S. 51.

[5] Ebenda S 49. (Vgl. auch Beiträge zur Beurteilung des Nutzens der Schutz=pockenimpfung S. 9 und 10.)

[6] Ebenda S. 103.

Es starben von je 100000 Einwohnern an Pocken

I. in Ländern mit Zwangsimpfung.			II. in Ländern ohne Zwangsimpfung.		
A. in Bayern im Jahre	B. in England im Jahre	C. in Schweden im Jahre	A. in Preußen im Jahre	B. in Österreich im Jahre	C. in Belgien im Jahre
1844/45 5,5	—	1844 0,2	1844 27,00	—	—
1845/46 3,2	—	1845 0,2	1845 15,85	—	—
1846/47 2,8	—	1846 0,06	1846 15,28	—	—
1847/48 5,0	—	1847 0,4	1847 9,53	1847 16,00	—
1848/49 13,1	—	1848 2,1	1848 13,69	1848 21,50	—
1849/50 23,8	—	1849 9,9	1849 10,78	1849 29,29	—
1850/51 10,6	—	1850 39,5	1850 15,69	1850 16,08	—
1851/52 13,2	—	1851 70,7	1851 12,95	1851 11,06	1851 15,6
1852/53 10,3	—	1852 43,3	1852 18,94	1852 11,60	1852 ⎫
1853/54 12,9	1853 17,4	1853 7,8	1853 39,51	1853 23,81	1853 ⎬ 11,4
1854/55 6,6	1854 15,3	1854 5,7	1854 43,64	1854 28,40	1854 ⎭
1855/56 10,7	1855 13,6	1855 1,1	1855 9,67	1855 47,57	1855 9,7
1856/57 3,4	1856 12,1	1856 1,4	1856 7,32	1856 16,44	1856 ⎫
1857/58 6,9	1857 20,6	1857 15,2	1857 13,29	1857 12,26	1857 ⎪
1858/59 3,2	1858 33,5	1858 34,5	1858 26,44	1858 21,78	1858 ⎬ 24,1
1859/60 2,8	1859 19,7	1859 38,8	1859 19,62	1859 26,18	1859 ⎪
1860/61 1,6	1860 14,0	1860 18,3	1860 18,95	1860 26,85	1860 ⎭
1861/62 2,6	1861 6,6	1861 4,9	1861 30,17	1861 24,33	⎫
1862/63 2,3	1862 8,1	1862 3,7	1862 21,06	1862 33,27	⎬ Keine Angaben
1863/64 2,3	1863 29,3	1863 7,6	1863 33,80	1863 35,15	⎭
1864/65 4,6	1864 37,3	1864 18,2	1864 46,25	1864 36,41	1864 50,0
1865/66 12,0	1865 30,9	1865 32,5	1865 43,79	1865 22,83	1865 116,5
1866/67 25,0	1866 14,4	1866 29,3	1866 62,00	1866 35,92	1866 21,2
1867/68 19,0	1867 11,8	1867 25,3	1867 43,17	1867 46,88	1867 11,1
1868/69 10,1	1868 9,6	1868 34,2	1868 18,81	1868 35,49	1868 17,0
1869/70 7,5	1869 7,8	1869 35,4	1869 19,42	1869 35,18	1869 32,9
Durchschnitt von 26 Jahren 8,5	Durchschnitt von 17 Jahren 17,7	Durchschnitt von 26 Jahren 18,9	Durchschnitt von 26 Jahren 24,8	Durchschnitt von 23 Jahren 27,2	Durchschnitt von 16 Jahren 27,3

In dem ebenfalls den Ländern mit Impfzwang zuzurechnenden Württemberg starben in dem Zeitraum von 1858—1868, in den die meisten Pockentodesfälle seit dem Jahre 1814 fielen, jährlich 5,2, in dem am stärksten beteiligten Jahre 1865 15,0 von je 100000 Einwohnern an der Krankheit[1]).

Die vorstehende Übersicht ergibt, daß in keinem der 6 Staaten die Pockensterblichkeit ähnlich groß war wie im Jahrhundert zuvor. Ein Vergleich mit den Verlusten ganzer Länder ist zwar nur insoweit möglich, daß man die in der Kabinettsorder vom 31. Oktober 1803[2]) erwähnte Pockentodesfallziffer in Preußen von 40000 in Verhältnis zu der Einwohnerzahl setzt. Da Preußen nach einer Auskunft des Stati-

---

[1]) Cleß a. a. O. S. 64.
[2]) Vgl. S. 24.

stischen Landesamtes im Jahre 1804 10023900 Einwohner hatte, so betrug die jährliche Verlustziffer hiernach rund *400* auf je 100000 Einwohner. Hält man Berechnungen nach so allgemeiner Schätzung für unzulässig, so beweist die letztere Angabe doch so viel, daß Preußen im Anfange des 19. Jahrhunderts viel mehr Menschen durch die Blattern verloren hat, als das in den 1860er Jahren am schwersten betroffene Belgien. Der Schluß, daß die Pockensterblichkeit gegen früher erheblich abgenommen hatte, ergibt sich auch beim Gegenüberstellen der Zahlen in der vorstehenden Übersicht mit den Verhältniszissern einiger größeren Städte im 18. Jahrhundert oder zuvor. So starben in Berlin[1] in den Jahren 1784—1794 alljährlich *322*, in London[2] von 1660—1679 im Jahresmittel *417*, von 1728—1757 *426*, von 1771—1780 *502*, in Glasgow[3] von 1785—1791 *682* von je 100000 Einwohnern. In einzelnen Epidemiejahren wurden sogar Ziffern von *912* (Glasgow 1791), ja von *1527* (Rawitsch 1796)[4] erreicht. Es zeigt sich hiernach, daß sogar die im Jahre 1865 in Belgien mit *116,5* Todesfällen auf je 100000 Einwohner erreichte größte Sterblichkeit noch weit hinter der geringsten der angeführten Durchschnittsziffern zurückbleibt, die sich auf einen 11jährigen Zeitraum in Berlin bezieht.

Fernerhin zeigt sich, daß die drei Staaten mit Zwangsimpfung durchschnittlich weniger Verluste an Pocken zu beklagen hatten als die anderen drei, in denen ein Impfgesetz nicht bestand. Wenn bei einem solchen Vergleich für England und Schweden sich eine um ein Viertel oder etwas mehr geringere Sterblichkeit als für Preußen und Österreich herausstellt, so scheint dies Verhältnis nahezu dem Grade der Verschiedenheit in der Durchführung der Impfung zu entsprechen. Wie auf S. 48 mitgeteilt ist, kamen auf je 100 Lebendgeborene in Schweden in 50 Jahren durchschnittlich *77,5*, in Österreich in 20 Jahren *62,3* Impfungen.

Endlich ist den Zahlenreihen der Übersicht zu entnehmen, daß in der Pockensterblichkeit aller 6 Länder mehr oder weniger große zeitliche Schwankungen eintraten, daß die Pocken also überall, wenigstens zeitweise, den Boden genügend vorbereitet fanden, um sich erheblicher ausbreiten zu können. Vielfach wurde die Bevölkerung durch solches ernstere Auftreten der Krankheit veranlaßt, mehr als vorher zur Impfung Zuflucht zu nehmen, wie dies z. B. in Berlin im Jahre 1864 geschah (vgl. S. 48); sobald die Seuche jedoch nachließ, erkaltete auch der Eifer für die Impfung. An einzelnen Orten wurde das Schutzverfahren dauernd in nur geringem Maße angewendet. So bezifferte sich in Stockholm das Verhältnis der Zahl der Impfungen zur Zahl der Lebendgeborenen während der Jahre 1861—1869 im Mittel auf *50* zu 100, während es für ganz Schweden sich in der gleichen Zeit auf *74* zu 100 stellte[5]. An solchen weniger geschützten Punkten faßte dann die Seuche auch bei noch guter Durchimpfung des zugehörigen Landes im ganzen immer von

---

[1] Juncker a. a. O. Archiv. II. Stück S. 128.
[2] Seaton a. a. O. S. 9.
[3] Berechnet nach Creighton a. a. O. Vol. II. S. 539 und 630.
[4] Juncker a. a. O. Archiv. IV. Stück S. 33—55.
[5] Beiträge zur Beurtheilung usw. S. 95.

neuem Fuß, und wenn es dann auch gelang, ihre Verbreitung wieder
einzuschränken, so vermehrte sich doch fortlaufend die Menge solcher Personen, welche weder durch die Impfung noch durch eine vorausgegangene
Blatternerkrankung gegen die Ansteckung geschützt waren. Da ferner mit
jedem neuen Jahre für die bereits Geimpften die Schutzwirkung abnahm,
und Wiederimpfungen nur selten stattfanden, wurde auch die Zahl der
trotz einer früheren Impfung nicht mehr ausreichend Geschützten allmählich immer größer. Die Pockenfähigkeit der Bevölkerung unterschied sich
daher von derjenigen der früheren Jahrhunderte jetzt vornehmlich nur
dadurch, daß die Mehrzahl der in den ersten Lebensjahren stehenden
Kinder mit Ausnahme der dem frühesten Alter angehörigen ziemlich gut
gegen die Ansteckung geschützt waren, daß dagegen die älteren Kinder
und die Erwachsenen, die ehedem durch das bereits erfolgte einmalige
Überstehen der echten Menschenpocken fast vollkommen gesichert waren,
nunmehr sich einer nur noch bedingten Sicherheit erfreuten, und daß
endlich, insbesondere an einzelnen Orten, zahlreiche Personen vorhanden
waren, die weder eine Impfung erhalten, noch die Blattern bereits durchgemacht hatten. Es kann daher nicht befremden, wenn die Pocken, sobald
ein außergewöhnlicher Anlaß ihre Verbreitung besonders begünstigte,
wieder mit einer Heftigkeit um sich griffen, die an die Schrecken der
Zeit vor Jenners Entdeckung erinnerte. Der außergewöhnliche Anlaß
aber fand sich in dem Ausbruch des deutsch-französischen Krieges im
Jahre 1870.

7. Die allgemeine Pockenepidemie der Jahre 1870—1875.

In Frankreich, dem Lande, das zum Schauplatz des Krieges von
1870/71 wurde, waren die Vorbedingungen für die Entstehung einer
großen Pockenepidemie in hohem Maße vorhanden. Zunächst hatte die
Impfung in vielen Teilen des Landes eine nur beschränkte Anwendung
gefunden.

In dem Jahrzehnt 1860—1869 kamen auf je 100 Geburten nur *59* Kinderimpfungen[1]). Schätzte man dann auch im Jahre 1869 die Gesamtzahl der im Lande vorgenommenen Impfungen auf *71* v.H. der Geburten, so gab es in demselben Jahre
doch einzelne Departements, in denen auf je 100 Geburten nur *30*, ja sogar nur
17—18 Impfungen entfielen.

Ferner hatte entsprechend dem ungenügenden Impfschutz der Bevölkerung die Pockenkrankheit im Laufe der vorausgegangenen 10 Jahre in
75 Departements ständig sich eingenistet, in einem davon, Morbihan,
herrschte sie in 170 verschiedenen Gemeinden. Im Jahre 1869 belief
sich die Zahl der amtlich festgestellten Blatterntodesfälle im Lande auf
4164. In Paris hatte die Blatternsterblichkeit bereits im Dezember desselben Jahres mit 119 Todesfällen eine seit einem Jahrzehnt kaum vor-
gekommene Monatsziffer erreicht; in der folgenden Zeit nahm die Seuche
stetig zu; während des Monats Juli 1870 starben 983 Menschen in der

---

[1]) Die nachstehenden Mitteilungen sind im wesentlichen dem Werke „Sanitätsbericht über die deutschen Heere im Kriege gegen Frankreich 1870/71. VI. Band.
IV. Mediz. Theil. A. Seuchen. Berlin 1886" entnommen.

Hauptstadt an Pocken. Durch die dem Ausbruch des Krieges folgenden Truppenverschiebungen fand der Ansteckungsstoff schnell Verbreitung; insbesondere waren die Soldaten selbst der Erkrankung erheblich ausgesetzt.

Von einer Wiederimpfung des jungen Ersatzes, unter dem sich zahlreiche überhaupt noch nicht geimpfte Leute befanden, mußte aus Zeitmangel ganz abgesehen werden; aber auch von den bereits bei der Fahne befindlichen Mannschaften und von den eingezogenen Reservisten waren viele des Schutzes durch die Wiederimpfung nicht teilhaftig geworden. Allerdings bestanden auch in der französischen Armee Vorschriften, nach denen sämtliche Rekruten bei dem Diensteintritt geimpft werden sollten; indes blieb die Ausführung dieser Bestimmungen nur unvollkommen. Im Jahre 1866 wurden von 45064 eingestellten und auf ihren Impfzustand untersuchten Rekruten nur 33513, im Jahre 1868 von 82203 nur 47324 und im Jahre 1869 sogar von 115876 nur 54720 geimpft. Erfolgreich waren von diesen Impfungen aber nur durchschnittlich *34,35* vH.

Sowohl unter dem Militär wie in der Zivilbevölkerung Frankreichs griffen nun 1870/71 die Pocken schnell um sich; es entwickelte sich eine Epidemie von einer seit Einführung der Impfung nicht mehr erlebten Ausdehnung. Wenn auch entsprechend den durch den Krieg herbeigeführten Störungen der Berichterstattung die Angaben über die Verbreitung der Seuche nur unvollständig sind, so hat man doch für das Jahr 1870 in 42 Departements 13674 Blatterntodesfälle nachgewiesen. Im Jahre 1871 betrug deren Zahl in ganz Frankreich 58236. Paris verlor vor der Belagerung 5168, nach der Einschließung im Jahre 1870 5288 und bis Mitte März 1871 noch 2496 Menschen durch die Krankheit. Der Gesamtverlust Frankreichs durch Pocken in den beiden Jahren wird auf 90000 Menschenleben geschätzt.

Die Epidemie blieb nicht auf Frankreich beschränkt. Durch Flüchtlinge, die sich von dort nach Brüssel begeben hatten, später durch französische Truppen, die sich bei Sedan über die Grenze retteten, wurde die Seuche nach Belgien verschleppt. Es sind dort im Jahre 1870 4163 (*81,8* von je 100000 Einwohnern), 1871 21315 (*416,8*) und 1872 8074 (*156,0*) Menschen durch die Pocken dahingerafft worden.

In der Schweiz nahmen die Pocken im Januar 1871, als die französischen Truppen unter Bourbaki immer mehr der Grenze zugedrängt wurden, erheblich zu. Eine weitere Steigerung der Ausdehnung der Seuche erfolgte, als am 1. Februar die Armee Bourbakis auf schweizerisches Gebiet übertrat und dort interniert wurde. Nach Italien kam die Krankheit durch die Mannschaften Garibaldis, die während ihres Aufenthalts in Frankreich erheblich unter den Pocken gelitten hatten.

In Deutschland begann die Seuche um sich zu greifen, sobald nach den ersten großen Schlachten des Feldzuges die Transporte französischer Kriegsgefangenen eintrafen. In den vorausgegangenen Monaten waren die Blattern — abgesehen von Chemnitz und Stuttgart, wo sich zahlreichere Fälle gezeigt hatten, — nur vereinzelt aufgetreten. Im September entwickelte sich in Königsberg i. Pr. eine Epidemie, nachdem in der zweiten Hälfte des August hier ein Zuave und zwei französische Jäger erkrankt waren. Auch in Thorn und in Glogau gaben Krankheitsfälle unter

Kriegsgefangenen frühzeitig den Anlaß zur Verbreitung der Seuche. In Landsberg a. W. und Magdeburg erfolgte aus ähnlicher Ursache im November ein Ausbruch der Krankheit. Auch zahlreiche andere, von Guttstadt[1]) auf Grund amtlicher Berichte zusammengestellte Fälle erweisen den Zusammenhang der nun sich entwickelnden Epidemie in Deutschland mit der Verbreitung der Blattern unter den Franzosen.

Wenn im einzelnen Falle, z. B. in Danzig[2]), auch schon vor Ankunft der Gefangenen zerstreute Erkrankungen unter der Zivilbevölkerung vorgekommen waren, so wird dadurch jene Tatsache nicht widerlegt; einzelne Fälle waren bei dem mangelhaften Impfschutz der Bevölkerung in Preußen nichts außergewöhnliches; hier handelt es sich aber um die Entstehung der Epidemie. Diese hat sich auch in Danzig zuerst unter den Kriegsgefangenen entwickelt, deren Zahl hier bis zum 1. September auf 1335, bis zum 1. November auf 2436, bis zum 1. Februar 1871 auf 9189 anstieg und damit abschloß. Infolge einer Verfügung des Kriegsministeriums vom 3. September wurden sämtliche Kriegsgefangene nach dem Eintreffen geimpft, doch bedurfte es bei jedem Transport mehrerer Wochen, ehe diese Maßregel durchgeführt war. Die ersten Pockenfälle unter den Gefangenen kamen erst im November vor; ob die Seuche durch die damals zahlreich eintreffenden Transporte mitgebracht war oder ob sie einer Aufnahme des Ansteckungsstoffes seitens der unter den Gefangenen bis dahin noch nicht geimpften Mannschaften in Danzig selbst ihre Entstehung verdankte, ist nicht bekannt, jedenfalls griffen die Pocken zunächst unter den Franzosen um sich, während sie sich in der einheimischen Bevölkerung erst später heftiger entwickelten. Andererseits ließen sie unter den Kriegsgefangenen, sobald die Impfung vollkommener durchgeführt war, im Februar nach; insgesamt wurden bei ihnen 188, unter der Zivilbevölkerung von Danzig nebst Vorstädten, die erst vom Januar, eigentlich sogar erst vom März ab ernsthaft heimgesucht wurde, bis zum August 1871 2018 Pockenerkrankungen gezählt. Es erkrankten:

			in der Zivil- bevölkerung (83224 Einw.)	unter den Kriegsgefangenen (Gesamtzahl 9189)
im September	1870		2	—
„ Oktober	„		4	—
„ November	„		12	7
„ Dezember	„		31	26
„ Januar	1871		113	90
„ Februar	„		108	33
„ März	„		186	24
„ April—August	„		1562	8
		Zusammen	2018	188

Sobald in Deutschland an zahlreichen Orten Ausbrüche der Seuche erfolgt waren, und Krankheitsherde sich gebildet hatten, vollzog sich allerdings die Weiterverbreitung auch ohne Vermittelung der Kriegsgefangenen; der Höhepunkt und das Ende der Epidemie fielen in das Jahr 1872, nachdem die Kriegsgefangenen längst in ihre Heimat zurückgekehrt waren.

Preußen verlor durch Pocken[3])

im Jahre 1870	4200 Personen	(*17,52* von 100000 Einwohnern)
„ „ 1871	59839 „	(*243,21* „ „ „)
„ „ 1872	65109 „	(*262,37* „ „ „),

---

[1]) Vgl. Guttstadt: Die Pockenepidemie in Preußen usw. Berlin 1873.
[2]) Vgl. Lièvin: Die Pockenepidemie der Jahre 1871/72 in Danzig. Deutsche Vierteljahrsschrift für öffentliche Gesundheitspflege Bd. V. S. 366 ff.
[3]) Beiträge zur Beurtheilung usw. S. 9 ff.

Bayern

im Jahre 1871   5070 Personen   (*104,5* von 100000 Einwohnern)
„   „   1872   2992   „   (*61,1*   „   „   „   ).

Von einzelnen Städten hatten Todesfälle:

Berlin

im Jahre 1870   170   (*22,37* von 100000 Einwohnern)
„   „   1871   5216   (*632,56*   „   „   „   )
„   „   1872   1198   (*138,61*   „   „   „   ),

Dresden

im Jahre 1870   15   (*8,85* von 100000 Einwohnern)
„   „   1871   570   (*326,56*   „   „   „   )
„   „   1872   151   (*84,06*   „   „   „   ),

Hamburg

im Jahre 1870   83[1]   (*36* von 100000 Einwohnern)
„   „   1871   3647[1]   (*1544*   „   „   „   )
„   „   1872   323   (*95,29*   „   „   „   ),

München

im Jahre 1870   7   (*16,48* von 100000 Einwohnern)
„   „   1871   151   (*88,98*   „   „   „   )
„   „   1872   108   (*61,53*   „   „   „   ).

Im ganzen Deutschen Reiche[2]) belief sich die Zahl der Verluste durch Pockentodesfälle
im Jahre 1870 auf 6062 Personen (*14,86* von 100000 Einwohnern)
„   „   1871   „   84885   „   (*207,05*   „   „   „   )
„   „   1872   „   77226   „   (*187,30*   „   „   „   )
„   „   1873   „   12894   „   (*31,02*   „   „   „   ).

Auch in anderen Ländern, die an dem Kriege nicht beteiligt waren, breiteten sich die Pocken aus. In Österreich erreichte die Epidemie erst im Jahre 1874, in Schweden sogar erst 1875 ihr Ende.

Der Verlust durch Pocken in Österreich bezifferte sich im Jahre
1872 auf 39368 Menschenleben (*189,92* von je 100000 Einwohnern)
1873 „   65274   „   (*314,72*   „   „   „   „   )
1874 „   36442   „   (*174,34*   „   „   „   „   );

insbesondere in Wien 1872 auf 3334 (*526,89*), 1873 auf 1410 (*219,82*), 1874 auf 928 (*142,73*); in Prag 1872 auf 642 (*396,48*), 1873 auf 460 (*281,60*), 1874 auf 49 (*30,00*);

im Königreich Schweden

1873 auf 1122 Menschenleben (*26,1*)
1874 „   4063   „   (*93,6*)
1875 „   2019   „   (*46,1*).

Das von französischen Flüchtlingen in großer Zahl aufgesuchte England[3]) verlor im Jahre 1870 2580 (ungefähr *11* von je 100000 Einwohnern), 1871 23126 (*102,4*), 1872 19094 (*83,3*) Personen durch die Blattern.

In London[3]) starben an der Krankheit: 1870 973 Personen (*30,2*), 1871 7912 (*242,2*), 1872 1786 (*53,8*).

------

[1]) „Die Gesundheitsverhältnisse Hamburgs im 19. Jahrhundert". Hamburg, Verlag von Leopold Voß. S. 167.

[2]) Medizinal-statistische Mitteilungen aus dem Kaiserlichen Gesundheitsamte Bd. XVI. S. 22.

[3]) Seaton a. a. O. S. 4 und 8.

Überall in Mittel- und Westeuropa haben die Pocken in der Zeit des deutsch-französischen Feldzuges oder in den nächstfolgenden Jahren beträchtliche Verheerungen angerichtet. Indes wiesen die Sterbeziffern durchschnittlich nicht so große Verluste nach, als vor Einführung der Impfung alljährlich zu beklagen gewesen waren. Eine Ausnahme bildete die Pockensterblichkeit in Berlin insofern, als dort 1871 *632*, im Jahresdurchschnitt am Ende des Jahrhunderts zuvor aber nur *322* von je 100000 Menschen der Seuche erlagen; doch erreichte auch die hohe Sterblichkeit des Jahres 1871 noch nicht die auf Seite 51 mitgeteilten Ziffern einzelner Epidemiejahre des 18. Jahrhunderts. Diesen würde nur die in Hamburg erreichte Zahl von *1544* Todesfällen auf das Hunderttausend der Bevölkerung vergleichbar sein; hier aber handelt es sich um ein einzelnes Jahr in einem ganzen Jahrhundert und um eine einzelne Stadt unter einer großen Zahl von Orten, deren Verhältnisse bekannt sind, dort um Sterblichkeitsverhältnisse, die sich im Jahrhundert zuvor gar nicht selten wiederholten und keineswegs nur in einzelnen wenigen Orten beobachtet wurden.

Die Zahl der durch die Epidemie geforderten Opfer stellte sich nicht in allen Ländern gleichmäßig hoch; vielmehr waren die Länder, in denen Impfgesetze bestanden, weit weniger erheblich heimgesucht als andere. In England, Bayern und Schweden starben in dem je am schwersten betroffenen Jahre *102,4*, *104,5* und *93,6*, in Preußen, Österreich und Belgien dagegen *262,37*, *314,72* und *416,8* von je 100000 Einwohnern an der Seuche. München verlor 1871 *88,98*, London *242,2* von je 100000 Einwohnern; in Berlin starben in demselben Jahre *632,56*, in Wien 1872 *526,89*, in Paris 1870 *521,2* vom Hunderttausend der Bevölkerung[1]. Daneben ergab sich aus der Verteilung der Todesfälle auf die einzelnen Altersklassen, daß in den Ländern, in denen die Kinderimpfung vorgeschrieben war, das jüngste Lebensalter sich einer erheblichen Unempfänglichkeit gegen die Krankheit erfreute. In Berlin, wo seit 1865 durchschnittlich nur *45,07* von je 100 Lebendgeborenen geimpft worden waren (vgl. S. 48), fielen von 6478 Pockentodesfällen der Jahre 1871 und 1872 2837 (*44 vH.* der Gesamtzahl)[2] in das Lebensalter unter 5 Jahren, dagegen in den 8 größten Städten Schottlands von 3192 Todesfällen in der Zeit von 1871 bis Juni 1874 nur *750* (*23,5 vH.*). Hierin sind auch die Todesfälle in den ersten Lebensmonaten, in denen auch in Schottland[3] die Kinder noch nicht geimpft zu sein pflegen, einbezogen; wo die vorhandenen statistischen Angaben es ermöglichten, solche Fälle auszusondern, zeigt sich noch deutlicher die aus dem ungleichen Impfschutz sich ergebende Verschiedenheit der Pockensterblichkeit. Dem Alter vom Beginn des zweiten bis zum Ende des fünften Lebensjahres gehörten in Berlin von 6478 Blatterntoten 1515 an, d. i. *23 vH.*, im Großherzogtum Hessen[4] aber, wo die Zwangsimpfung seit 1863 eingeführt war, von 1443 43, d. i. nur *3,0 vH.*

---

[1] Beiträge zur Beurtheilung usw. S. 13—18 und Tafel I, II, III.
[2] Guttstadt a. a. O. S. 127.
[3] Seaton a. a. O. S 19.
[4] Reißner a. a. O. S. 142.

Im sechsten bis zehnten Lebensjahre standen in Berlin 310, d. i. *4,8*, in Hessen 15, d. i. *1,0* vH.

Zahlreiche Einzelbeobachtungen erweisen noch unmittelbarer die Vorteile, deren sich die Geimpften, insbesondere aber die Wiedergeimpften gegenüber den Ungeimpften zu erfreuen gehabt hatten.

In Bayern[1]), ausschließlich des Regierungsbezirks Oberpfalz, erkrankten im Jahre 1871 insgesamt an Blattern 28081 Personen, von denen aber 906 dem ersten Lebensjahre angehörten, also zum großen Teil, wie anzunehmen ist, nicht geimpft waren, und 23047 das 20. Lebensjahr bereits überschritten hatten, also, sofern sie nicht wiedergeimpft waren, eines vollen Impfschutzes sich nicht mehr erfreuten, nur 4128 der Erkrankten standen im Alter von 1—20 Jahren; wie viele davon jünger als 10 Jahre alt und demnach als am meisten geschützt anzusehen waren, ist leider nicht bekannt. Von der Gesamtheit waren nachweislich 1251 nicht geimpft; es starben von den 26830 Geimpften 3619, d. i. *13,5*, von den 1251 Nichtgeimpften aber 752, d. i. *60,1* vH.

Es starben in den Krankenhäusern:

	Ungeimpfte	Geimpfte	Wiedergeimpfte
in Münster	80 vH.	13 vH.	0 vH.
in Posen	70 „	12 „	2 „
in Berlin, Pallisadenstraße	54 „	13 „	0 „
„ „ Eisenbahnstraße	70 „	16 „	4 „
„ „ Zellengefängnis	66 „	15 „	4 „
„ „ Tempelhofer Ufer	81 „	14 „	9 „

Im Regierungsbezirk Oppeln[2]) starben von 28163 Geimpften, deren Erkrankungen angezeigt waren, 3391, d. i. 12 vH., von 2867 Ungeimpften 1329, d. i. 46,4 vH.

Solche Wahrnehmungen erwiesen, daß der Verlauf und Ausgang der Pocken bei Geimpften sich milder gestaltet, als bei Nichtgeimpften; sie ließen dagegen noch nicht klar erkennen, ob auch die Erkrankungen selbst bei jenen seltener seien als bei diesen. Angaben über die Altersverhältnisse der Erkrankten fehlten in der Regel, so daß der für Bayern erbrachte Beweis, daß die Erkrankungen Geimpfter vorzugsweise in höhere Altersklassen fielen und sich durch die längst bekannte allmähliche Abnahme des Impfschutzes erklärten, im allgemeinen nicht geführt werden konnte. Durch amtliche Ermittelungen das Material zu erweitern, erschien bedenklich; denn es war zu befürchten, daß die eingezogenen Angaben nicht zuverlässig sein würden. Die gewünschte Auskunft mußte meist von Familienvorständen gefordert werden, denen, in Preußen wenigstens, eine Strafe bevorstand, wenn sie überführt wurden, daß ihr an Pocken erkranktes Kind nicht geimpft war. Außerdem haben angesichts

---

[1]) Klinger: Die Blatternepidemie des Jahres 1871 und die Impfung in Bayern. Nürnberg 1873. S. 6 und 7.

[2]) Pistor: Generalbericht über die öffentliche Gesundheitspflege im Reg.-Bez. Oppeln für die Jahre 1871—75. Oppeln 1876. S. 21.

der Pockengefahr maſſenweiſe „Notimpfungen" [1] ſtattgefunden, darunter auch bei vielen Perſonen, die bereits angeſteckt waren und demnächſt er= krankten; dieſe durften der Zahl der Geſchützten füglich nicht zugerechnet werden, zählten aber als erkrankte Geimpfte. In Heſſen [2] war in der Tat nachgewieſen worden, daß es ſich bei zahlreichen unterjährigen Kindern, die trotz vorangegangener Impfung an Pocken erkrankt ſein ſollten, um eine verſpätete Anwendung der Maßnahme gehandelt hatte. Endlich war aus der Angabe, daß ein Pockenkranker geimpft worden war, noch nicht zu entnehmen, ob die Impfung erfolgreich geweſen war. Ermitte= lungen, deren Ergebniſſe von ſo vielen Fehlerquellen getrübt werden mußten, konnten ein richtiges Bild von der Verteilung der Pockenerkran= kungen auf Geimpfte und Ungeimpfte nicht geben.

Dennoch iſt ſpäter dem Drängen der Impfgegner nachgegeben und an die Bearbeitung der ſogenannten Urpockenliſten, d. h. der nament= lichen Liſten, die von den Polizeibehörden über die an Pocken erkrankten und geſtorbenen Perſonen geführt worden waren, herangegangen worden. Es hat ſich dabei herausgeſtellt, daß nicht nur die erwähnten Bedenken gegen die Zuverläſſigkeit der zum Teil auf die Meldungen von Nicht= ärzten gegründeten Liſten vollkommen gerechtfertigt waren, ſondern daß auch in dieſen ein höchſt unvollſtändiges, der erforderlichen Angaben über den Impfzuſtand der Erkrankten oft gänzlich ermangelndes Material vor= lag. Soweit aber überhaupt verwertbare Zuſammenſtellungen gefertigt werden konnten, war daraus nur neuer Beweisſtoff für die Schutzwirkung der Impfung zu entnehmen [3].

In Duisburg z. B. waren in den Jahren 1871/72 3011 Pockenerkrankungen vor= gekommen; davon entfielen 2217 auf Geimpfte, von denen 303, d. i. *13,7 v H.*, ſtarben, 127 auf Wiedergeimpfte, unter denen 14, d. i. *11,1 v H.*, der Krankheit erlagen, und 662 auf Ungeimpfte, von denen 254, d. i. *38,4 v H.*, der Seuche zum Opfer fielen. Von 430 im 2.—5. Lebensjahre Erkrankten waren 333 ungeimpft.

In Köln erkrankten in den Jahren 1871—1873 2107 Geimpfte, 141 Wieder= geimpfte und 34 Ungeimpfte, insgeſamt einſchließlich derjenigen mit unbekanntem Impf= zuſtande 2361 Perſonen. Von der erſten Gruppe ſtarben 328 (*15,6 v H.*), von der zweiten 12 (*8,5 v H.*), von den Ungeimpften dagegen 22, d. i. *64,7 v H.* Von den Geimpften ſtanden nur 26, d. i. *1,2 v H.*, in dem des Impfſchutzes am meiſten teilhaftigen Alter vom 2.—5. Lebensjahr, von den Ungeimpften aber 5, d. i. *14,7 v H.*

Vergleicht man die Zahlen von Duisburg und Köln, ſo iſt in Anbetracht der größeren Zahl von erkrankten Ungeimpften in der erſteren Stadt die Annahme gerechtfertigt, daß die Duisburger Bevölkerung nur unvollkommen durchgeimpft war. In der Tat betrug die Zahl der Impfungen in Duisburg im Jahresmittel der der Epidemie voraus= gegangenen 5 Jahre 1866—1870 nur *62* auf das Hundert der jedesmal im Vorjahre erfolgten Geburten. Von den in den Jahren 1868 und 1869 geborenen Kindern waren ſogar nur *45 v H.* geimpft worden. Hiernach iſt es leicht verſtändlich, daß in Köln von 1871—1873 von je 10000 Einwohnern nur *183*, in Duisburg dagegen 1871/72 *986* an Pocken erkrankten, daß ferner dort von je 10000 Einwohnern *29*, in Duisburg da= gegen *187* der Seuche erlagen.

Eine weit vollſtändigere Statiſtik, als ſie aus den Urpocken= liſten hergeſtellt werden konnte, hat ſeiner Zeit Medizinalrat Dr. Flinzer

---

[1] In Berlin ſtieg die Zahl der Wiederimpfungen von 1344 im Jahre 1869 auf 4530 im Jahre 1870 und 102965 im Jahre 1871, vgl. Guttſtadt a. a. O. S. 119.
[2] Beiträge zur Beurtheilung uſw. S. 122.
[3] Das Nähere iſt in den „Beiträgen zur Beurtheilung uſw." S. 120 ff. nachzuleſen.

für seinen Wohnort, die Stadt Chemnitz, veröffentlicht[1]). Auf Flinzers Veranlassung war dort die Zahl und Person der Geimpften, der Wiedergeimpften, der Geblatterten und der in den Jahren 1870/71 Erkrankten zur Zeit der Epidemie amtlich festgestellt worden. Es ergab sich, daß von 64255 Einwohnern 53891 (83,87 vH.) geimpft, 5712 (8,89 vH.) ungeimpft und 4652 (7,24 vH.) geblattert waren. Von etwa 20000 Kindern unter 14 Jahren waren noch ungefähr 35 vH., von etwa 44000 Erwachsenen noch ungefähr 8 vH. ungeimpft. Von den bereits vor der Epidemie geblatterten 4652 Personen waren 76,99 vH. vor ihrer Erkrankung nicht geimpft worden. Die den wohlhabenderen Klassen angehörigen Bevölkerungskreise waren nahezu vollkommen durchgeimpft; die Mehrzahl der nicht Geimpften gehörte den unbemittelten Ständen an. Von den nicht geimpften Kindern unter 14 Jahren standen die meisten in dem noch nicht schulpflichtigen Alter bis zu 7 Jahren, in dem etwa 35—40 vH. der dazu gehörigen Kinder des Impfschutzes entbehrten.

Insgesamt erkrankten in 943 (von 2208) Häusern und 2103 (von 13881) Haushaltungen 3596 Personen, d. i. 5,6 vH. der Bevölkerung.

Auf 58543, sei es durch Impfung, sei es durch ehedem erfolgte Blatternerkrankung, geschützte Personen entfielen 769, d. i. 1,3 vH., Erkrankungen (davon 127 = 16,5 vH. der Fälle unter Kindern, die das 5. Lebensjahr noch nicht überschritten hatten) und 7 Todesfälle (letztere sämtlich bei Erwachsenen), d. i. 0,9 vH. der Erkrankungen und 0,01 vH. der geschützten Einwohner.

Von 5712 nicht geschützten Einwohnern erkrankten 2603, d. i. 45,6 vH., davon 1890 (72,6 vH. der Fälle) im Alter unter 5 Jahren; es starben 221 Kinder und 21 Erwachsene, also insgesamt 242, d. i. 9,3 vH. der Fälle und 4,2 vH. sämtlicher Ungeschützten.

Von 9464 Haushaltungen, zu denen nur geimpfte Personen gehörten, hatten nur 371 Pockenerkrankungen aufzuweisen, von 4417 Haushaltungen dagegen, zu denen neben geimpften auch ungeimpfte Personen zählten, wurden 1732 von der Krankheit befallen. Es fiel also erst auf je 255 Haushaltungen der ersten Art, dagegen bereits auf je 26 solche der anderen Art 1 Pockenausbruch. In 21 Straßen und Plätzen, die von der Seuche ganz verschont blieben, hatten die einzelnen Häuser durchschnittlich nur je 16 Einwohner; unter der Gesamtzahl der Bewohner befanden sich nur 4,26 vH. nicht Geschützte; von 45 Straßen und Plätzen, in denen zwar Erkrankungen, aber keine Todesfälle vorkamen, waren die einzelnen Häuser von je 20,23 Personen bewohnt, von den Einwohnern waren 6,81 vH. nicht geschützt. Von 69 Straßen, in denen auch Todesfälle sich ereigneten, hatten die einzelnen Häuser durchschnittlich je 33,04 Bewohner, unter deren Gesamtzahl sich 9,47, also mehr als die doppelte Zahl wie in der ersten Gruppe, Ungeschützte befanden.

In einer impfgegnerischen Veröffentlichung[2]) sind die Angaben Flinzers in Zweifel gezogen worden, weil der Anteil der Geimpften an der Pockensterblichkeit anderwärts

---

[1]) Flinzer: Die Blatternepidemie in Chemnitz und Umgegend in den Jahren 1870 und 1871. Mittheilungen des statistischen Bureaus der Stadt Chemnitz. Erstes Heft. Chemnitz.

[2]) Löhnert: Impfzwang oder Impfverbot? Eine Frage für Statistiker, Volkswirthe und Gesetzgeber. Leipzig 1883. S. 28ff.

größer gewesen sei als in Chemnitz. In der Altersklasse von 0—10 Jahren sei nach Flinzer in Chemnitz ein Pockentodesfall nicht vorgekommen, während im Jahre 1871 in Berlin neben 994 nicht geimpften auch 634 geimpfte Angehörige dieser Altersklasse an der Seuche gestorben seien. Die letztere Zahl entspricht jedoch der Wirklichkeit nicht; sie ist aus einer statistischen Arbeit über die Berliner Epidemie[1] in der Weise gewonnen, daß von der Gesamtmenge der in der berücksichtigten Altersklasse Verstorbenen einfach die als ungeimpft Bekannten abgezogen wurden, während aus der Quelle selbst nicht zu entnehmen ist, bei wie vielen dieser Kinder der Impfzustand überhaupt ermittelt war. Überdies hebt der Verfasser dieser Statistik hervor, daß den Angaben in den amtlichen Listen, soweit sie die Frage nach der vorausgegangenen Impfung bejahten, aus den auf S. 57 und 58 erörterten Gründen in Preußen damals nur ein geringer Wert zukam. In einer früheren Epidemie waren auf Veranlassung desselben Verfassers die Ärzte Berlins beauftragt worden, bei jedem Erkrankten auch den Impfzustand genau festzustellen; dabei ergab sich hier ebenso wie in Chemnitz, daß kein einziger Pockentodesfall ein erfolgreich geimpftes Kind betraf[2].

Weiterhin sucht der Verfasser der impfgegnerischen Veröffentlichung den Beweis zu führen, daß die Pockensterblichkeit in Chemnitz früher niemals so groß gewesen sei als in der Epidemie 1870/71, obwohl damals nach Flinzer die Bevölkerung zum größten Teil geimpft war. Er behauptet, daß in der Zeit von 1730—1806 in Chemnitz bei einer Gesamtsterblichkeit von 26382 Todesfällen nur 446 Personen an den Pocken gestorben seien, nämlich 1746 105, 1767 102, 1797 1, 1798 70, 1799 4, 1800 145, 1801 17, 1803 2, 1804 1, 1806 99.

Von diesen Zahlen beruhen jedoch diejenigen für die Jahre 1746 und 1767 nur auf einer Schätzung, da der Verfasser selbst zugibt, daß ziffernmäßige Angaben aus jener Zeit nicht überliefert sind. Worauf seine, in Anbetracht der im ersten Abschnitt geschilderten großen Verbreitung der Pocken im vorigen Jahrhundert wenig glaubwürdige Annahme sich gründet, daß in der Zeit zwischen den Jahren 1747 bis einschl. 1766 sowie von 1768 bis einschl. 1796 in Chemnitz niemand an den Pocken gestorben sei, ist nicht ersichtlich. Eine Arbeit von Flinzer[3], aus der die Unterlagen der Berechnung anscheinend entnommen sind, erwähnt nur, daß die Stadt in den Jahren 1746 und 1767 Blatternepidemien hatte, und daß die ersten ziffernmäßigen Mitteilungen über die Sterblichkeit an der Seuche aus dem Jahre 1797 herrühren.

Deutlicher als an dem Beispiele von Chemnitz kann der Nutzen der Schutzpockenimpfung kaum erwiesen werden. Der großen mit dem Jahre 1870 einsetzenden Epidemie ist aber in der geringen Beteiligung der wiedergeimpften deutschen Truppen an der Erkrankungs= und Sterbeziffer noch eine weitere, das Vorhandensein des Impfschutzes außer Zweifel stellende Erfahrung zu verdanken.

Unter den deutschen Soldaten[4] waren in dem ersten Halbjahre 1870 Pockenfälle nur ganz vereinzelt vorgekommen; im Juli betrug die Zahl der Erkrankungen 7, nach dem Einmarsch in französisches Gebiet wurden die Fälle häufiger, der höchste Zugang an Kranken fiel in den Januar 1871 und belief sich auf 1099; insgesamt erkrankten in der deutschen

---

[1] Müller: Die Pockenepidemie zu Berlin im Jahre 1871. Vierteljahrsschrift für gerichtliche Medizin und öffentliches Sanitätswesen. Neue Folge. Band XVII. Berlin 1872. S. 314 ff.

[2] Geheimer Medizinalrat Dr. Müller in den Verhandlungen des 3. internationalen medizinischen Kongresses in Wien. Congrès périodique international des sciences médicales, 3me Session — Vienne — 1873. Compte Rendu résumé. Paris 1876. S. 31.

[3] Flinzer: Die Bewegung der Bevölkerung in Chemnitz von 1730—1870. Chemnitz 1872.

[4] Sanitätsbericht über die deutschen Heere im Kriege gegen Frankreich 1870/71. VI. Band. IV. Mediz. Teil. A. Seuchen. Berlin 1886.

Feldarmee *4835*, d. i. 61,34 von je 10000 Mann[1]). Von den Erkrankten starben *278* (5,75 v.H.), d. i. 3,53 von je 10000 Mannschaften, während, wie erwähnt, im Jahre 1871 in München 8,90, in Dresden 32,66, in Berlin 63,26 und in Hamburg 107,5 von je 10000 Einwohnern den Pocken erlegen sind. Außerdem kamen noch 156 Erkrankungen mit 19 Todesfällen bei Offizieren, Ärzten und Beamten hinzu.

Daß die deutsche Armee überhaupt unter den Pocken zu leiden hatte, war bei der Durchseuchung des Landes, welches den Kriegsschauplatz bildete, an und für sich nicht befremdlich. Abgesehen von den Ausnahmefällen, in denen die Empfänglichkeit eines Menschen für die Erkrankung schon ziemlich bald nach der Impfung wieder zunimmt, befand sich unter den wiedergeimpften Soldaten immer eine gewisse Zahl von Mannschaften, bei denen die Impfung nicht erfolgreich gewesen war. Überdies hatte es sich bei der gebotenen Beschleunigung in der Absendung der Truppen nicht durchweg ermöglichen lassen, daß die frisch einberufenen jungen Ersatzmannschaften geimpft wurden; bei den eingezogenen älteren Jahrgängen der Reservisten und Landwehrleute aber lag die Zeit, in der sie zum erstenmal in die Armee getreten und wiedergeimpft waren, weit zurück. In Sachsen und Hessen, wo die Militärimpfung erst seit den Jahren 1868 und 1869 durchgeführt war, konnten nur die jüngsten Jahrgänge der Feldtruppen durch die Wiederimpfung geschützt gewesen sein.

Dementsprechend hat namentlich die Hessische Division die vergleichsweise größte Zahl von Erkrankungen und Todesfällen zu verzeichnen gehabt. Während die 15193 Mann hessische Truppen nur etwa den 50. Teil der Feldarmee bildeten, machten die bei ihnen vorgekommenen 320 Pockenfälle mehr als den 16., die darunter befindlichen 34 Todesfälle aber sogar den 9. Teil der für die gesamte Feldarmee berechneten entsprechenden Zahlen aus. Weniger schwer waren die Sachsen betroffen, weil sie auf Teilen des Kriegsschauplatzes verwendet wurden, wo die Ansteckungsgelegenheit minder groß war. Immerhin gehörten die sächsischen Truppen vor Paris zu den am schwersten heimgesuchten Teilen des Heeres, denn es erkrankten (und starben) unter den Belagerern von je 10000 Angehörigen

des XII. (Sächsischen) Armeekorps . . 74,26 (8,42)
der 21. Division des XI. Armeekorps . 33,84 (1,23)
der Württembergischen Felddivision . . 34,50 (0,47)
des IV. Armeekorps 23,05 (1,58)
des V. Armeekorps 21,08 (1,38)
des Gardekorps 10,39 (0,51)
des VI. Armeekorps . . . . 8,70 (0,31).

Der Impfzustand der Erkrankten ist nicht in allen Fällen festgestellt oder verzeichnet worden, weil hierzu unter den schwierigen Verhältnissen des Krieges Zeit und Gelegenheit fehlten, jedoch liegt eine Zusammenstellung vor, die auf Grund der Berichte aus Lazaretten von 14 Armeekorps gefertigt ist und sich auf 1005 Blatternkranke, also mehr als $^1/_5$

---

[1]) Die Zahl der Todesfälle an Pocken in dem in der Heimat zurückgebliebenen Teil der deutschen Armee betrug 162.

der Gesamtzahl[1]) bezieht. Von diesen waren nur 46,8 vH. tatsächlich
wiedergeimpft; alle übrigen gehörten dem von der Militärverwaltung auf
nur ¹/₁₀ der Truppen geschätzten Teile der Armee an, der des Schutzes
der Wiederimpfung entbehrte; unter den 470 erkrankten Wiedergeimpften
befanden sich aber nur 109, bei denen die Wiederimpfung nachweislich
erfolgreich gewesen war, 224 waren ohne Erfolg, 7 mit ungewissem Erfolg wiedergeimpft, und bei 130 war der Erfolg nicht bekannt. Von den
531 nicht Wiedergeimpften starben 46, d. i. 8,7 vH., von den 224 ohne
Erfolg Wiedergeimpften 10, d. i. 4,5 vH., von 109 nachweislich mit Erfolg Wiedergeimpften 2, d. i. nur 1,8 vH.

Wie gering an sich schon die Gesamtziffer der Pockenkranken (4835)
war, zeigt ein Vergleich mit den Verhältnissen der französischen Armee,
die auf demselben Kriegsschauplatze sich bewegte, aber, wie erwähnt
(vgl. S. 53), nur zum geringen Teil geimpft war. Die Gesamtzahl der
blatternkranken französischen Soldaten ist allerdings genau nicht bekannt,
weil das Meldewesen in dem besiegten Heere naturgemäß weniger ge-
ordnet war als bei den Siegern. Aus einigen Beispielen aber läßt sich
hinreichend ermessen, wie furchtbar die französischen Truppen von der
Seuche heimgesucht worden sind. Unter der etwa 150000 Mann starken
Besatzung von Metz starben in 4¹/₂ Monaten 176 an der Krankheit,
d. i. mehr als die Hälfte der im ganzen Deutschen Heere während der
Gesamtdauer des Krieges gezählten Todesfälle betragen hat. Im Militär-
lazarett Vicêtre zu Paris wurden 7578 Pockenkranke verpflegt, von denen
1074 starben. Die Gesamterkrankungszahl der 170000 Mann zählenden
Besatzung von Paris wird auf 11500 Blatternkranke geschätzt; der Verlust an Menschenleben durch die Seuche auf 1600. Von den 14629
Mann, die die Festung Langres verteidigten, erkrankten 2334 und starben
334 an Pocken. In einem dem Präsidenten der Französischen Republik
unterm 17. Juni 1889 vom Kriegsminister erstatteten Berichte
über die Gesundheitsverhältnisse in der Armee u. a. ist der Gesamtverlust,
den die französische Feldarmee während des Krieges durch die Pocken
erlitten hat, auf **23400** Todesfälle angegeben. In diesem Berichte erklärte der Kriegsminister:

„Ich konnte nicht vergessen, daß im Jahre 1870/71, während die deutsche Armee
mit 1 Million geimpfter Soldaten nur 459 Mann durch die Pocken verlor, die weniger
zahlreiche französische durch diese Krankheit einen Verlust von 23400 Mann hatte, den
die vorbeugende Ausübung der zwangsweisen Wiederimpfung Frankreich hätte ersparen
können. Und die Zahl der Kranken, welche diesen Verlust von 23400 Todesfällen durch
die Pocken ergeben hat, stellt sie nicht eine vollständige Armee dar, die man unter den
drückendsten und schwierigsten Kriegsverhältnissen in die Lazarette schicken mußte?“

Diese vielumstrittene Zahl von 23400 Todesopfern war zuerst auf
der 8. Tagung des Internationalen Statistischen Kongresses in St. Peters-
burg im Jahre 1872 bekannt gegeben und von der Wiener medizinischen
Wochenschrift, Jahrgang 1872, S. 896 nach dieser Quelle mitgeteilt
worden. Sie wurde damals von keinem französischen Statistiker ange-
zweifelt. Im Gegensatz dazu hat die französische Gesandtschaft zu Bern
in Beantwortung einer impfgegnerischen Anfrage und gestützt auf eine

---

[1]) Sanitätsbericht über die deutschen Heere usw. VI. Bd. usw. S. 95.

private Auskunft des französischen Kriegsministers, General Billot, unter
dem 18. Mai 1897 die Zahl der Blatterntodesfälle in der französischen
Armee, sei es im Lande selbst, sei es in Deutschland oder in der Schweiz,
mit höchstens 6000 angegeben. Diese Erklärung veranlaßte seinerzeit die
Deutsche Reichsverwaltung, auf diplomatischem Wege eine Auskunft über
den Sachverhalt bei der Französischen Regierung einzuholen. Die daraufhin
eingegangene Mitteilung besagte, daß die im Jahre 1897 angegebene
Zahl von 6000 immerhin einer gewissen Erhöhung bedürfe, wenn man
in Betracht ziehe, daß die Pocken in der Loire-Armee epidemisch geherrscht
haben und daß diese Krankheit nach Algier durch Truppen verschleppt
wurde, die den Krankheitskeim in Frankreich seitens Mannschaften von
der Goldküste aufgenommen haben. Wenn die Verwüstungen durch die
Pocken auch nicht so ausgedehnt gewesen seien, wie es in dem Berichte
vom Jahre 1889 angegeben war, so seien sie doch nicht weniger grausam
gewesen. Unleugbar sei die Anwendung der Wiederimpfung geeignet,
diese Kriegsseuche immer mehr zum Verschwinden zu bringen und auch
ihre Verbreitung unter der Zivilbevölkerung zu verhindern. Auch spätere,
durch Vermittlung des Professors Dr. Calmette am Pasteurinstitut in
Lille angestellte Versuche, zuverlässige Angaben über die Zahl der Erkrankungen
und Todesfälle an Pocken in der französischen Armee während
jenes Krieges zu erlangen, sind fehlgeschlagen, da in dem französischen
Kriegsministerium angeblich Listen darüber nicht vorhanden waren. Aber
selbst wenn man eine bestimmte Zahl der Todesopfer als erwiesen nicht
anerkennen mag, darf man jedenfalls behaupten, daß das französische
Heer damals in bedenklicher Weise von den Pocken heimgesucht worden ist.
Das Elend, das, abgesehen von den Verlusten an Menschenleben, die
Seuche verursacht hat, wird auch durch die Tatsache veranschaulicht, daß
nachweislich 44 französische Soldaten auf einem, 27 auf beiden Augen
durch die Pocken erblindet sind.

Vergleicht man die gewaltigen Verheerungen durch die Seuche in der
französischen, schlecht geimpften Armee mit der geringen Zahl der Krankheits-
und Sterbefälle unter den deutschen, besonders unter den nachweislich
wiedergeimpften Truppen und berücksichtigt man, daß die deutschen
Heeresteile, wenngleich siegreich, so doch an Strapazen, z. B. in den von
Regengüssen durchweichten Feldlagern vor Metz, in der Winterkälte bei
Belfort und Dijon, auf den Gewaltmärschen nach Sedan und Orleans
nicht weniger zu leiden hatten als ihre Gegner, so versteht man die Worte
des amtlichen Kriegs-Sanitätsberichts: „Mitten in dem Seuchenherde
stand die deutsche Armee, nur wenig berührt von der ringsum wütenden
Krankheit, wehrhaft auch diesem Feinde gegenüber, welchem das Heimathland
leider ebenso wie Frankreich und dessen Heer erlag."

8. Das deutsche Impfgesetz.

In der Pockenepidemie der Jahre 1870 bis 1872 hatte das deutsche
Volk eine Heimsuchung erlitten, deren Wiederholung zu vermeiden mit
allen Mitteln erstrebt werden mußte. Neben dem Verlust zahlreicher
Menschenleben waren auch beträchtliche wirtschaftliche Einbußen zu be-

klagen. Die Fürsorge für die Kranken, die Bekämpfung der Seuche hatten große Geldmittel beansprucht; durch die Erkrankungen waren viele Arbeitskräfte auf längere Zeit außer Tätigkeit gesetzt worden; die Siechgebliebenen mußten noch weiterhin unterstützt werden; unter der Ansteckungsfurcht hatte der Verkehr gelitten. Wer im einzelnen der Erkrankung entgangen oder davon genesen war, wünschte doch für die Zukunft Sicherheit davor zu erhalten, daß seine Gesundheit nicht von neuem gefährdet, seine Angehörigen nicht dahingerafft und der Wohlstand seiner Familie nicht geschädigt oder vernichtet würde.

Dies konnte nur durch die allgemeine Verbreitung der Schutzpockenimpfung und der Wiederimpfung erreicht werden. Tausende von Versuchen hatten bald nach Jenners Entdeckung den Beweis geliefert, daß die Geimpften gegen die Pockenansteckung geschützt waren. Später freilich hatte sich gezeigt, daß dieser Schutz im Laufe der Zeit allmählich, in seltenen Ausnahmen schon frühzeitig abnahm; immer jedoch war die Wahrscheinlichkeit, an Pocken zu erkranken, für den Geimpften um vieles geringer als für den Ungeimpften. Im Falle der Erkrankung eines Geimpften an den Pocken verlief die Krankheit außergewöhnlich milde, bei Ungeimpften aber mit ihrer von alters her bekannten Furchtbarkeit. In den ersten Jahren nach der Impfung war die Sicherheit gegen das Blatterngift nahezu unbedingt, und hatte der Schutz später abgenommen, so konnte er durch die Wiederimpfung wiederhergestellt werden.

Es lag somit die Frage nahe, ob auch fernerhin die einzelstaatliche Gesetzgebung, nach der ein Impfzwang im größten Teile des Reiches nicht bestand, die Wiederimpfung aber nur in einigen kleinen Gebieten vorgesehen war, als genügend erachtet werden sollte, oder ob man den Schutz unserer Mitbürger vor dem Blatternelend durch ein einheitliches Reichsgesetz zu sichern sich entschließen mochte.

Ein Vorgehen im letzteren Sinne wurde bei den verbündeten Regierungen wiederholt angeregt. Bereits vor dem Ausbruch der großen Epidemie hatte der Reichstag am 6. April 1870 beschlossen, „den Herrn Bundeskanzler zu veranlassen, schon vor der Einsetzung einer medizinischen Zentralbehörde für den Norddeutschen Bund baldigst eine statistische Erhebung über den Einfluß der einmaligen und wiederholten Einimpfung der Schutzpocken auf die Verbreitung und Gefährlichkeit der Menschenblattern, sowie auf die Gesundheit der Geimpften innerhalb der Staaten des Norddeutschen Bundes und tunlichst auch der übrigen Staaten ins Werk zu setzen". Unterm 22. März 1872 folgte ein weiterer Reichstagsbeschluß des Inhalts, daß ein vom Verein für wissenschaftliche Heilkunde in Königsberg mit einer Bittschrift eingereichter Entwurf eines Impfgesetzes für das Deutsche Reich dem Reichskanzler als Material für die künftige Reichsgesetzgebung zu überweisen sei. Den Wünschen des Königsberger Vereins schlossen sich bald darauf auch die deutschen Lebensversicherungsgesellschaften in einem Gesuch an den Reichstag an. Am 23. April 1873 faßte der Reichstag den Beschluß, den Reichskanzler zu ersuchen, „für die baldige einheitliche gesetzliche Regelung des Impfwesens für das Deutsche Reich auf Grundlage des Vaccinations- und Revaccinationszwanges Sorge zu tragen". Auf eine Umfrage des Bundesrats befürworteten nahezu sämtliche Bundesregierungen die einheitliche Regelung des Impfwesens.

Die Reichsverwaltung entschloß sich, den Anregungen Folge zu geben. Bereits am 5. Februar 1874 wurde dem Reichstag ein vom Bundesrat gebilligter Entwurf eines Gesetzes über den Impfzwang vorgelegt. Am 18. Februar begannen die Verhandlungen darüber, und am 14. März wurde der Entwurf mit einigen Änderungen unter dem Titel „Impfgesetz" vom Reichstag angenommen. Am 8. April 1874 wurde das Gesetz erlassen.

Durch das Reichsimpfgesetz, dessen Wortlaut im Anhange mitgeteilt ist, ist in Deutschland sowohl die Impfung als die Wiederimpfung allgemein eingeführt.

Der Impfung mit Schutzpocken ist nach den Vorschriften des Gesetzes zu unterziehen

1. jedes Kind vor dem Ablaufe des auf sein Geburtsjahr folgenden Kalenderjahres, sofern es nicht nach ärztlichem Zeugnis die natürlichen Blattern überstanden hat,

2. jeder Zögling einer öffentlichen Lehranstalt oder einer Privatschule, mit Ausnahme der Sonntags und Abendschulen, innerhalb des Jahres, in welchem der Zögling das zwölfte Lebensjahr zurücklegt, sofern er nicht nach ärztlichem Zeugnis in den letzten fünf Jahren die natürlichen Blattern überstanden hat oder mit Erfolg geimpft worden ist.

Absichtlich ist als Frist zur Vornahme der Impfung wie auch der Wiederimpfung der Zeitraum von mindestens einem vollen Jahre freigelassen. Die Impfpflichtigen für die Erstimpfung werden aus den Geburtslisten der Standesämter ermittelt. Eine Übersicht der zur zweiten Impfung vorzustellenden Kinder wird nach den in Deutschland bestehenden Verhältnissen am besten in den Schulen erhalten. Zwar können hierbei solche Kinder, welche in dem in Betracht kommenden Alter eine Schule nicht besuchen, der Wiederimpfung entzogen werden. Indes würde die Ermittelung auch dieser Kinder auf kaum zu überwindende Schwierigkeiten stoßen. Auch sind die im ganzen seltenen Fälle solcher Art vom gesundheitlichen Standpunkte ohne Bedeutung.

Zur Erfüllung der Impfpflicht gehört nicht nur die Unterwerfung unter die Impfung und Wiederimpfung; vielmehr ist der Geimpfte außerdem zur Feststellung des Impferfolgs frühestens am 6., spätestens am 8. Tage nach der Impfung dem impfenden Arzte vorzustellen. Ergibt sich dabei, daß die Impfung nicht erfolgreich gewesen ist, so muß sie spätestens im nächsten Jahre, und falls sie auch dann erfolglos bleibt, im dritten Jahre wiederholt werden.

In dem ursprünglichen Entwurfe des Impfgesetzes war den Behörden das Recht eingeräumt, im Falle des Ausbruchs einer Pockenepidemie Zwangsimpfungen der gefährdeten Personen anzuordnen. Im Reichstage wurde diese Bestimmung bei der 3. Lesung des Gesetzentwurfs mit nur 141 gegen 140 Stimmen abgelehnt, dagegen in das Gesetz der Vorbehalt aufgenommen, daß diejenigen Vorschriften, welche über Zwangsimpfungen bei Ausbruch einer Pockenepidemie in den ein zelnen Ländern zur Zeit des Inkrafttretens des Gesetzes bereits bestanden, durch dieses nicht berührt werden.

Hiernach hat z. B. in den älteren Landesteilen Preußens[1]) die nachstehende, in § 55 des Regulativs vom 8. August 1835[2]) enthaltene Vorschrift noch gegenwärtig Geltung: „Brechen in einem Hause die Pocken aus, so ist genau zu untersuchen, ob in demselben noch ansteckungsfähige Individuen vorhanden sind, deren Vakzination alsdann in der kürzesten Zeit vorgenommen werden muß. Bei weiterer Verbreitung der Krankheit sind zugleich sämtliche übrige Einwohner auf die drohende Gefahr aufmerksam zu machen und aufzufordern, ihre noch ansteckungsfähigen Angehörigen schleunigst vakzinieren zu lassen, zu welchem Ende von seiten der Medizinalpolizei die nötigen Veranstaltungen getroffen und erforderlichenfalls Zwangs-Impfungen bewirkt werden müssen". Die fortdauernde Gültigkeit dieser Bestimmung, die sich allerdings nur auf die Durchführung von Erstimpfungen[3]) bezieht, ist durch den § 37 Abs. 3 des Preußischen Gesetzes, betreffend die Bekämpfung übertragbarer Krankheiten, vom 28. August 1905 ausdrücklich betont worden. In Bayern bestehen zwar Sondervorschriften über Zwangsimpfungen beim epidemischen Auftreten der Pocken nicht; dagegen gewährt der Artikel 67 Abs. 2 des Polizei-Strafgesetzbuchs vom 26. Dezember 1871 die Möglichkeit, die Wiederimpfung, so oft sich Veranlassung hierzu ergibt, in mehr oder minder großer Ausdehnung anzuordnen. Die erwähnte Gesetzesbestimmung lautet: „Der gleichen Strafe (d. h. einer Geldstrafe bis zu 30 Thlrn. oder einer Haftstrafe bis zu 4 Wochen) unterliegt, wer außer den Fällen des § 327 und 328 des Strafgesetzbuchs für das Deutsche Reich den von der zuständigen Behörde zum Schutze gegen den Eintritt oder die Verbreitung einer ansteckenden oder epidemisch auftretenden Krankheit oder Viehseuche angeordneten Sicherheitsmaßregeln zuwiderhandelt". In der Regel wird eine solche Notimpfung von der Distrikts-Polizeibehörde vorgeschrieben, welche auch in jedem einzelnen Falle die näheren Bestimmungen über die Ausführung der Maßregel zu treffen hat. Außerdem sind gesetzliche Handhaben zur Anordnung von Zwangsimpfungen bei Ausbruch einer Pockenepidemie vorhanden in Württemberg, Baden, Teilen Thüringens, Hessen, Hamburg, Mecklenburg-Schwerin, Mecklenburg-Strelitz, Anhalt, Lippe und Schaumburg-Lippe.

Von der Erfüllung der Impfpflicht sind solche Impfpflichtigen befreit, welche nach ärztlichem Zeugnis ohne Gefahr für ihr Leben oder ihre Gesundheit nicht geimpft werden können. Es ist hierdurch die Möglichkeit gewährt, Schädlichkeiten auszuschließen, die schwächlichen, kranken oder zu gewissen Leiden veranlagten Kindern durch die Impfung zugefügt werden könnten.

Nach den Vorschriften, die von den Ärzten bei der Ausführung der Impfung zu befolgen sind[4]), sollen Kinder, die an schweren akuten oder chronischen, die Ernährung stark beeinträchtigenden oder die Säfte verändernden Krankheiten leiden, in der Regel nicht geimpft und nicht wiedergeimpft werden. Insbesondere sind Kinder, die mit nässenden oder juckenden Ekzemen oder mit Ohrenfluß behaftet sind, von der Impfung zurückzustellen. Es hat deshalb der Impfarzt die zu impfenden Kinder vor der Impfung zu besichtigen und auch die begleitenden Angehörigen über den Gesundheitszustand der Impflinge zu befragen. Der Impfarzt hat sich ferner vor jeder einzelnen Impfung zu erkundigen, welches der Gesundheitszustand in der Umgebung des Impflings ist. Wird dabei dem Impfarzt in glaubhafter Weise nachgewiesen, daß in der Familie des Impfpflichtigen eine Erkrankung an einer rosen-

---

1) Gilt nicht in den im Jahre 1866 erworbenen Provinzen Hessen-Nassau und Schleswig-Holstein; für Hannover war bei Ausbruch der Pocken die Zwangsimpfung der zunächst gefährdeten und des Schutzmittels der Impfung noch entbehrenden Personen schon in der Verordnung, die allgemein einzuführende Vaccination usw. betreffend, vom 24. April 1821 vorgesehen.

2) Vgl. S. 45.

3) Vgl. Veröffentlichungen des KGA. 1917. S. 364.

4) Wortlaut im Anhange.

artigen Entzündung oder an einem nässenden Ausschlag vorhanden ist, so hat der Impfarzt im ersteren Falle die Impfung zu unterlassen; im anderen Falle soll er berechtigt
sein, die Impfung aufzuschieben, sofern eine wirksame Absonderung des Impflings oder
der an dem Ausschlag leidenden Person nicht gewährleistet erscheint. Andererseits sind
jene Angehörigen gehalten (vgl. Verhaltungsvorschriften für die Angehörigen der Erstimpflinge § 3), dem Impfarzte vor der Ausführung der Impfung Mitteilung zu machen
über frühere oder noch bestehende Krankheiten des Kindes sowie über rosenartige Entzündungen oder nässende Hautausschläge, von denen etwa Personen in der Umgebung
des Kindes befallen sind. Ausnahmsweise (namentlich beim Auftreten der natürlichen
Pocken) können aber auch Kinder, die aus den eben angeführten Gründen sonst zurückzustellen sein würden, der Impfung unterworfen werden, und zwar ist die Entscheidung
darüber dem Ermessen des Impfarztes anheimgegeben.

Um mißbräuchliche Impfhinterziehungen zu verhüten, ist vorgeschrieben,
daß die Impfung binnen Jahresfrist nach Aufhören des die Gefahr begründenden Zustandes des Impflings nachgeholt wird, und daß in zweifelhaften Fällen der zuständige Impfarzt endgültig entscheidet, ob die Gefahr
noch fortbesteht. In den ärztlichen Zeugnissen, durch welche die Befreiung
von der Impfung nachgewiesen werden soll, ist unter Angabe des Vor-
und Zunamens des Impflings, sowie des Jahres und Tages seiner Geburt zu bescheinigen, aus welchen Gründen und wie lange die Impfung
unterbleiben darf.

Damit der Impfpflicht in sicherer und bequemer Weise genügt werden kann, ist die Errichtung öffentlicher Impfstellen vorgesehen.
Diese Impfstellen sollen jedermann zugänglich sein und die Gewähr bieten,
daß die Impfungen von sachkundiger Hand und mit gutem Impfstoff
vollzogen werden; sie sollen durch die Unentgeltlichkeit ihrer Leistungen
verhindern, daß aus dem Impfzwange der Bevölkerung Geldausgaben
erwachsen; ihre Tätigkeit soll sich auf die wärmere Jahreszeit beschränken,
damit die Kinder auch vom Lande und von kleinen Orten her ohne erhebliche Belästigungen und Nachteile zur Impfung gebracht werden können.
Das Gesetz bestimmt daher, daß in jedem Bundesstaate Impfbezirke zu
bilden sind, deren jeder einem Impfarzte unterstellt wird. Die Impfärzte
nehmen in der Zeit von Anfang Mai bis Ende September jeden Jahres
an den vorher bekannt zu machenden Orten und Tagen für die Bewohner
ihrer Bezirke Impfungen unentgeltlich vor. Die Orte für die Vornahme
der Impfungen sowie für die spätere Vorstellung der Impflinge werden
so gewählt, daß kein Ort des Bezirks von dem nächstbelegenen Impforte mehr als 5 Kilometer entfernt ist.

In den unterm 22. März 1917 vom Bundesrate den Ländern empfohlenen Vorschriften, die von den Behörden bei der Ausführung der öffentlichen Impfungen zu
befolgen sind[1]), werden hierfür helle, heizbare, genügend große, gehörig gereinigte und
gelüftete Räume gefordert, die womöglich auch eine Trennung des Warteraums vom
Operationszimmer zulassen. Bei kühler Witterung sind die Räume zu heizen. Für
die Aufrechterhaltung der Ordnung sorgt ein im Impftermine anwesender Beauftragter
der Ortsbehörde im Einvernehmen mit dem Impfarzte. Entsprechende Schreibhilfe ist
bereitzustellen. Bei der Wiederimpfung und der darauf folgenden Nachschau soll ein
Lehrer anwesend sein. Eine Überfüllung der Impfräume, namentlich des Operationszimmers, ist zu vermeiden. Falls mehrere Impftermine an einem Tage angesetzt sind,
sollen sie nicht zu rasch aufeinanderfolgen. Zwischen den Impfterminen ist der Impfraum gehörig zu lüften. Die Zahl der vorzuladenden Impflinge soll sich nach der

---

[1]) Wortlaut im Anhange.

Größe der Impfräume richten. Die Impfung soll tunlichst mit der Nachschau früher Geimpfter nicht zusammenfallen. Jedenfalls sind Erstimpflinge und Wiederimpflinge möglichst voneinander zu trennen.

Der Bedarf an Impfstoff ist den öffentlichen Impfärzten von besonderen staatlichen Anstalten zur Beschaffung und Erzeugung von Schutzpockenlymphe unentgeltlich zu liefern. Die Landesregierungen haben dafür zu sorgen, daß solche Impfanstalten in genügender Anzahl vorhanden sind.

Im Jahre 1925 waren im Deutschen Reiche 15 Impfanstalten in Betrieb, nämlich in Königsberg i. Pr., Berlin, Stettin, Oppeln, Halle a. S , Hannover, Cassel, Köln, in den außerpreußischen Ländern in München, Dresden, Darmstadt, Hamburg, Schwerin, Bernburg und Lübeck. Diese Anstalten liefern den Bedarf für sämtliche öffentlichen Impfungen sowie für den größten Teil der Privatimpfungen. Ihr Betrieb steht unter der Leitung staatlich angestellter Ärzte und unter der Aufsicht der höheren Gesundheitsbehörden. Das in ihnen gebräuchliche Verfahren ist im Anhang mitgeteilt.

Für die ordnungsgemäße Durchführung der Impfpflicht ist gesorgt einerseits durch Listen, die in jedem Impfbezirk die Impfpflichtigen nachweisen, andererseits durch Bescheinigungen, die über jede einzelne Impfung ausgestellt werden. Die Listen der der ersten Impfung unterliegenden Kinder werden von der Verwaltungsbehörde, die Verzeichnisse der zu den Impfungen im späteren Alter heranzuziehenden Schüler von den Vorstehern der Lehranstalten vor Beginn der Impfzeit angefertigt. Die Impfärzte vermerken darin, ob die Impfung mit oder ohne Erfolg vollzogen, oder ob und weshalb sie ganz oder vorläufig unterblieben ist. Nach dem Schlusse des Kalenderjahres sind die Listen der Behörde einzureichen. In den Impfscheinen, die außerdem über jede Impfung nach Feststellung ihrer Wirkung ausgestellt werden müssen, wird unter Angabe des Vor- und Zunamens des Impflings sowie des Jahres und Tages seiner Geburt bescheinigt, entweder, daß durch die Impfung der gesetzlichen Pflicht genügt ist, oder daß die Impfung im nächsten Jahre wiederholt werden muß. Die erste Ausstellung dieser Bescheinigungen erfolgt stempel- und gebührenfrei. Eltern, Pflegeeltern und Vormünder sind gehalten, auf amtliches Erfordern mittels der vorgeschriebenen Bescheinigungen den Nachweis zu führen, daß die Impfung ihrer Kinder oder Pflegebefohlenen erfolgt oder aus einem gesetzlichen Grunde unterblieben ist[1]). Die Vorsteher derjenigen Schulanstalten, deren Zöglinge dem Impfzwange unterliegen, haben bei der Aufnahme von Schülern durch Einfordern der vorgeschriebenen Bescheinigungen festzustellen, ob die gesetzliche Impfung erfolgt ist. Sie haben dafür zu sorgen, daß Zöglinge, die während des Besuches der Anstalt impfpflichtig werden, dieser Verpflichtung genügen, und auf Nachholung der Impfung zu bringen, wenn eine solche ohne gesetzlichen Grund unterblieben ist. Sie sind verpflichtet, 4 Wochen vor Schluß des Schuljahres der zuständigen Behörde ein Verzeichnis derjenigen Schüler vorzulegen, für welche der Nachweis der Impfung nicht erbracht ist.

Beim Vollzug des Impfgesetzes sind von den Impfärzten und von den Behörden 9 verschiedene Vordrucke[2]), die der Bundesrat zuletzt am 22. März 1917 einheitlich festgestellt hat, zu benutzen.

---

[1]) Vgl. auch S. 70.
[2]) Vgl. S. 75.

Die Befugnis, Impfungen vorzunehmen, ist außer den Impf=
ärzten ausschließlich Ärzten vorbehalten; dabei ist der zuständigen Be=
hörde das Recht eingeräumt, daß bei 2 Jahre hintereinander erfolglos
gebliebener Impfung deren letzte Wiederholung durch den Impfarzt vor=
genommen wird.

Nur unter diesen Voraussetzungen konnte einerseits der Zweck des
Gesetzes, durch erfolgreiche Impfung jedes einzelnen der Bevölkerung
einen wirksamen Schutz gegen die Pocken zu verleihen, gesichert, anderer=
seits Bürgschaft dagegen gewährt werden, daß den Impflingen durch
kunstwidrige Ausführung der Impfung Nachteile entstehen.

Dasselbe Ziel erstreben die vom Bundesrat unterm 22. März 1917 den Bundes=
regierungen empfohlenen bereits erwähnten „Vorschriften, die von den Ärzten bei der
Ausführung der Impfung zu befolgen sind", ferner die „Beschlüsse, betreffend Leit=
sätze für die Sicherung einer zweckmäßigen Auswahl der Impfärzte"[1]. Nach letzteren
soll die Bestellung der Impfärzte durch die Staatsbehörde erfolgen. Die Bewerber
haben sich über genügende Kenntnisse auf dem Gebiete des Impfwesens sowie über hin=
längliche Technik im Impfen auszuweisen. Vorzugsweise sind als Impfärzte beamtete
Ärzte auszuwählen; nichtbeamtete Ärzte sind bei Übernahme des Impfgeschäfts aus=
drücklich in Pflicht zu nehmen. Von Zeit zu Zeit ist den Impfärzten Gelegenheit zu
geben, sich über die Fortschritte auf dem Gebiete der Impftechnik, der Pathologie der
Impfung und der Lymphegewinnung zu unterrichten. Weitere „Beschlüsse, betreffend
Leitsätze für die Vorbildung der Ärzte in der Impfung"[1], fordern, daß die Studie=
renden der Heilkunde während des klinischen Unterrichts am praktischen Unterricht in
der Impftechnik teilnehmen; ferner ist ihnen, soweit möglich, auch durch Besuch einer
Impfanstalt Gelegenheit zu geben, die zur Ausübung der Impfung erforderlichen tech=
nischen Fähigkeiten und Kenntnisse über Gewinnung und Erhaltung der Lymphe zu
erwerben. Bei der ärztlichen Prüfung hat der Kandidat nachzuweisen, daß er sich mit
den Grundsätzen und der Technik der Schutzpockenimpfung vertraut gemacht hat, auch
die erforderlichen Kenntnisse über Gewinnung und Erhaltung der Lymphe besitzt. Nach
Ablauf des praktischen Jahres hat der Kandidat zur Erlangung der ärztlichen Appro=
bation nachzuweisen, daß er mindestens zwei öffentlichen Impfungs= und ebensovielen
Wiederimpfungsterminen beigewohnt hat. Endlich ist in allen Bundesstaaten entspre=
chend den Beschlüssen des Bundesrats eine ständige technische Überwachung
des Impfwesens durch Medizinalbeamte eingeführt[2].

Um den gesetzlichen Bestimmungen den erforderlichen Nachdruck zu
verleihen, enthält das Impfgesetz eine Reihe von Strafandrohungen.
So wird derjenige, welcher unbefugter Weise Impfungen vornimmt, mit
Geldstrafe bis zu 150 ℳ oder mit Haft bis zu 14 Tagen bestraft. Fahr=
lässigkeiten bei der Ausführung einer Impfung werden mit Geldstrafe
bis zu 500 ℳ oder mit Gefängnisstrafe bis zu 3 Monaten geahndet, so=
fern nicht nach dem Strafgesetzbuch eine härtere Strafe eintritt, z. B. wenn
durch ein Versehen des Arztes eine Gesundheitsbeschädigung des Impflings
herbeigeführt ist[3]. Ärzte, welche die vorgeschriebenen Impflisten unordent=
lich führen oder sie nicht rechtzeitig der Behörde einreichen, ebenso Schul=
vorsteher, welche den ihnen vom Impfgesetz auferlegten Verpflichtungen
nicht nachkommen, haben eine Geldstrafe bis zu 100 ℳ zu gewärtigen.

Außerdem bedroht das Strafgesetzbuch die unbefugte oder wahrheitswidrige Aus=
stellung von Impfzeugnissen als Urkundenfälschung mit erheblicher Gefängnisstrafe[4].

---

[1] Wortlaut im Anhange.

[2] Ebenda: Ziffer 8 der Beschlüsse. 22. März 1917.

[3] Vgl. § 230. StGB.

[4] Vgl. §§ 277, 278, 348 StGB., von welchen Bestimmungen die erste den Nicht=
arzt, die zweite den Arzt, die dritte den amtlich angestellten Impfarzt trifft.

Vorschriften, auf Grund deren eine Impfung unter Anwendung von Gewalt erzwungen werden könnte, enthält das Impfgesetz nicht; auch die polizeiliche Vorführung eines impfpflichtigen Kindes zum Impftermin ist dort nicht ausdrücklich vorgesehen; landesrechtlich wird eine solche in Preußen für zulässig erachtet, da hier die Polizei nach § 132 Ziffer 3 des Landesverwaltungsgesetzes vom 30. Juli 1883 (Pr. Ges. Samml. S. 195) befugt ist, zur Durchführung gesundheitspolizeilicher Maßnahmen auch Zwangsmittel anzuwenden, und diese Befugnis durch das Impfgesetz nicht gemindert oder ausgeschlossen ist[1].

Auch in der Mehrzahl der außerpreußischen Bundesstaaten wird eine landesrechtliche Anwendung körperlichen Zwanges theoretisch für zulässig angesehen. Was die praktische Anwendung der Zwangsimpfung angeht, so läßt sich indes nicht verkennen, daß sie, wenngleich im Interesse der Allgemeinheit gelegen, doch einen Eingriff in die persönliche Freiheit des einzelnen darstellt, der mit unliebsamen Begleiterscheinungen und Unzuträglichkeiten verbunden ist. Mit der Verhütung solcher Vorkommnisse wird aber der Allgemeinheit gleichfalls gedient. Die Behörden sind daher mit Weisung versehen worden, bei der Durchführung des gesetzlich zulässigen Impfzwangs die größte Zurückhaltung zu üben. Sie sollen versuchen, durch Erteilen von Ratschlägen, durch Belehrung und Vorführung von Vernunftgründen auf die Eltern oder deren Vertrauensleute einzuwirken und die Eltern dahin zu bringen, daß sie ihre Kinder freiwillig impfen lassen und die Ausführung der Impfung gutwillig dulden[2].

Einen mittelbaren Zwang zur Impfung gegenüber den Eltern, Pflegeeltern und Vormündern sucht das Impfgesetz auszuüben: Einerseits verpflichtet es diese Personen, auf amtliches Erfordern mittels der vorgeschriebenen Bescheinigungen (der Impfscheine oder sonstigen ärztlichen Zeugnisse) den Nachweis zu führen, daß die Impfung ihrer Kinder und Pflegebefohlenen erfolgt oder aus einem gesetzlichen Grunde unterblieben ist, und setzt auf die Unterlassung dieses Nachweises eine Geldstrafe bis zu 20 ℳ.

Meist ergeht seitens der zuständigen Verwaltungsbehörde bereits vor Beginn der alljährlichen (von Anfang Mai bis Ende September dauernden) Impfzeit eine allgemeine Bekanntmachung, die hinsichtlich aller impfpflichtigen Kinder deren Eltern, Pflegeeltern und Vormünder auffordert, bis zum Ablauf der Impfzeit durch Vorlegung der gesetzlich vorgeschriebenen Scheine nachzuweisen, entweder daß die Kinder mit Erfolg geimpft sind, oder daß deren Impfung im nächsten Jahre wiederholt werden muß, oder weshalb und auf wie lange ein Impfling von der Impfung befreit ist. Wer diesen Nachweis rechtzeitig zu führen unterläßt, hat — selbst wenn die Impfung wirklich erfolgt ist — die Strafe verwirkt.

------

[1] Vgl. Entsch. des Preuß. Ober-Verwaltungsgerichts vom 1. März 1895 (Sammlung gerichtl. Entscheidungen auf dem Gebiete der öffentl. Gesundheitspflege S. 18; Beilage zu den Veröffentl. des Kais. Gesundheitsamts 1895), ferner Urteile desselben Gerichtes vom 12. Februar 1901 (Sammlung gerichtl. Entscheidungen IV. Bd. S. 160), vom 30. Oktober 1908, 24. September 1909, 9. Februar 1910, 31. Januar 1911, 10. Februar 1911, 22. September 1911, 18. Juni 1912, 21. Juni 1912, 20. September 1912, 21. Januar 1913, 24. Januar 1913 (VII. Bd. S. 355).

[2] Vgl. auch: Der Impfzwang und das Reichs-Impfgesetz vom 8. April 1874, von Dr. jur. Hermann Kastner. Berlin 1909. Druck und Verlag von Eduard Fränkel. S. 45.

Daneben bietet das Gesetz noch eine zweite wirksame Handhabe, um die Impfung mittelbar zu erzwingen, indem es bestimmt, daß Eltern, Pflegeeltern und Vormünder, deren Kinder und Pflegebefohlene ohne gesetzlichen Grund und trotz amtlicher Aufforderung der Impfung oder der ihr folgenden ärztlichen Nachschau entzogen geblieben sind, mit Geldstrafe bis zu 50 ℳ oder mit Haft bis zu 3 Tagen bestraft werden (§ 14, Abs. 2).

Nach der Auslegung, welche diese Bestimmung nahezu einhellig seitens der höchsten Gerichte[1] gefunden hat, kann die behördliche Aufforderung an säumige Eltern bezüglich jedes impfpflichtigen Kindes so lange wiederholt werden, bis der Nachweis der vollzogenen Impfung geführt ist. Wegen Nichtbefolgung einer jeden neuen Aufforderung ist erneute Bestrafung zulässig. Wäre es gestattet, durch einmalige Erlegung der Ungehorsamsstrafe sich allen weiteren Behelligungen wegen Nachholung der Impfung zu entziehen und so gewissermaßen das impfpflichtige Kind von der Impfung loszukaufen, so wäre das Gesetz eine halbe Maßregel und sein wichtiger gesundheitlicher Zweck unerreichbar[2].

Schon nach der Verfassung des Deutschen Reichs vom 16. April 1871, welche die Beaufsichtigung der Maßregeln der Medizinalpolizei in Art. 4 Nr. 15 dem Reiche zuwies, gehörte es zu den Aufgaben der Reichsverwaltung, die Impfgesetzgebung vorzubereiten, sich über die Ausführung des Impfgesetzes unterrichtet zu halten, seine Wirkung zu verfolgen, die durch das Gesetz etwa bedingten Nachteile kennen zu lernen und, soweit dies möglich oder notwendig war, abzustellen, endlich dafür Sorge zu tragen, daß das Impfwesen unter Berücksichtigung der erzielten wissenschaftlichen Fortschritte und gesammelten praktischen Erfahrungen stetig vervollkommnet werde. In Wahrnehmung dieser Pflicht ist seit Erlaß des Impfgesetzes bereits zu drei verschiedenen Malen eine Prüfung verschiedener, den Vollzug des Gesetzes betreffenden Fragen durch eine Kommission von Sachverständigen angeordnet worden. Die Beratungsergebnisse wurden jeweils zur Grundlage von Beschlüssen gemacht, die wichtige Änderungen und Neuerungen auf dem Gebiete des Impfwesens brachten.

Zunächst handelt es sich hier um die Bundesratsbeschlüsse vom 18. Juni 1885. Sie entsprachen im allgemeinen den Beschlüssen einer im Herbst 1884 vom Reichsgesundheitsamte unter Zuziehung auch von drei impfgegnerischen Ärzten einberufenen Sachverständigenkommission und den von dieser aufgestellten Entwürfen von Vorschriften. Diese umfaßten[3]:

1. Beschlüsse, betreffend den physiologischen und pathologischen Stand der Impffrage,

---

[1] Vgl. Urteil des preuß. Kammergerichts vom 10. November 1892 (Jahrbuch für Entscheidungen dieses Gerichts Bd. 12, S. 375 und Veröff. d. Kais. Gesundheitsamtes 1893, S. 647), woselbst eine Reihe übereinstimmender Urteile angeführt sind.

[2] Vgl. Urteil des Oberlandesgerichts zu Dresden vom 18. Dezember 1893 (Annalen dieses Gerichts Bd. 15, S. 197 und Veröff. d. Kais. Gesundheitsamtes 1894, S. 691), ferner die einschlägigen Urteile in der Sammlung gerichtlicher Entscheidungen auf dem Gebiete der öffentlichen Gesundheitspflege (ausschließlich Nahrungs- und Genußmittel) — Beilage B zu den Veröff. d. Kais. Gesundheitsamtes — Bd. 2, S. 69; Bd. 3, S. 142; Bd. 4, S. 163; Bd. 5, S. 191; Bd. 6, S. 132; Bd. 7, S. 382; Bd. 8, S. 268, sowie Veröff. d. Reichsgesundheitsamtes 1925, S. 144 und „Volkswohlfahrt“ 1925, S. 71.

[3] Veröff. d. Kais. Gesundheitsamtes 1885, 2. Halbjahr, S. 45.

2. Beschlüsse, betreffend die allgemeine Einführung der Impfung mit Tierlymphe,

3. Entwurf von Vorschriften, welche von den Ärzten bei der Ausführung des Impfgeschäftes zu befolgen sind,

4. Entwurf von Verhaltungsvorschriften für die Angehörigen der Impflinge,

5. Entwurf von Vorschriften, welche von den Ortspolizeibehörden bei der Ausführung des Impfgeschäftes zu befolgen sind,

6. Beschlüsse, betreffend die Sicherung einer zweckmäßigen Auswahl der Impfärzte,

7. Beschlüsse, betreffend die technische Vorbildung der Ärzte für das Impfgeschäft,

8. Beschlüsse, betreffend die Anordnung einer ständigen technischen Überwachung des Impfgeschäftes durch Medizinalbeamte,

9. Beschlüsse, betreffend die Herstellung einer Statistik der Todesfälle an Pocken[1].

Unter dem 28. April 1887 erklärte sich ferner der Bundesrat mit einer von einer neuen Sachverständigenkommission im Jahre 1886 ausgearbeiteten Anweisung zur Gewinnung, Aufbewahrung und Versendung von Tierlymphe einverstanden[2]. Es handelte sich dabei vornehmlich darum, die Herstellung des damals schon immer mehr statt der Menschenlymphe in Aufnahme kommenden tierischen Impfstoffs zu regeln.

Sodann hat im Sommer 1898 im Reichsgesundheitsamte unter Zuziehung von zwei in der Impffrage einen Sonderstandpunkt einnehmenden Ärzten eine Kommission von Sachverständigen getagt, um nach der Weisung des Bundesrats darüber zu beraten, „ob und inwieweit etwa nach dem derzeitigen Stande der Wissenschaft und der auf dem Gebiete des Impfwesens gemachten praktischen Erfahrungen eine Revision oder Ergänzung der zum Vollzuge des Impfgesetzes ergangenen Bestimmungen angezeigt erscheint“. Unter dem 28. Juni 1899 hat sich der Bundesrat mit den Beratungsergebnissen dieser Kommission einverstanden erklärt und dementsprechend eine Reihe von Beschlüssen gefaßt[3].

Die im Vollzug derselben von den einzelnen Regierungen erlassenen Ausführungsvorschriften zum Impfgesetze hatten in der Hauptsache folgende Neuerungen gebracht: Es sind verstärkte Sicherheitsmaßregeln nach der Richtung getroffen worden, daß ein tunlichst wirksamer, gesundheitlich einwandfreier Impfstoff in den Lymphegewinnungsanstalten hergestellt wird und bei allen Impfungen im Reiche zur Verwendung gelangt. Es sind die Bestimmungen über die Ausführung der Impfungen ergänzt worden, um überall eine tunlichst gewissenhafte, den Anforderungen der Wissenschaft entsprechende Vornahme der Impfungen und Wiederimpfungen sicher

---

[1] Die Einrichtung einer Statistik der Erkrankungen und Todesfälle an Pocken ist durch Nr. 10, Abs. 2 der vom Bundesrat am 28. Januar 1904 hinsichtlich der Pocken beschlossenen Ausführungsbestimmungen zum Gesetz, betr. die Bekämpfung gemeingefährlicher Krankheiten, vom 30. Juni 1900 erneut geregelt worden (Veröff. d. Kais. Gesundheitsamtes 1904, S. 228).

[2] Veröff. d. Kais. Gesundheitsamtes 1887, S. 303.

[3] Ebenda 1899, S. 948.

zu stellen. Insbesondere wurde dem Impfarzt zur Pflicht gemacht, die Impfungen unter Beachtung der Regeln der Asepsis zu vollziehen.

Außerdem ist zur Erleichterung für die Impflinge und Wiederimpflinge die Impfung auf nur einem Oberarm zur endgültigen Regel gemacht und eine Vervollständigung der Verhaltungsvorschriften für die Angehörigen der Impflinge und Wiederimpflinge vorgenommen worden. Endlich sind, um über die Impfschädigungen in noch zuverlässigerer Weise als bisher unterrichtet zu werden, verstärkte Vorsorgemaßregeln ergriffen worden, damit etwaige Störungen des Verlaufs der Einzelimpfungen, sowie jede wirkliche oder angebliche Nachkrankheit tunlichst genau festgestellt und zur Kenntnis der zuständigen Behörden gebracht werden.

Außer den besonders zu diesem Zwecke berufenen Sachverständigenkommissionen ist auch der im Jahre 1901 begründete Reichsgesundheitsrat (Unterausschuß für Pocken und Impfwesen) wiederholt zur Begutachtung der Vollzugsvorschriften zu dem Impfgesetze herangezogen worden. Um auch diesmal die Auffassungen der Impfgegner, soweit sie auf wissenschaftlicher Grundlage beruhen, zur Erörterung kommen zu lassen, sind auch bei diesen Beratungen mehrere impfgegnerische oder ihren Bestrebungen nahestehende Ärzte beteiligt worden. Die von dem Unterausschusse vorgeschlagenen Ergänzungen und Abänderungen haben in den im Anhang abgedruckten Beschlüssen des Bundesrats, betreffend Vorschriften über Einrichtungen und Betrieb der staatlichen Impfanstalten, vom 28. Juni 1911, und solchen zur Ausführung des Impfgesetzes, vom 22. März 1917, Berücksichtigung gefunden.

Die Vorschriften über Einrichtung und Betrieb der staatlichen Impfanstalten, vom 28. Juni 1911, berücksichtigen alles, was Neues und Brauchbares die Wissenschaft, insbesondere die medizinische Asepsis, ferner die Technik und die reichen Erfahrungen beim Impfgeschäfte für die Herstellung und die Abgabe des Impfstoffes gelehrt haben. Nach diesen Vorschriften werden die Tiere, welche zur Herstellung der Lymphe verwendet werden, Kälber oder junge Rinder, vor der Impfung tierärztlich untersucht, und die von ihnen gewonnene Schutzpockenlymphe wird nicht eher verarbeitet und abgegeben, bevor die tierärztliche Untersuchung der geschlachteten Tiere ergeben hat, daß sie vollkommen gesund sind. Die Verarbeitung der Lymphe geschieht mit sterilen Instrumenten in sterilen Gefäßen, und die Lymphe wird in Gefäße abgefüllt, welche vorher durch Hitze keimfrei gemacht worden sind. Kein Impfstoff wird abgegeben, der nicht vorher bakteriologisch untersucht worden ist. Man kann daher behaupten, daß die Herstellung der Lymphe in Deutschland die denkbar größte Gewähr dafür bietet, daß irgendwelche Krankheitsübertragung durch sie nicht stattfinden kann.

Es ist den Vorstehern der Impfanstalten die Auflage gemacht, regelmäßige Jahresberichte zu erstatten und dem Reichsgesundheitsamte behufs einheitlicher Bearbeitung und Veröffentlichung zugängig zu machen. Die einschlägigen Berichte sind seit dem Jahre 1887 erschienen und anfangs in den „Arbeiten" [1] und später in den „Medizinalstatistischen Mitteilungen

---

[1] Bd. 5—7.

aus dem Reichsgesundheitsamte"[1]), seit 1922 in den „Veröffentlichungen" bekannt gegeben worden.

Die Beschlüsse des Bundesrats zur Ausführung des Impfgesetzes, vom 22. März 1917, bezwecken vor allem, den Vollzug des Impfgesetzes mit noch stärkeren Sicherheitsmaßnahmen als bisher zu umgeben, und stellen meist eine Verschärfung der Bestimmungen dar, die zur Vermeidung von Erkrankungen der geimpften Kinder vorher in Geltung waren.

Ziffer 1 der Beschlüsse faßt die Ergebnisse der wissenschaftlichen Forschung und Erfahrung, durch welche die gesetzliche Durchführung des Impfzwangs begründet ist, in nachstehenden Sätzen zusammen:

1. Beschlüsse, betreffend den physiologischen und pathologischen Stand der Impffrage[2]).

§ 1. Das einmalige Überstehen der Pocken (Blattern) verleiht mit seltenen Ausnahmen Schutz gegen ein nochmaliges Befallenwerden von dieser Krankheit.

§ 2. Die Impfung mit Kuhpockenlymphe ist imstande, einen ähnlichen Schutz zu bewirken.

§ 3. Die Dauer des durch Impfung erzielten Schutzes gegen Pocken schwankt innerhalb weiter Grenzen, beträgt aber im Durchschnitt zehn Jahre.

§ 4. Um einen ausreichenden Impfschutz zu erzielen, ist mindestens eine gut entwickelte Impfpocke erforderlich.

§ 5. Es bedarf einer Wiederimpfung nach Ablauf von zehn Jahren nach der ersten Impfung.

§ 6. Das Geimpftsein der Umgebung erhöht den Schutz, den der einzelne gegen die Pockenkrankheit erworben hat, und die Impfung gewährt demnach nicht nur einen persönlichen, sondern auch einen allgemeinen Nutzen in bezug auf Pockengefahr.

§ 7. Die Impfung kann unter Umständen mit Gefahr für den Impfling verbunden sein.

Abgesehen von zufälligen Übertragungen der Lymphe auf ungeimpfte Körperstellen kommen als Impfschädigungen nur Wundinfektionskrankheiten infolge nachträglicher Verunreinigung der Impfstellen gelegentlich vor.

Die Gefahr der Impfung kann durch Zurückstellung kranker Kinder von der Impfung, durch sorgfältige Ausführung der Impfung sowie durch richtige Pflege der Impflinge auf einen so geringen Umfang beschränkt werden, daß der Nutzen der Impfung den gelegentlichen Schaden unendlich überwiegt.

§ 8. Die Einführung der Impfung hat, soweit wissenschaftlich nachweisbar ist, keine Zunahme bestimmter Krankheiten oder der Sterblichkeit im allgemeinen zur Folge gehabt.

Ziffer 2 der Beschlüsse betrifft die ausschließliche Verwendung von Tierlymphe zur Impfung. Während nach den früheren Bestimmungen Menschenlymphe noch in Ausnahmefällen verwendet werden durfte, ist nunmehr ein völliges Verbot ihrer Anwendung ausgesprochen. Damit wird den Impfgegnern der von ihnen vielfach erhobene Einwand der Möglichkeit einer Syphilisübertragung durch die Impfung endgültig genommen. Der § 4 dieser Ziffer regelt den in den Apotheken stattfindenden Handel mit Tierlymphe.

Der Entwurf von Vorschriften, die von den Ärzten bei der Ausführung der Impfung zu befolgen sind (Ziffer 3 der Beschlüsse),

---

[1]) Bd. 1—11, 12—14, 16—17 und 20.

[2]) Vgl. den im Anhang abgedruckten Schlußbericht der unter dem 29. Mai 1889 durch Königliche Verordnung ernannten englischen Kommission zur Untersuchung der Impffrage.

bezweckt vor allem, den Vollzug des Impfgesetzes mit noch stärkeren
Sicherheitsmaßnahmen als vorher zu umgeben, und stellt meist eine Verschärfung der Bestimmungen dar, die zur Vermeidung von Erkrankungen
der geimpften Kinder in Geltung waren. Er verlangt weitgehende Maßnahmen zur Verhütung der Verbreitung übertragbarer Krankheiten anläßlich der Impftermine, eine sorgfältige Ermittelung des Gesundheitszustandes der Impflinge, die Zurückstellung mit Hautausschlägen behaf-
teter Kinder von der Impfung, den Schutz der Personen in der Umgebung
des Impflings vor zufälliger Übertragung des Kuhpockenstoffs, besonders
solchen Schutz für ekzematöse Geschwister, sowie eine weitere Ausgestal-
tung der aseptischen Vorsichtsmaßnahmen beim Impfverfahren.

In Ziffer 4 der Bundesratsbeschlüsse sind Entwürfe einer Belehrung
über den Nutzen der Impfung und von Verhaltungsvorschriften
A. für die Angehörigen der Erstimpflinge, B. für die Wiederimpflinge und ihre Angehörigen festgestellt.

In § 1 der unter Ziffer 5 empfohlenen Vorschriften, die von den
Behörden bei der Ausführung der öffentlichen Impfungen zu
befolgen sind, ist bestimmt, daß die Angehörigen der Impflinge bereits
bei Bekanntmachung des Impftermins die erwähnten Verhaltungsvorschriften erhalten sollen.

Nach Ziffer 6 der Beschlüsse, betreffend Leitsätze für die Sicherung
einer zweckmäßigen Auswahl der Impfärzte, haben diese, bevor
sie angestellt werden, nochmals den Nachweis gründlicher theoretischer
Kenntnisse sowie einer ausreichenden Impftechnik zu liefern. Damit diese
wissenschaftliche und praktische Durchbildung der an der Ausführung der
öffentlichen Impfung beteiligten Organe nicht nachlasse, ist den Impfärzten von Zeit zu Zeit Gelegenheit zu geben, sich über Fortschritte auf
dem Gebiete der Impftechnik, der Pathologie der Impfung und der
Lymphegewinnung zu unterrichten.

Die Beschlüsse Nr. 7 enthalten Leitsätze für die Vorbildung der
Ärzte in der Impfung. Danach soll die bisherige Sonderausbildung
der Ärzte, soweit möglich, durch den Besuch von Impfanstalten erweitert
und vertieft werden.

Nach Ziffer 8, Beschlüsse, betreffend Leitsätze für die Anordnung einer ständigen technischen Überwachung des Impfwesens durch Medizinalbeamte, ist die Geschäftsführung der Impfärzte alle 3 Jahre einer Nachprüfung zu unterziehen. Auch die Bestimmungen über eine Revision der staatlichen und privaten Impfanstalten
sind dadurch verschärft worden, daß diese alljährlich mindestens einmal
durch einen Medizinalbeamten zu besichtigen sind.

Die unter Ziffer 9 der Beschlüsse angegebenen Vordrucke für Impfscheine, Impfzeugnisse und Impflisten sind bei dem Vollzug der
Impfungen zu verwenden. Die Impflisten und Übersichten bilden die
Grundlage für die jährliche statistische Bearbeitung der Ergebnisse
der Schutzpockenimpfungen im Deutschen Reiche. Solche Berichte für die Jahre 1882—1887 wurden in den „Arbeiten" [1]), die spä-

---

[1]) Band 1, 2 und 5.

teren in den „Medizinal=statistischen Mitteilungen aus dem Kaiserl. Ge= sundheitsamte" [1] veröffentlicht. Auf diese Weise sind jedermann die er= forderlichen Unterlagen gegeben, um sich über die Wirkung des Impf= gesetzes zu unterrichten.

Dank dem Reichsgesetz ist die gegenwärtige Bevölkerung Deutschlands zum weitaus überwiegenden Teile geimpft und wiedergeimpft.

Während der 5 letzten Berichtsjahre 1917—1921 belief sich die Zahl der Erstimpfpflichtigen nach Abzug der bereits Geblatterten oder schon Geimpften auf 1 057 483; 908 476; 849 268; 1 165 573 und 1 522 149. Von diesen wurden der Impfung vorschriftswidrig entzogen 2,82; 3,26;

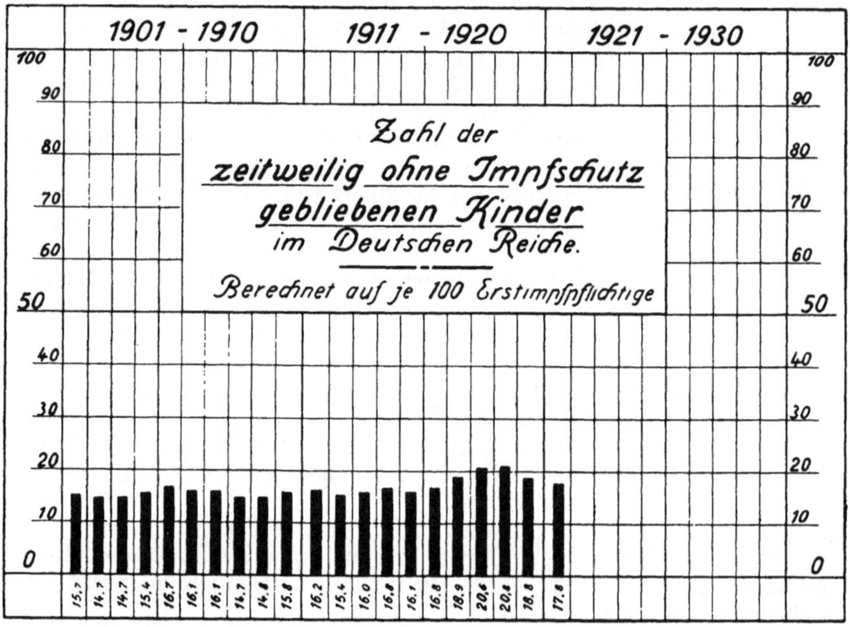

Abb. 8.

3,69; 3,18 und 3,19 v. H. Auf Grund ärztlichen Zeugnisses wurden vor= läufig von der Impfung zurückgestellt 10,12; 10,85; 11,63; 10,85 und 9,53 v. H. der Erstimpfpflichtigen. Von den geimpften Erstimpfpflichtigen sind mit Erfolg geimpft worden 94,98; 94,24; 96,00; 96,40 und 95,71 v. H. Dagegen entfielen auf je Hundert zum ersten Male geimpfte Kinder 4,49; 5,16; 3,51; 3,20 und 3,85 Fehlimpfungen. Die Zahl der ohne Impf= schutz gebliebenen Kinder (b. h. derjenigen, welche nicht aufzufinden waren, der Impfung vorschriftswidrig entzogen wurden, ärztlich befreit waren oder erfolglos geimpft wurden) belief sich immerhin auf 18,91; 20,62; 20,77; 18,78 und 17,75 v. H. Es kann daher von einem absoluten Impfzwang in der Praxis keine Rede sein.

---

[1] Band 1—14, 16—17 und flg.

Die Zahl der Wiederimpfpflichtigen betrug während der genannten 5 Jahre 1523875; 1533540; 1493806; 1439278 und 1461678. Von diesen wurden der Wiederimpfung vorschriftswidrig entzogen 0,76; 0,78; 0,71; 0,77 und 0,81 vH. Auf Grund ärztlichen Zeugnisses wurden zeitweilig von der Wiederimpfung zurückgestellt 1,35; 1,67; 1,70; 1,74 und 1,53 vH. der Wiederimpfpflichtigen. Von den geimpften Wiederimpfpflichtigen sind mit Erfolg wiedergeimpft worden 93,20; 92,99; 93,89; 93,85 und 93,66 vH. Dagegen entfielen auf je 100 wiedergeimpfte Kinder 6,35; 6,49; 5,66; 5,66 und 5,85 erfolglose Impfungen.

Im wesentlichen lassen diese Zahlen erkennen, daß im Deutschen Reiche die pflichtmäßigen Erst- und Wiederimpfungen mit ziemlicher Gleichmäßigkeit durchgeführt werden.

Neben dem rein statistischen Material enthalten die Impfberichte Besprechungen über die im Berichtsjahre bei den öffentlichen Impfungen gemachten besonderen Wahrnehmungen, wobei hauptsächlich die nachstehenden Gesichtspunkte Berücksichtigung finden:

A. Im allgemeinen.

1. Wann wurden die Impfungen begonnen? Wann beendet?

2. Welcher Art waren die Räumlichkeiten, in welchen die Impfungen vorgenommen wurden?

(Waren sie Teile einer Privatwohnung oder lagen sie in öffentlichen Lokalen und Anstalten?

Erschienen sie zweckdienlich?

Stand für die Vollziehung der Impfung ein vom Wartezimmer abgesonderter Raum zur Verfügung?)

3. Haben Witterungseinflüsse bestanden, welche den Gang der Impfungen störten?

4. Haben ansteckende Krankheiten, wie Diphtherie, Fleckfieber, übertragbare Genickstarre, Keuchhusten, spinale Kinderlähmung, Masern, rosenartige Entzündungen, Scharlach oder Typhus, in größerer Verbreitung während der Impfzeit geherrscht?

Haben ihretwegen die Impfungen unterbrochen werden müssen?

Ist die Verbreitung dieser Krankheiten durch die Impfungen begünstigt, sind namentlich bestimmte Fälle dabei erfolgter Übertragung bekannt geworden?

5. Waren die Impfärzte beamtete oder nicht?

6. Sind seitens der Ortspolizeibehörden die Impflisten ordnungsgemäß geführt worden?

War im Impftermin ein Beauftragter der Polizeibehörde bzw. ein Lehrer anwesend?

B. Im besonderen.

7. Unter Benutzung welcher Instrumente wurde geimpft?

Wie wurden die Instrumente keimfrei gemacht?

Wie viele Impfschnitte wurden ausgeführt?

8. Woher stammte der Impfstoff?

Bot der Impfstoff Besonderheiten dar?

9. Sind nach der Impfung Erkrankungen oder Todesfälle vorgekommen, welche der Impfung zur Last zu legen sind? Wie viele?

Sind namentlich beobachtet worden Fälle von

a) starker Entzündung der Haut in der Umgebung der Impfpusteln?

b) Anschwellung oder Entzündung der benachbarten Lymphdrüsen?

c) Entzündung oder Eiterung des Unterhautzellgewebes?

d) Erysipel (Früh- oder Späterysipel)?

e) Verschwärung oder brandige Beschaffenheit der Impfpusteln?

f) Blutvergiftung (Pyämie, Septicämie)?

g) chronischen Hautausschlägen (Ekzem usw.)?

h) Syphilis?

i) Auftreten von Pockenpusteln bei dem Impfling außerhalb des Impffeldes?

k) Auftreten von Impfpusteln bei Personen in der Umgebung des Impflings?

10. Wegen welcher Krankheiten erfolgte die Zurückstellung? (Angabe der Zahlen, getrennt nach Erst- und Wiederimpflingen.)

11. Hat eine beachtenswerte Tätigkeit der Impfgegner stattgefunden? Mit welchem Erfolge?

12. Sind zwangsweise Vorführungen von Kindern zur Impfung erforderlich gewesen? Wie oft?

9. Die Einwände gegen das Impfgesetz.

Dem Impfgesetz hat es von jeher an Gegnern nicht gefehlt. Bereits in den Reichstagsverhandlungen, die seiner Einführung vorausgingen, wurden Bedenken dagegen mit Eifer geltend gemacht, und seitdem haben sich die gesetzgebenden Körperschaften des Reiches häufig mit Bittschriften zu beschäftigen gehabt, in denen die Aufhebung des Impfgesetzes verlangt wurde.

Die Vollversammlung des Reichstags hat neunmal zu Petitionen gegen das Impfgesetz Stellung genommen: Am 3. Mai 1877 ging der Reichstag über eine Anzahl solcher Eingaben zur Tagesordnung über. Am 6. Juni 1883 beschloß er, die vorliegenden Petitionen dem Herrn Reichskanzler zur Kenntnisnahme zu überweisen und damit das Ersuchen zu verbinden, er wolle

1. tunlichst bald eine Kommission von Sachverständigen berufen, welche unter Oberleitung des Reichsgesundheitsamtes den gegenwärtigen physiologischen und pathologischen Stand der Impffrage, insbesondere in bezug auf die Kautelen prüft, die geeignet sind, die Impfung mit der größtmöglichsten Sicherheit zu umgeben, und die — eventuell unter allgemeiner Durchführung der Impfung mit animaler Lymphe — Maßregeln zum Zweck dieser Sicherung vorschlägt;

2. eine brauchbare Impfstatistik herbeiführen auf Grund obligatorischer Anzeigepflicht bezüglich der vorkommenden Pockenerkrankungen und deren Verlauf an die zuständige Reichsbehörde;

3. den Erlaß eines Volksseuchengesetzes für das Reich und als unerläßliche Vorbedingung desselben die Einführung der obligatorischen Leichenschau in den einzelnen Bundesstaaten in Betracht ziehen;

4. dem Reichstag seinerzeit über den Erfolg der getroffenen Maßnahmen Mitteilung zu machen.

In Verfolg dieses Beschlusses sind seitens des Bundesrats die oben erwähnten[1] Beschlüsse vom 18. Juni 1885 herausgegeben worden. Die Verhandlungen und Beschlüsse der Kommission, die diesen Bundesratsbeschlüssen als Grundlage gedient hatten, wurden dem Reichstage vorgelegt (Reichstagsdrucksache Nr. 287, Session 1884/85).

Am 8. Mai 1896 beschloß der Reichstag unter Ablehnung zweier auf Aufhebung des Impfgesetzes gerichteten Anträge den Bundesrat aufzufordern:

1. Eine freie Kommission aus Vertretern und Gegnern der Impfung und des Zwanges dazu zu berufen, zu dem Zwecke, zu prüfen, ob die Voraussetzungen, unter denen das Impfgesetz vom Jahre 1874 zustande gekommen ist, noch zutreffen, und ob das Gesetz in dem Sinne der Gesetzgebung ausgeführt worden ist;

2. von dem Ergebnisse der Beratung dem Reichstage Kenntnis zu geben.

Hierzu beschloß der Bundesrat unter dem 16. Juni 1897:

1. Der Resolution des Reichstags keine Folge zu geben;

2. den Reichskanzler zu ersuchen, nach Benehmen mit den Bundesregierungen eine Kommission von Sachverständigen behufs der Beratung darüber zu berufen, ob und inwieweit etwa nach dem jetzigen Stande der Wissenschaft und der auf dem Gebiete des Impfwesens gemachten praktischen Erfahrungen eine Revision oder Ergänzung der zum Vollzuge des Impfgesetzes ergangenen Bestimmungen angezeigt erscheint;

3. die vorliegenden Eingaben hierdurch für erledigt zu erklären.

Die Beratungsergebnisse der daraufhin im Sommer 1898 vom Reichsgesundheitsamte unter Berücksichtigung auch von impfzwanggegnerischen Ärzten einberufenen Kom-

---

[1] Vgl. S. 71.

miffion von Sachverständigen haben die Grundlage für die oben bereits ausführlich besprochenen Bundesratsbeschlüffe vom 28. Juni 1899 gebildet[1]).

Weiter beschloß der Reichstag am 4. Dezember 1896 die Petitionen wegen Aufhebung des Impfgesetzes, Beseitigung des Impfzwanges und Abänderung des Impfgesetzes durch die Beschlußfassung über die von den Abgeordneten Dr. Förster (Neustettin), Metzner (Neustadt) und Blos und Genoffen eingebrachten Gesetzentwürfe betreffend die Aufhebung des Impfzwangs für erledigt zu erklären;

am 29. April 1898: über die Petition ... um Aufhebung des Impfgesetzes beziehungsweise Beseitigung des Impfzwanges zur Tagesordnung überzugehen;

am 14. November 1899: die Petitionen ... die Abänderung des Impfgesetzes vom Jahre 1874 betreffend, dem Herrn Reichskanzler als Material zur Abänderung der Gesetzgebung zu überweisen.

Ferner faßte der Reichstag am 27. Februar 1902 den Beschluß, die Petition wegen Aufhebung des Impfgesetzes dem Herrn Reichskanzler als Material zu überweisen.

Am 3. Mai 1911 beschloß der Reichstag über die Petitionen mit Antrag um Aufhebung bzw. Änderung des Impfgesetzes zur Tagesordnung überzugehen.

Am 29. April 1914 verhandelte der Reichstag über eine Anzahl weiterer Petitionen, die übereinstimmend verlangten:

1. daß das Impfgesetz vom 8. April 1874 einer aus gleichen Teilen von Impffreunden und Impfgegnern bestehenden Kommiffion zur erneuten Prüfung der rechtlichen und wiffenschaftlichen Grundlagen überwiesen werde;

2. daß der wahre, dem Sinne des Impfgesetzes und dem Willen der Gesetzgeber entsprechende Rechtszustand einwandfrei sichergestellt wird;

3. daß, falls sich für die dauernde Aufhebung des Impfgesetzes noch keine Mehrheit finden läßt, mindestens die Gewiffensklaufel nach englischem Muster eingeführt wird;

4. daß den durch das Impfen geschädigten Kindern und Erwachsenen in allen Fällen, wo sich Schädigungen der Gesundheit einstellen, eine gesetzliche Entschädigung zuteil wird;

5. daß bis zur Entscheidung über die völlige Aufhebung oder Abänderung des Impfgesetzes jede weitere zwangsweise Anwendung, die dem Gesetz zuwiderläuft, unterbleibt.

Es wurde beschloffen, von diesen fünf Forderungen die erste dem Herrn Reichskanzler zur Berücksichtigung, die übrigen zur Erwägung zu überweisen.

Der Bundesrat hat in seiner Sitzung vom 22. März 1917 beschloffen, nach Kenntnisnahme einer „Denkschrift des Kaiserlichen Gesundheitsamtes über die Grundlagen des Impfgesetzes und die von den Impfgegnern gegen das Gesetz erhobenen Einwände vom Dezember 1914" die Beschlüffe des Reichstags dem Reichskanzler zu überweisen.

Auch anläßlich der Beratungen über den Haushalt des Gesundheitsamtes kam es in der Vollversammlung des Reichstags am 17. Februar 1906 zu einer Erörterung der Impffrage[2]).

Von der Petitionskommiffion des Reichstags sind die nachstehenden, in der Vollversammlung nicht zur Beratung gelangten Beschlüffe gefaßt worden:

Am 10. Mai 1878: Der Reichstag wolle beschließen:
den Reichskanzler in Veranlaffung der bezüglich des Impfgesetzes vorliegenden Petitionen zu ersuchen, Unterfuchungen zu veranlaffen,

a) über die Frage, ob und wie weit die Impfung mit animaler Lymphe allgemein im Deutschen Reiche durchgeführt werden könne;

b) über die gegenwärtige Verbreitung der Syphilis in Deutschland mit besonderer Berücksichtigung des Kindesalters und über entsprechende Maßregeln zu deren wirkfamer Einschränkung;

im übrigen aber über die mehrbezeichneten Petitionen usw. zur Tagesordnung überzugehen.

Am 8. Mai/24. Juni 1879: Der Reichstag wolle beschließen:
den Herrn Reichskanzler zu ersuchen, daß in Veranlaffung der bezüglich des Impfgesetzes vorliegenden Petitionen Unterfuchungen angestellt werden:

---

[1]) Vgl. S. 72.
[2]) Veröffentlichungen des Kaiserlichen Gesundheitsamtes. 1906. S. 356.

a) über die Frage, ob und wie weit die Impfung mit animaler Lymphe allge=
mein im Deutschen Reiche durchgeführt werden könne;

b) über die gegenwärtige Verbreitung der Syphilis in Deutschland mit besonderer
Berücksichtigung des Kindesalters und über entsprechende Maßregeln zu deren wirk=
samer Einschränkung;

c) über die zweckmäßigste Form einer erfolgreichen Beaufsichtigung der Tätigkeit
der Impfärzte;
im übrigen aber über die usw. Petitionen zur Tagesordnung überzugehen.

Am 28. April 1881: Der Reichstag wolle beschließen, den Herrn Reichskanzler in
Veranlassung der vorliegenden Petitionen zu ersuchen

1. statistische Erhebungen über die Erfolge der Impfung und über deren Einwir=
kung bezüglich Verbreitung der Pockenkrankheit anstellen und fortsetzen zu wollen;

2. über die zweckmäßigste Form einer erfolgreichen Beaufsichtigung der Tätigkeit
der Impfärzte Untersuchungen anzuordnen, im übrigen die Petitionen dem Herrn
Reichskanzler zur Kenntnisnahme zu überweisen.

Am 30. April 1885: Der Reichstag wolle beschließen:

1. über den die Revakzination betreffenden Teil der Petition usw. zur Tagesord=
nung überzugehen;

2. in Erwägung, daß die den Gegenstand der Petitionen bildenden, den Impf=
zwang betreffenden Fragen in wirksamer Weise nur auf Grund der durch die Unter=
suchungen der Impfkommission gewonnenen Resultate erörtert werden können, eine
solche Erörterung aber sich nicht empfiehlt, bevor der dem Reichstag erst vor kurzer
Frist zugegangene, sehr eingehendes und umfassendes Material enthaltende Bericht der
Impfkommission in weiten Kreisen der Bevölkerung, insbesondere der Sachverständigen,
Verbreitung gefunden hat, über die Petitionen usw. zur Tagesordnung überzugehen.

Am 26. Juni 1886: Der Reichstag wolle beschließen:
über die Petitionen usw. zur Tagesordnung überzugehen, jedoch mit Rücksicht auf die
Erklärung des Herrn Regierungskommissars, daß im Anschluß an die Verhandlungen
der Sachverständigenkommission im Reichsgesundheitsamt statistische Ermittelungen über
den Nutzen der Schutzpockenimpfung stattfinden, den Herrn Reichskanzler zu ersuchen,
von dem Ergebnis dieser Ermittelungen, insbesondere der Bearbeitung von Urpocken=
listen, ebenso über die Maßregeln, welche zur Beschaffung untadeliger animaler Lymphe
ergriffen sind, dem Reichstag bis zur nächsten Session Mitteilung zu machen.

Auf diesen Beschluß wurden die bereits erwähnten Bundesratsbeschlüsse vom 28. April
1887 gefaßt[1]), auch die bereits erwähnte Denkschrift „Beiträge zur Beurteilung des
Nutzens der Schutzpockenimpfung" vom Gesundheitsamte im Jahre 1888 herausgegeben
und den Mitgliedern des Reichstages zugänglich gemacht.

Am 12. März 1889: Der Reichstag wolle beschließen:
über die beim Reichstage eingekommenen Petitionen über die Impffrage usw. zur
Tagesordnung überzugehen.

Am 21. November 1891: Der Reichstag wolle beschließen:
Die Petitionen, betreffend Aufhebung des Impfgesetzes, Impfzwanges usw. dem Herrn
Reichskanzler zur Kenntnisnahme zu überweisen.

Am 19. Mai 1897: Der Reichstag wolle beschließen:
Die Petitionen, betreffend die Aufhebung des Impfgesetzes beziehungsweise Beseitigung
des Impfzwanges dem Herrn Reichskanzler als Material zur Abänderung der Gesetz=
gebung zu überweisen.

Am 21. März 1900: Der Reichskanzler wolle beschließen:
Die Petitionen II. Nr. 14731, 14732 und 14781, insoweit darin eine Abänderung des
Impfgesetzes erstrebt wird, dem Herrn Reichskanzler als Material zu überweisen.

Auch die in der Legislaturperiode 1903/1906 eingegangenen Gesuche ähnlichen
Inhalts sind zwar in der Kommission, die diesmal zu dem Beschluß kam, Übergang
zur Tagesordnung zu empfehlen, nicht aber im Plenum des Reichstags zur Verhand=
lung gekommen.

Endlich beschloß die Kommission für die Petitionen am 19. Juni 1913, dem Reichs=
tag zu empfehlen, das Gesuch eines Ehepaares in Altona, betr. Änderung des Impf=
gesetzes und Aufhebung einer Polizeistrafe wegen Verhinderung der Impfung ihrer
Kinder, dem Herrn Reichskanzler als Material zu überweisen.

---

[1]) Vgl. S. 72.

Die Zahl der gegen das Impfgesetz gerichteten Bittgesuche hat im Laufe der Jahre erheblich zugenommen. Im Jahre 1877 lagen dem Reichstage nur 21[1]), im Jahre 1891 dagegen 2951[2]) derartige Eingaben vor. Im Jahre 1877 betrug die Ziffer der Unterschriften auf den Petitionen noch nicht 30000, im Jahre 1891 war sie auf 90661 angewachsen. Freilich ermäßigte sich die letztere Zahl etwas, wenn man die Petitionen genau sichtet.

So fanden sich unter 1308 Petitionen mit 48384 Unterschriften des Jahres 1890 10 mit 406 Unterschriften, welche bereits in früheren Jahren vorgelegen hatten und unverändert wieder eingingen, also von inzwischen verstorbenen Personen noch mit unterzeichnet sein konnten; in 18 anderen Petitionen waren die Unterschriften sämtlich oder teilweise von derselben Hand geschrieben; einige Male hatte dieselbe Person ihren Namen unter verschiedene Petitionen gesetzt.

Immerhin bleibt, selbst wenn man alle anfechtbaren Unterschriften ausscheidet, eine besonders in den letzten Jahren zunehmende Menge von Personen übrig, die bei dem Reichstage die Beseitigung des Impfgesetzes nachgesucht haben. Zur Entscheidung, inwieweit hierin ein Ausdruck der öffentlichen Meinung zu erblicken ist, bedarf es indessen einer Untersuchung der Art und Weise, mittels deren die Unterschriften gewonnen werden.

An und für sich ist es nicht befremdlich, daß die Eltern ihre Kinder ungern der Impfung unterziehen lassen. Wenn ihr sorgsam gehüteter und gepflegter Liebling nach der Impfung unruhig schläft, häufig weint und über das Jucken und Brennen an der Impfstelle sein Unbehagen zu erkennen gibt, die Nahrung weniger gern nimmt, wohl gar etwas fiebert und dadurch in der Entwicklung nicht so schön wie vorher vorwärts kommt, so vergessen die Eltern leicht, daß das Kind durch die geringen, den Beschwerden des Zahnens vergleichbaren Unannehmlichkeiten vor schwerer Krankheit geschützt wird. Lesen sie dann in der Zeitung von Fällen, in denen der Impfung eine ernstere Erkrankung, ja wohl gar der tödliche Ausgang gefolgt sein soll, so bedarf es nicht mehr eines starken Einflusses, um bei ihnen die Überzeugung entstehen zu lassen, daß der Impfzwang ungerechtfertigt und grausam sei.

An solchem Einflusse fehlt es aber nicht. In der Presse, durch Flugschriften und Broschüren sowie an den Anschlagsäulen wird gegen die Impfung gekämpft; öffentliche Versammlungen werden abgehalten, ja die Gegner des Impfzwanges suchen in die Familien einzudringen, um die Bevölkerung an dem Nutzen des Gesetzes irre zu machen und Unterschriften für ihre Bittschriften zu sammeln. Ihr Einfluß ist dabei um so wirksamer, als sich nicht leicht jemand findet, der die notwendige Sachkenntnis besitzt, um die Irrtümer in ihren Behauptungen aufzudecken.

Leider beruhen überdies die impfgegnerischen Angaben nicht immer nur auf entschuldbarem Irrtum; oft reißt die Leidenschaft zu Übertreibungen harmloser Vorgänge, zur Entstellung von Tatsachen hin; und nicht selten sind es noch weniger edle Waffen, mit denen gestritten wird.

Ein wirksames, in der impfgegnerischen Bewegung viel benutztes Kampfmittel ist der persönliche Angriff auf die Ärzte, die zugunsten der Imp-

---

[1]) Reichstagsdrucksache Nr. 176, 3. Legisl.-Periode, 1. Session 1877, ferner Stenograph. Verhandl. derselben Session S. 1023.

[2]) Reichstagsdrucksache Nr. 541, 8. Legisl.-Periode, 1. Session 1890/92.

fung ihre Stimme erheben. Die Redner, die im Reichstag für das Gesetz eingetreten sind, die Berichterstatter, die in der Petitionskommission die Ablehnung der Eingaben wegen Aufhebung des Gesetzes befürwortet haben, die fachmännischen Ratgeber der Bundesregierungen und der Reichsverwaltung, die Verfasser von impffreundlichen Schriften sind mit den gehässigsten Anfeindungen verfolgt worden; ja man hat sich nicht gescheut, die Gesamtheit der Ärzte zu beschuldigen, daß sie aus Gewinnsucht, nicht aus Überzeugung für die Durchführung der Impfung wirkten. Die Grundlosigkeit solcher Anklagen ergibt sich schon daraus, daß nur ein kleiner Teil der Ärzte mit der Ausführung der Impfungen betraut ist, alle übrigen aber höchstens hin und wieder durch eine Privatimpfung eine unbedeutende Einnahme erzielen; wollten aber die Ärzte wirklich gewinnsüchtig handeln, so müßten sie die Impfung widerraten; denn die bei Aufhebung des Gesetzes zweifellos zu erwartende Wiederzunahme der Pocken würde ihnen die Möglichkeit des Erwerbes in weit größerem Maße bieten, als es die Impfung kann.

Immerhin muß dem Unbefangenen auffallen, daß sich nur ein sehr kleiner Teil der Ärzte an der impfgegnerischen Bewegung beteiligt. Diese haben sich zu einem Verein impfgegnerischer Ärzte zusammengeschlossen. Die weitaus überwiegende Mehrheit der Ärzteschaft, darunter alle namhaften Forscher, hält dagegen die Schutzpockenimpfung für eine segensreiche Maßregel. Indes haben diese die Lehre von der Schutzwirkung der Impfung keineswegs ohne Prüfung und ohne Urteil, gleichsam als ein Dogma, übernommen. Die Geschichte erweist, daß die Ärzte sich anfangs nur zögernd von dem Nutzen der Impfung überzeugt haben; dann aber haben sie das Verfahren in hundertjähriger Prüfung bewährt gefunden; mehr als die Statistik, als alle theoretischen Erwägungen hat sie die eigene Anschauung, die persönliche Erfahrung überzeugt. Sie sahen bei Pockenepidemien in Hunderten und Tausenden von Fällen die Krankheit mit fast untrüglicher Gewißheit auf die Ungeimpften übergehen, sie sahen die Geimpften andererseits trotz der Berührung mit Kranken gänzlich verschont bleiben oder nur leicht erkranken, sie erlebten, wie das geimpfte Pflegepersonal der Krankenhäuser ohne Gefahr seines Amtes waltete, wie ungeimpfte Krankenwärter aber fast ausnahmslos Opfer der Seuche wurden. Im Besitz dieser Erfahrungen konnten die Ärzte nicht anders, als überzeugte Anhänger der Impfung werden.

Die Verbreitung der impfgegnerischen Anschauungen erfolgt durch verschiedenartige Personen. Neben gebildeten und achtungswerten Männern, die nur durch ihre aufrichtige Überzeugung geleitet werden, gibt es in der Bewegung auch Führer, deren Kampfesweise minder vornehm ist. Auffallend viele unter ihnen sind ausgesprochene Kurpfuscher. Mit Vorliebe benutzen diese den Kampf gegen das Impfgesetz als ein Mittel, sich in weiteren Kreisen den Anschein von Sachkunde in ärztlichen Dingen zu geben, in der Öffentlichkeit von sich reden zu machen, ihr Heilverfahren anzupreisen und sich eine möglichst große Gemeinde von Anhängern zu gründen. Nebenbei werden dann zugleich die Ärzte bei der Bevölkerung verdächtigt. Kurpfuschertum und Impfgegnerschaft sind in Deutschland eng miteinander verquickt.

Selbst von impfgegnerischer Seite ist die Gemeinschaft mit dem „großen Troß" abgewiesen worden, der sich an Stelle einer „sachlichen Behandlung der Streitfrage" der „Übertreibungen" bedient und durch seine Schilderungen der „Impfschäden und des Impfunglücks" „die Impfung über das Maß dessen zu diskreditieren" sucht, was dem ehrlichen Gegner des Gesetzes verantwortlich erscheint[1].

Leider kann auch solchen Impfgegnern, die den Kampf auf wissenschaftlichem Gebiete zu führen meinen, der Vorwurf nicht erspart bleiben, daß sie die Unterlagen für ihre Behauptungen nicht immer gründlich genug auf ihre Richtigkeit geprüft haben und bei ihren Darstellungen zuweilen von der Wirklichkeit abgewichen sind.

Unter den in den vorstehenden Abschnitten zur Erörterung gelangten impfgegnerischen Irrtümern sei u. a. an die bei der Berechnung der Pockensterblichkeit im Heere begangenen Fehler[2], an das ungenaue Zitat aus Engel[3], an die Behauptung, daß in Preußen schon vor dem Reichsgesetz der Impfzwang bestanden habe[4], und an die Einwände gegen die Pockenstatistik von Chemnitz[5] erinnert. Die gegen Jenner wegen der von ihm vorgenommenen Inokulation seines Sohnes zu Unrecht erhobene Beschuldigung der Unehrlichkeit[6] ist nur eine von zahllosen gegen ihn gerichteten Anklagen in der impfgegnerischen Presse, deren Grundlosigkeit der in Abschnitt 3 kurz zusammengestellte Lebenslauf ergibt.

Unter den Einwänden gegen das Impfgesetz sind zunächst die Bedenken juristischer Art zu erwähnen. Man erklärt, daß es jedermann überlassen bleiben müsse, ob er die Impfung seiner Kinder für nützlich oder notwendig hält, und bestreitet die Berechtigung eines Impfzwanges, weil dieser ein Eingriff in die persönliche Freiheit ist. Hierauf ist zunächst zu erwidern, daß, wie erwähnt, das Reichsgesetz einen unmittelbaren Zwang zur Impfung nicht vorsieht, sondern nur den Begriff einer Impfpflicht feststellt und die Nichterfüllung dieser Pflicht mit Strafe bedroht. Die Frist, in welcher der einzelne der Impfpflicht nachzukommen hat, ist lang bemessen; die Auswahl des Arztes, der die Impfung vollzieht und des Ortes, wo diese vorgenommen wird, ist jedem freigestellt, wer die Pflicht ohne Kosten erfüllen will, findet dazu Gelegenheit an den öffentlichen Impfstellen.

Die Zulässigkeit solcher Vorschriften unterliegt nach unseren gegenwärtigen staatsrechtlichen Grundsätzen einem Zweifel nicht. Auf anderen Gebieten werden um der Vorteile für das Allgemeinwohl willen weit schärfere Zwangsmittel angewendet, ohne daß Einspruch dagegen erhoben wird. Empfindlichere Eingriffe in die persönliche Freiheit als die Impfpflicht bringt z. B. der Schulzwang mit sich.

Auch von impfgegnerischer Seite ist die Berechtigung einer Anwendung von Zwangsmitteln zum Wohle des Ganzen zugegeben worden. „Meine politischen Parteigenossen und ich", so äußerte sich der als Gegner des Gesetzes auftretende Abgeordnete Reimers in der Reichstagsverhandlung über den Entwurf am 18. Februar 1874[7], „würden gewiß niemals etwas dagegen haben, wenn eine derartige Freiheitsbeschränkung des

---

[1] Dr. Weber in den Verhandl. der Kommission zur Beratung der Impffrage. S. 196 der Reichstagsdrucksache Nr. 287. 6. Legisl.-Periode. 1. Sess. 1884/85.

[2] S. 41.

[3] S. 49.

[4] S. 43.

[5] S. 59.

[6] S. 20.

[7] Stenographische Berichte 1874. S. 107.

einzelnen darauf hinausläuft, die Volkswohlfahrt im großen ganzen zu fördern". In ähnlichem Sinne sprach sich bei anderer Gelegenheit der impfzwanggegnerische Arzt Dr. Weber[1] aus, daß er das Prinzip der Unterordnung des einzelnen unter das allgemeine Wohl zweifellos anerkenne.

Selbst wenn man der persönlichen Freiheit und Selbstbestimmung das weitgehendste Zugeständnis machen will, wird nicht bestritten werden können, daß die persönliche Freiheit dort eine Grenze hat, wo das Recht der Allgemeinheit anfängt. Bei der Bekämpfung der Pocken kommt es nicht auf die Gesunderhaltung nur der Einzelperson an, sondern auf den Schutz weiter Kreise der Bevölkerung. Die Pocken sind, wie bereits erörtert, eine überaus ansteckende Krankheit, die jeden mit dem Tode bedroht, der ungeimpft in die Nähe eines von dieser Krankheit Befallenen kommt. Der Pockenkranke bildet einen Seuchenherd, von dem aus die Ansteckungen nach allen Seiten hin ausstrahlen. Deshalb bedeutet der Ungeimpfte im Falle einer Einschleppung der Pocken in ein Gemeinwesen eine Gefahr für das Gesamtwohl. Dieser Gefahr kann durch die Impfung begegnet werden. Wenn der erzielte Impfschutz auch nicht lebenslänglich vorhält, so bleibt bei den Geimpften und vor allem aber bei den Wiedergeimpften auch nach Jahren noch ein erheblicher Rest von Seuchenfestigkeit zurück. Die Summe dieser Reste an Immunität wird aber in einem Volke um so größer sein, je allgemeiner die Impfung zur Anwendung gekommen ist. Den höchsten Grad wird sie erreichen, wenn die Vornahme der Impfung nicht in das Belieben des einzelnen gestellt, sondern für das gesamte Volk zur gesetzlichen Pflicht geworden ist. Je größer demnach die Zahl der Geimpften ist, um so mehr wird dem Pockengift der Boden für sein Wachstum entzogen. Dieser Vorgang ist vergleichbar jener Veränderung, die sich in einer Gemeinde vollzieht, wenn die Holzhäuser mit Strohdächern allmählich verschwinden und durch Steinbauten mit Ziegelbedachungen ersetzt werden. Hier wie dort bildet der etwa noch vorhandene Zündstoff eine Gefahr für die Geschützten. Der zündende Funke findet aber keine Nahrung mehr, wenn für den nötigen Schutz der Gesamtheit der Beteiligten gesorgt worden ist.

Es kommt noch hinzu, daß man die unmündigen Kinder nicht die Unterlassungssünden der Eltern auf gesundheitlichem Gebiete mit ihrem Leben wird büßen lassen dürfen[2]. Der Gesundheitspolizei könnten mit Recht die schwersten Vorwürfe gemacht werden, wenn sie es dulden würde, daß zahlreiche Eltern angeblich im Namen der Freiheit, in Wirklichkeit aber aus Unverstand oder Bequemlichkeit ihre Kinder dem Impftermin fernhalten, und wenn infolgedessen die Pocken in derselben Weise das kindliche Alter heimsuchen würden, wie es in früheren Zeiten der Fall gewesen ist.

Die Interessen der Allgemeinheit rechtfertigen es, daß die Schutzpockenimpfung mit allen zu Gebote stehenden Mitteln, also auch mittels Zwanges, sei es direkter, sei es indirekter Art, zur Durchführung kommt. Würde man es in das Belieben jedes einzelnen stellen, ob er sich oder seine An-

---

[1] Protokolle der Kommission zur Beratung der Impffrage S. 150.
[2] Vgl. die Tabellen S. 151 und 152, betr. Impfzustand und Altersklassen der Pockenkranken in England und Wales und in der Schweiz.

gehörigen impfen lassen will, dann würde die Gefahr, die Ungeimpfte für die Allgemeinheit im Falle eines Pockenausbruchs bilden, in einer vom gesundheitlichen Standpunkt aus nicht verantwortbaren Weise steigen.

Allerdings besitzt jedermann die Möglichkeit, bei drohender Gefahr auch in schlecht geimpfter Umgebung durch Wiederholung der Impfung sich ausreichend zu schützen. Wer aber bürgt dafür, daß die Gefahr rechtzeitig erkannt wird? Wie oft aber werden die ersten Pockenfälle in einer Gemeinde infolge von Fehldiagnosen für Windpocken gehalten, bis einige plötzlich auftretende Todesfälle die bedenkliche Sachlage beleuchten! Inzwischen pflegt die Krankheit bereits nach vielen Orten verschleppt worden zu sein[1]. Daher verschwinden in einer Bevölkerung, deren Impfverhältnisse mangelhaft sind, die Pocken überhaupt nicht; die Ansteckungsgefahr besteht dort dauernd oder erneuert sich so oft, daß eine häufige Wiederimpfung notwendig wird. Ist es gerecht, den einzelnen, der seine und seiner Familie Gesundheit erhalten sehen will, auf diesen Weg zu verweisen, weil seine Mitbürger aus eigenem Antriebe sich zur Anwendung des Schutzverfahrens nicht entschließen wollen? Würde man in einer Gemeinde, die von Wassersnot bedroht ist, es den einzelnen Mitgliedern überlassen, ihre Häuser mit Dämmen zu umgeben, oder würde man es nicht zweckmäßiger finden, die nötigenfalls erzwungene Mitwirkung aller in Anspruch zu nehmen, um der ganzen Ansiedelung einen kräftigen gemeinsamen Deich zu verschaffen?

Ohne den Impfschutz ist jede andere Abwehrmaßregel gegen die Pocken zum Scheitern verurteilt. Bei Anhängern bestimmter besonderer Heilverfahren besteht allerdings die Ansicht, es könne gelingen durch Kaltwasserbehandlung, homöopathische oder sogenannte Volksmittel, Heilkräuter u. dgl. die Pockenkranken der Genesung entgegenzuführen; auch soll nicht bestritten werden, daß durch gute Pflege und verständiges Verhalten der Kranken der Verlauf im einzelnen Falle günstig beeinflußt werden kann. Wer indessen im Vertrauen auf solche Hilfsmittel den Ernst der Pockenseuche sorglos unterschätzen wollte, würde beim Auftreten einer nur mittelschweren Pockenform bitter enttäuscht werden. Neben leichten und milden Formen der Krankheit treten auch heute noch immer wieder bösartige Typen der Pocken auf, die häufig einen tödlichen Ausgang nehmen. Die angedeuteten Mittel und Verfahren werden meist

---

[1] Schon im frühesten Stadium sind die Pocken ansteckend. Der englische Medizinalbeamte Dr. J. B. Wilkinson schreibt in The Medical Officer vom 25. April 1925: Vor einigen Jahren wurde ich von einem praktischen Arzt gebeten, die Leiche einer jungen Frau zu besichtigen, die nach nur zweitägiger Krankheit gestorben war. Die Krankheitserscheinungen hatten in heftigem Kopfschmerz, Erbrechen und Bewußtlosigkeit bestanden. Das Leiden wurde als eine Gehirnentzündung angesehen. Zwar herrschten Pocken in der Stadt, aber eine Meile im Umkreis von der Behausung der Kranken waren keine Fälle vorgekommen, und es ließ sich kein Verkehr mit einem Pockenkranken nachweisen. Nicht die geringste Spur eines Ausschlages oder einer Hautrötung, die den Verdacht der Pocken erweckt hätte, war vorhanden. 12 Tage später jedoch erkrankten 6 Angehörige derselben Familie an den Pocken, und am 16. Tage nach dem Tode der jungen Frau wurden 8 Pockenfälle in demselben Hause gezählt, von denen 3 einen tödlichen Ausgang nahmen. Spätere Ermittelungen ergaben, daß die junge Frau zwei Wochen vor Beginn ihrer Krankheit ein Haus betreten hatte, in dem sich ein verheimlichter Pockenfall befand.

von Personen empfohlen, die niemals einen Pockenkranken gesehen haben. Die angebliche Heilkraft ist durch keinerlei Erfahrung erwiesen. Wohl kann man durch die Finsensche Rotlichtbehandlung, durch Bepinselung des Pockenausschlags mit einer Lösung von übermangansaurem Kali oder durch Zinkpuderbehandlung eine Abheilung des Ausschlags beschleunigen, ein Mittel jedoch, das in schweren Pockenfällen eine günstige Wendung der Krankheit herbeizuführen vermag, kennen wir leider noch nicht.

Es besteht kein Zweifel: Nur wo alle sich der Impfung und Wiederimpfung unterwerfen, kann ein Verschwinden der Pocken erwartet werden, kann sich der einzelne zeitlebens gegen die Ansteckungsgefahr gesichert fühlen. Zur Herbeiführung solcher Verhältnisse genügen aber Belehrung und Verwaltungsmaßnahmen nicht, wenn nicht die Pflicht zur Impfung und Wiederimpfung gesetzlich begründet ist und durchgeführt wird. Eine hundertjährige Erfahrung hat gelehrt, daß die Hilfe der Impfung gern in Anspruch genommen, ja sogar stürmisch verlangt wird, solange ein Volk die Seuchengefahr empfindet. Ist aber ein Nachlaß der Epidemie erfolgt, oder ist die Krankheit zeitweise verschwunden, so kehrt die Sorglosigkeit zurück; die Impfung der Kinder wird verschoben oder auch nicht mehr für notwendig erachtet; wer ihren Nutzen bezweifelt, findet willige Ohren. So nimmt die Zahl der Ungeschützten anfangs allmählich, bald in großem Umfange zu, und die wiederkehrende Krankheit rafft ihre wehrlosen Opfer dahin. Solchen Zuständen haben die gesetzgebenden Körperschaften des Deutschen Reiches bei uns ein Ende gemacht, als sie im Jahre 1874 das Impfgesetz schufen.

Von vielen Impfgegnern wird die Impfpflicht (der Impfzwang) um deswillen für unzulässig erklärt, weil die Schutzpockenimpfung den ihr nachgerühmten Nutzen nicht biete; es gebe überhaupt keinen Impfschutz gegen die Pockenerkrankung. In früheren Abschnitten (vgl. S. 3, 6, 11, 30, 32, 33, 34, 41, 43ff., 49, 54, 59) ist ein Teil der für diesen Einwand verwerteten angeblichen Beweismittel bereits zurückgewiesen worden. Mit dieser grundlegenden Frage der Schutzwirkung der Impfung hat sich in England eine durch Königliche Verordnung vom 29. Mai 1889 zur Prüfung des Impfwesens einberufene Kommission[1] von 15 Mitgliedern befaßt, deren Berichte in einem zwölfbändigen Werke niedergelegt sind. Auf Grund sorgfältiger und umfangreicher Ermittelungen und an der Hand von bestimmten Tatsachen hat diese Körperschaft das Unhaltbare jenes Einwandes der Gegner der Impfpflicht dargetan. Hauptsächlich stützen sich jene auf die Erfahrung, daß auch geimpfte Personen an den Pocken erkranken. Letzteres wird auch von impffreundlicher Seite nicht bestritten; ein Mißgriff ist es jedoch, daraufhin den Impfschutz überhaupt zu leugnen. Die Impfung verleiht nicht einen in jeder Beziehung vollkommenen und lebenslänglichen Schutz gegen die Pockenerkrankung; sie hebt aber diese Gefahr in der Regel auf Jahre auf, vermindert sie auch späterhin erheblich und mildert in Fällen den-

---

[1] Die Ausführungen der englischen Impfkommission in ihrem Schlußgutachten über die Schutzwirkung der Impfung gegen die Pocken sind im Anhang in Übersetzung abgedruckt.

noch eintretender Erkrankung deren Verlauf in dem Grade, daß man in den „Pocken der Geimpften“ in früherer Zeit gar nicht mehr die echten Blattern wiedererkannte, sondern eine besondere Krankheit erblicken wollte und dafür den Namen „Varioloïden“ erfand[1]). Eine Wiederimpfung verleiht von neuem, aber auch nur auf eine Anzahl von Jahren nahezu unbedingten Schutz. Es ist daher unzulässig, Pockenerkrankungen, die Jahrzehnte nach einer Impfung erfolgen und in mildester Form verlaufen, statistisch gegen den Nutzen der Impfung zu verwerten; auch ist bei solchen Aufstellungen in Rechnung zu ziehen, daß namentlich in früherer Zeit zahlreiche Impfungen ohne Erfolg blieben, und daß Erkrankungen erfolg= los geimpfter Personen nichts gegen den Impfschutz beweisen. In Fällen, wo ein unerwartet frühes Versagen des Impfschutzes eingetreten ist, läßt sich meist feststellen, daß die Impfnarben bei dem Erkrankten entweder völlig fehlen oder nur undeutlich zu erkennen sind. Daraus darf ge= schlossen werden, daß in den betreffenden Fällen die Impfung jeweils ohne Erfolg geblieben ist. Auch muß beachtet werden, daß die Angaben über den Impfzustand nicht immer als ganz zuverlässig gelten können. Der untersuchende Arzt ist bei solchen Feststellungen häufig Mißverständ= nissen und Täuschungen ausgesetzt (vgl. S. 58). Selbst bei Kindern ist eine zuverlässige Mitteilung über den Impfzustand oft nicht erhältlich. Bei Erwachsenen ist es mitunter erst recht schwierig, eine sichere Aus= kunft über jahrelang zurückliegende Ereignisse zu erhalten, besonders, wenn es sich um Leute von geringer Bildung oder um Ausländer handelt. Außerdem ist, falls Pockenpusteln in größerer Anzahl den Oberarm be= decken, die Erkennung von Impfnarben sehr erschwert. Über diese Frage hat sich in einer am 5. November 1884 im Reichsgesundheitsamt abge= haltenen Beratung über die Impffrage der damalige Referent, Professor Dr. Robert Koch, folgendermaßen geäußert[2]):

„. . . Die Aufgabe, festzustellen, wie und mit welchem Erfolg und wann geimpft war, ist nicht so ganz einfach. Zunächst wird der Arzt, wenn es sich um eine größere Epidemie handeln sollte, nicht imstande sein, jeden einzelnen daraufhin zu untersuchen, ob er geimpft ist oder nicht; er wird sich also auch in den meisten Fällen darauf be= schränken müssen, die betreffenden Personen einfach zu fragen: ob sie geimpft oder nicht geimpft seien? Und da werden Sie mir wohl zugeben, daß eine sichere Auskunft auf diese Frage nicht zu erwarten ist. Voraussichtlich wird die Antwort viel eher dahin= gehen, daß der Erkrankte oder Gestorbene geimpft sei, als daß er nicht geimpft sei, selbst wenn der Betreffende auch nicht geimpft war. Denn das Publikum wird glauben, daß, wenn die Impfung unterlassen war, mit der wahrheitsgemäßen Beantwortung dieser Frage nachteilige Folgen oder Weiterungen verknüpft sein könnten. Es liegt ein gewisser Vorwurf darin, wenn man jemanden, der krank geworden ist, oder wenn man die Angehörigen eines Menschen, der an den Pocken gestorben ist, fragt, ob der Be= treffende auch geimpft war.“

Bei Berücksichtigung dieser Fehlerquellen erscheinen die in impfgegnerischen Schriften verwerteten Zusammenstellungen von Pockenfällen Geimpfter in einem andern Lichte, wie dies z. B. aus der bayerischen Statistik des Jahres 1871 (vgl. S. 57) er=

---

[1]) Vgl. S. 37.

[2]) Protokolle über die Verhandlungen der Kommission zur Beratung der Impf= frage. Bundesratsdrucksache 1885, Nr. 3, S. 330.

sichtlich ist. Das geringere Risiko der Geimpften wird ohne weiteres klar, wenn man ihr Verhältnis zur Gesamtmenge der geimpften Bevölkerung ermittelt und zu den entsprechenden Ziffern der ungeimpften Bevölkerung in Vergleich stellt. Wo immer man solche Berechnungen angestellt hat, in Norwich im Jahre 1819, in Marseille im Jahre 1828 (S. 36 und 38), in Chemnitz (S. 59) und in der deutschen Armee (S. 61) während der Jahre 1870 und 1871, ergab sich regelmäßig, daß der geimpfte Teil der Bevölkerung weit weniger von den Pocken heimgesucht wird als der ungeimpfte, daß bei den Geimpften die Krankheit leicht, bei den Ungeimpften schwer verläuft, und daß Erkrankungen Geimpfter in den der Impfung folgenden Jahren zu den seltensten Ausnahmen gehören.

Auch die Beweiskraft dieser Ergebnisse wurde in Abrede gestellt; man bezweifelte die Richtigkeit der Statistik und behauptete, daß die dadurch ermittelten Erfahrungen sich an anderer Stelle nicht bestätigt hätten. Es wurden Auszüge aus den sogenannten Urpockenlisten (S. 58) veröffentlicht, deren Ergebnisse im Widerspruch zu jenen Wahrnehmungen zu stehen schienen. Immer dringlicher erhob man die Forderung nach einer amtlichen Bearbeitung dieses bei den Polizeibehörden vorhandenen Materials und nach Herstellung einer Pockentodesfalls= und Pockenerkrankungsstatistik für das Deutsche Reich. Diese Wünsche sind, wie erwähnt, trotz der ihnen entgegenstehenden Bedenken erfüllt worden. Unterlagen für die impfgegnerischen Bestrebungen wurden jedoch nicht dabei gewonnen; vielmehr lieferten jene umfassenden, im Reichsgesundheitsamte ausgeführten Arbeiten die Beweise, daß die impfgegnerischen Statistiken auf teils unvollständigen, teils unrichtigen Grundlagen beruhten und zu irrtümlichen Schlußfolgerungen verwertet worden waren[1]).

Andererseits hat die das ganze Deutsche Reich umfassende einheitliche Statistik der Pockenerkrankungen gezeigt, daß die Gefahr, an den Pocken schwer zu erkranken oder an dieser Krankheit zu sterben, bei den Geimpften sowohl für die einzelnen Altersklassen als auch für die Gesamtheit der Befallenen erheblich geringer ist, als für die ungeschützten Personen. Rechnet man nämlich zu den Ungeimpften die Erkrankten mit unbekanntem Impfzustande, die erfolglos und die zu spät Geimpften hinzu, so standen in dem fünfzehnjährigen Zeitraum von 1896 bis 1910 unter den Pockenkranken 1002 als ungenügend geschützt anzusehenden Personen 2582 mindestens einmal Geimpfte gegenüber, das sind 27,96 : 72,04 vH. Von den Erkrankten der ungenügend geschützten Gruppe sind 31,44 vH. gestorben, 35,93 vH. schwer oder mittelschwer und 30,24 vH. leicht erkrankt. Dagegen sind von den erkrankten Personen der geschützten Gruppe nur 6,70 vH. gestorben und 20,64 vH. schwer oder mittelschwer erkrankt, während bei 71,15 vH. der Krankheitsverlauf ein leichter war. Es war somit die Sterblichkeit unter den Ungeimpften 4,7mal so groß als unter den Geimpften. In der Altersklasse von 3 bis 10 Jahren erreicht dieser Unterschied sogar das Verhältnis von 10:1. Die nachstehenden bildlichen Darstellungen lassen diese Gegensätze in deutlicher Weise erkennen.

---

[1]) Beiträge zur Beurteilung des Nutzens usw. S. 120ff.

Pockenerkrankungen im Deutschen Reiche während der Jahre 1896—1910 unter Berücksichtigung des Impfzustandes, des Krankheitsverlaufs und des Alters.

Zeichenerklärung:

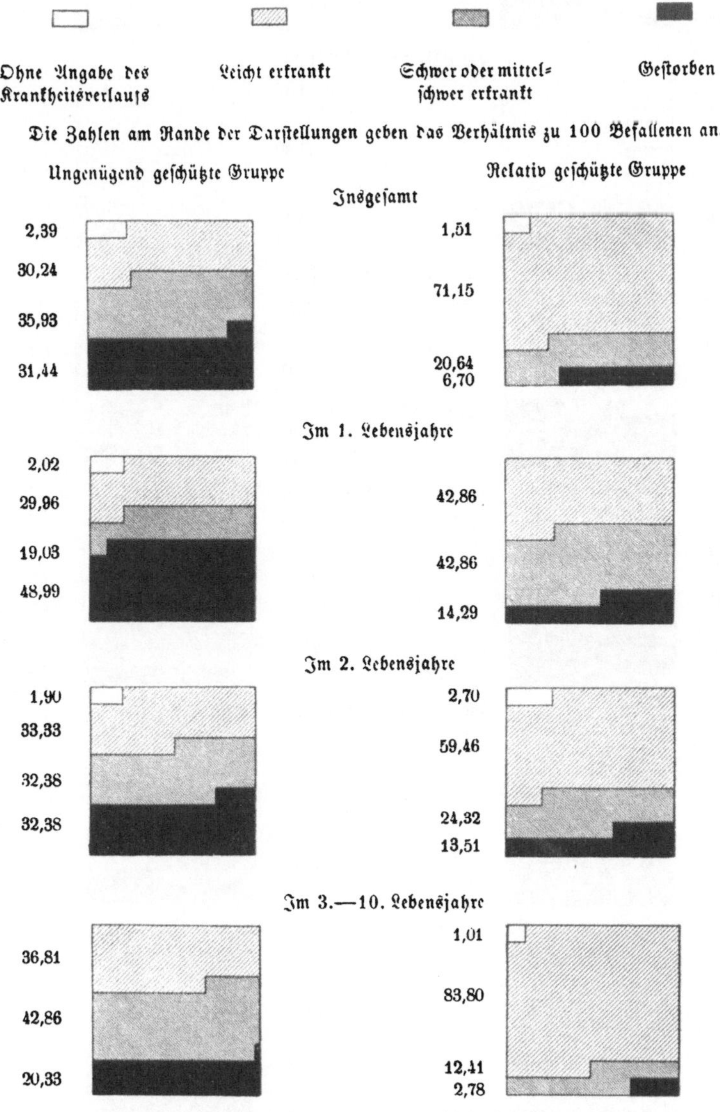

Abb. 9 (Fortsetzung siehe nächste Seite).
(Nach den Medizinal=statistischen Mitteilungen aus dem Kaiserl. Gesundheitsamte. Bd. 16, S. 27—29.)

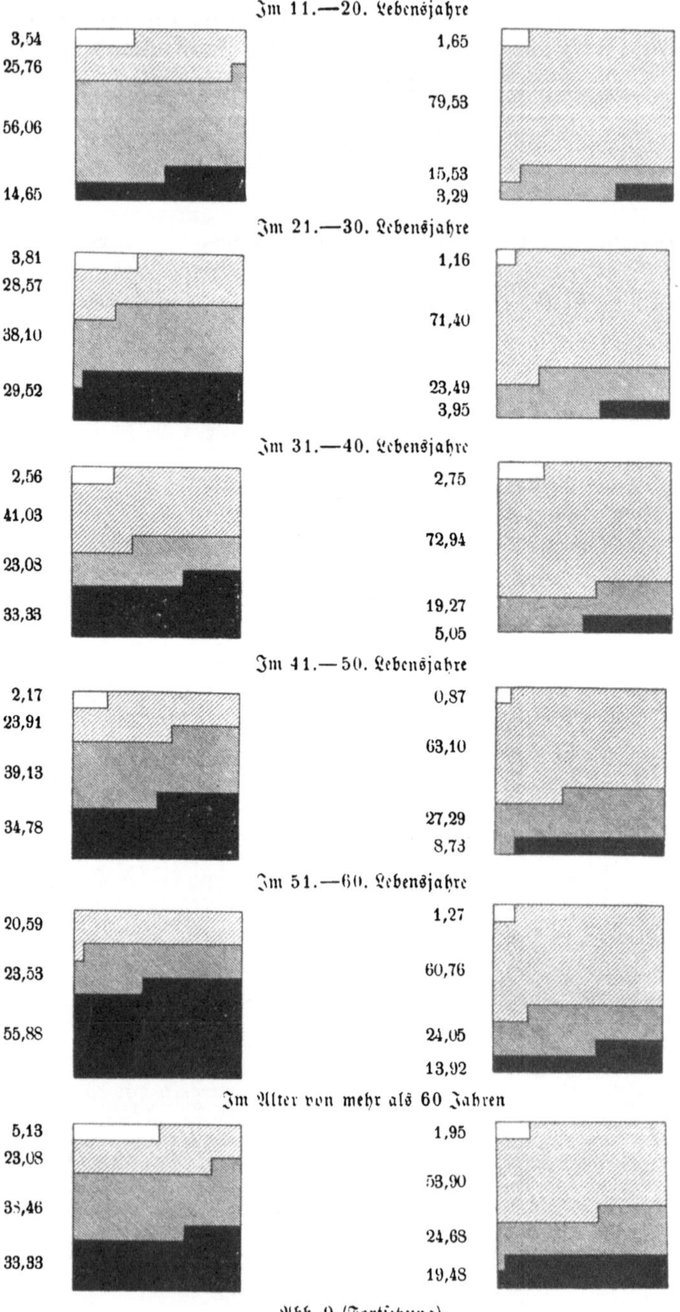

Abb. 9 (Fortsetzung).

Ebenso ist der Vorteil der Impfung in die Augen springend, wenn man die Kranken nach ihren Impfnarben in Gruppen einteilt. In dem Londoner Pockenhospital hat Marson bei 3094 früher geimpften Pockenkranken der Jahre 1836—1851 die Zahl der Impfnarben (0, 1, 2, 3 oder 4) festgestellt und die Prozente der Todesfälle in diesen einzelnen Gruppen errechnet. Das Ergebnis der Sammelforschung ist in nachstehender zeichnerischen Darstellung wiedergegeben. Sie läßt die günstigen

Von je 100 Pockenkranken starben:

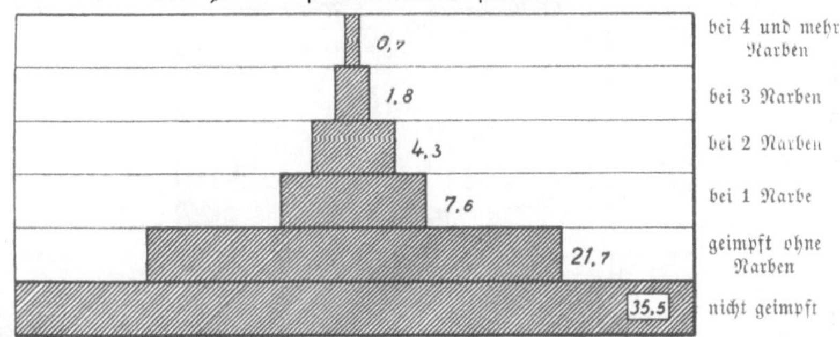

Abb. 10. Abhängigkeit des Pockenrisikos von der Zahl der Impfnarben nach Feststellungen im Londoner Pockenhospital 1836—51.

Aussichten für eine Genesung bei den Trägern genügender Impfnarben erkennen, während beim Fehlen von Impfnarben das große Risiko unvergleichlich größer ist[1]).

Zu demselben Ergebnis kommt man bei der Würdigung der Darstellung auf der nächsten Seite, in der die Beschaffenheit der Impfnarben und die Altersklassen unterschieden sind.

Diese Darstellung[2]) beweist:

1. daß die Zahl der Pockenpusteln von der Güte der Impfnarben abhängig ist; je größer die Impfnarben, um so gerinfügiger der Ausschlag;

2. daß bei älteren Leuten die Pockenpusteln eine Neigung zeigen, zusammenzufließen;

3. daß mit zunehmendem Alter der die Bildung von Pockenpusteln hemmende Einfluß abnimmt (Notwendigkeit der Wiederimpfung);

4. daß der Schutz einer guten Impfnarbe lange Zeit vorhält, während der Nutzen undeutlicher Impfnarben weniger zuverlässig ist.

Allmählich trat die Berufung auf die Impfverhältnisse der an Pocken Erkrankten und Gestorbenen hinter anderen Einwänden zurück. Man hat behauptet, die Verminderung der Pockensterblichkeit sei nur eine Folge davon, daß andere Infektionskrankheiten eine größere Verbreitung erlangt hätten und nunmehr ihrerseits die früher den

[1]) Vaccination Facts and Problems, London, The British Medical Association, 1902, S. 78.

[2]) Nach Facts about Smallpox and Vaccination. Revised Edition 1924. London, The British Medical Association, S. 34. Diagramm von Dr. J. B. Russel.

Blattern erlegenen Menschen hinwegrafften; ja man ist soweit gegangen, diese vermeintliche Zunahme der Todesfälle an anderen Seuchen als eine Folge der Impfung zu bezeichnen und redete der Bevölkerung ein, daß seit Einführung dieses Verfahrens die Sterbeziffer überhaupt größer geworden sei. Wären diese Angaben richtig, so würde den daraus gezogenen Schlüssen zunächst eine Verwechselung von Ursache und Wirkung zugrunde liegen; denn es läge nichts Wunderbares darin, wenn bei Verminderung der Zahl der Todesfälle an einer Krankheit ein Teil der Überlebenden

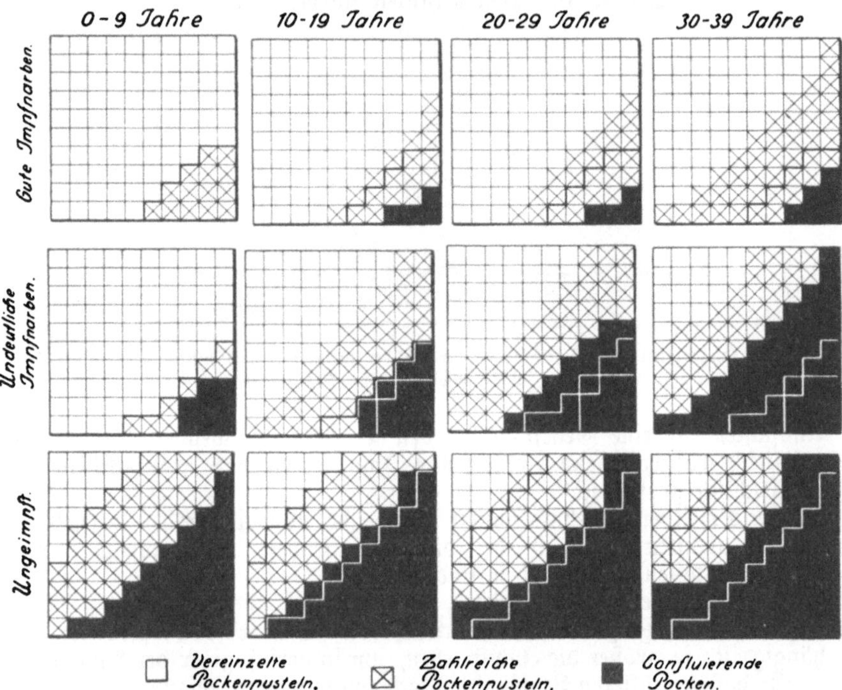

Abb. 11. Schwere der Pockenerkrankungen in vier Altersklassen von 0—39 Jahren je nach Beschaffenheit der Impfnarben. (Jedes kleine Quadrat bedeutet 1 v.H. Die stärkeren schwarzen sowie die weißen Linien ermöglichen den Vergleich mit der jüngsten Altersklasse.)

nun anderen Krankheiten zum Opfer fiele, wenn somit nach Beseitigung der Pocken andere Kinderkrankheiten an Verbreitung zugenommen hätten. Es wäre dann doch nicht daraus zu folgern, daß man die Pockensterblichkeit wiederherstellen müsse, sondern es ergäbe sich die neue Aufgabe, auch gegen die übrigen Seuchen Abwehrmittel zu finden.

Zuverlässiges statistisches Material zur Beurteilung der Sterblichkeit an verschiedenen Infektionskrankheiten in früheren Zeiten ist leider in ausgiebigem Maße nicht vorhanden; denn früher pflegte man höchstens die Todesfälle an Pocken zu zählen, und nur in wenigen Ländern wurden auch die Zahlen der Sterbefälle an anderen Krankheiten ermittelt. Soweit aber hierüber Erhebungen vorliegen, läßt sich eine Regelmäßigkeit in der Bewegung nicht erkennen. So hat man in Bayern[1]) allerdings in den 16 Jahren vor dem Reichsimpfgesetz (1857/58 bis 1873) 15306, in den 16 Jahren nachher (1875—1890) 28449 Todesfälle an Masern gezählt. Während an Pocken und Masern zusammen in den 16 Jahren vor 1874 jährlich 38 von je 100000 Einwohnern starben, verminderte sich diese Ziffer in den 16 Jahren nachher nur bis auf 34. Bayern aber gehört zu den Ländern, in denen die Impfung schon mehr als ein halbes Jahrhundert vor dem Reichsgesetz durchgeführt war und schon in dieser Zeit die Sterblichkeit an Pocken außerordentlich herabgesetzt hatte. Mit der durch das Reichsgesetz geschaffenen Änderung, die im wesentlichen auf Einführung der Wiederimpfung im 12. Lebensjahre hinauslief, kann daher wohl kaum die zeitweilig vermehrte Masernsterblichkeit, an der doch erfahrungsgemäß hauptsächlich die frühesten Altersklassen beteiligt sind, in Zusammenhang gebracht werden. Überdies entspricht der Zunahme an Maserntodesfällen nicht nur eine Abnahme der Pocken, sondern auch eine Verminderung der Todesfälle an anderen Infektionskrankheiten; denn es starben in Bayern von je 10000 Einwohnern an

	Scharlach	Unterleibstyphus		
1857/58—1873	*5,1*	*7,4*	1867/68—1873	*13,4*
1875—1891	*3,6*	*2,5*	1875—1880	*10,9*

Auch in Preußen[2]) könnte man sich verleiten lassen, aus den Sterbeziffern einzelner Jahre eine Zunahme gewisser übertragbarer Krankheiten zu folgern; denn es starben von 10000 Einwohnern an

	Masern	Scharlach	Diphtherie und Krupp	Unterleibstyphus
1875	3,1	4,5	15,7	7,3
1876—1880	3,5	5,9	15,4	5,8
1881—1885	4,2	5,8	17,1	4,5
1886—1890	4,2	3,0	15,7	2,5

Die Todesfälle an Masern haben also wirklich in den hier berücksichtigten 16 Jahren nach dem Impfgesetz zugenommen; dagegen ist die Sterblichkeit an Diphtherie und Krupp nach vorübergehender Zunahme wieder auf den alten Punkt zurückgegangen, die Todesziffer des Scharlachs sogar unter ihre ursprüngliche Höhe gesunken, und in der Zahl der Opfer des Unterleibstyphus eine gleichmäßige Abnahme erfolgt. Berücksichtigt man vollends die Sterblichkeit nach 1890, so ist für sämtliche Krankheiten eine erhebliche Verminderung der Sterbeziffern zu verzeichnen; denn die Zahlen stellen sich im 5jährigen Durchschnitt für

	Masern	Scharlach	Diphtherie und Krupp	Unterleibstyphus
1891—1895	auf 2,7	2,3	13,2	1,7
1896—1900	„ 2,6	2,7	5,7	1,3
1901—1905	„ 2,5	3,0	4,0	0,9
1906—1910	„ 1,9	2,0	2,5	0,5
1911—1915	„ 1,5	1,5	2,4	0,7
1916—1920	„ 0,8	0,7	2,2	0,7

[1]) „Generalberichte über die Sanitätsverwaltung im Königreich Bayern" für die betreffenden Jahre.

[2]) Die Zahlen sind den einzelnen Heften des amtlichen Quellenwerkes: „Preußische Statistik" entnommen.

Zur Entscheidung der Frage, ob die Abnahme der Pocken oder die Durchführung der Impfung auf die Sterblichkeit an anderen Krankheiten von Einfluß gewesen ist, genügen aber die angeführten Zahlen überhaupt nicht, weil v o r 1875 in Preußen die Todesfälle an jenen Seuchen nicht gezählt wurden, und es daher an Vergleichszahlen fehlt.

Dagegen ist die a l l g e m e i n e S t e r b l i c h k e i t i n P r e u ß e n gerade seit 1875 wesentlich zurückgegangen; denn es starben einschließlich der Totgeborenen von je 1000 Einwohnern in Preußen:

im Jahrzehnt			im Jahre		
1821—1830	rund	28,4	1871	rund	30,2
1831—1840	„	30,5	1872	„	31,1
1841—1850	„	29,3	1873	„	29,8
1851—1860	„	29,3	1874	„	27,7
1861—1870	„	29,0	1875	„	28,6

im Jahrfünft	1876—1880	rund		27,1
„ Jahrzehnt	1871—1880	„		28,1
„ „	1881—1890	„		26,3
„ „	1891—1900	„		21,8
„ „	1901—1910	„		18,4
„ „	1911—1920	„		18,5

In B a y e r n ist die jährliche Gesamtsterblichkeit von 29,9 in den 16 Jahren vor 1874 auf 28,8 von je 1000 Einwohnern in den 16 Jahren nach 1874 gesunken und betrug im Jahre 1922 sogar nur 15,3. Hiernach gründet sich die Behauptung, daß die Abnahme der Pockensterblichkeit durch eine Zunahme der Gesamtsterblichkeit oder eine Vermehrung der Todesfälle an anderen, seit Einführung der Impfung mehr als früher verbreiteten Infektionskrankheiten[1]) ausgeglichen werde, auf teils unerwiesene, teils nachweislich irrige Voraussetzungen.

Einen weiteren Einwand gegen die Schutzkraft der Impfung leitet man daraus her, daß andere Seuchen als die Blattern, z. B. die Cholera und die Pest ebenfalls bald heftige Verheerungen angerichtet hätten, bald aber aus unbekannten Ursachen wieder verschwunden seien. Man behauptete, daß ähnlichen nicht ermittelten Umständen und nicht der Impfung die Beseitigung der Blatternnot zu danken sei. Dieser Vergleich trifft indessen nicht zu. Die Pest und die Cholera gehören nicht zu den in Europa einheimischen Krankheiten; ihr Auftreten ist stets an begrenzte Zeitabschnitte gebunden und regelmäßig durch frische Einschleppungen aus den ständig von ihnen beherrschten außereuropäischen Ländern verursacht gewesen. Die Pocken dagegen sind in Europa seit vielen Jahrhunderten eingebürgert und herrschen auch jetzt unausgesetzt in allen Ländern, deren Impfverhältnisse mangelhaft sind. Sie sind jedoch überall, wo die Schutzimpfung durchgeführt wurde, zurückgegangen und verschwunden.

Auf diese glänzenden Erfolge der Impfung, die mehr als alles andere den unermeßlichen Nutzen des Gesetzes erweisen, wird im nächsten Abschnitte näher eingegangen werden.

---

[1]) Betreffs der Tuberkulose vgl. S. 107.

Geflissentlich wird von den Impfgegnern[1]), besonders insoweit sie zugleich den nichtapprobierten Krankenbehandlern angehören, aber auch von einigen naturheilkundigen Ärzten die Behauptung aufgestellt, daß bei Anwendung des Wasserheilverfahrens die Pocken alle ihre Schrecken verlieren und eine ganz harmlose Erkrankungsform darstellen. Indes haben die in der englischen Stadt Gloucester bei Gelegenheit der Epidemie von 1895/96 in dieser Beziehung gemachten Erfahrungen bereits zur Genüge dargetan, daß das Wasserheilverfahren bei der Bekämpfung der Pocken einen besonderen Nutzen nicht bringt[2]); es starben auch unter dieser Behandlung die Erkrankten nicht minder zahlreich. Ja, es wurde sogar der Ausbreitung der Krankheit in der Stadt durch die aufdringlich empfohlene und betriebene Anwendung des Wasserheilverfahrens nicht unwesentlich Vorschub geleistet. Es war eifrig die Meinung verbreitet worden, daß lauwarme Bäder, im Beginne der Krankheit angewendet, ihren Verlauf milderten und die Übertragbarkeit aufhöben. Kranken, die sich diesem Verfahren unterwarfen, wurde zugeredet, an die Luft zu gehen. So wurde einerseits nachweisbar durch die sich ergehenden Kranken der Ansteckungsstoff verbreitet und andererseits zogen sich viele junge Männer und Frauen, die unter Leitung eines Geistlichen die Wasserbehandlung der Kranken ausführten, dabei die Krankheit selbst zu und trugen sie so in ihre Familien.

In welchen Abgrund das impfgegnerische Treiben und das Vertrauen auf unverantwortliche Ratgeber führen kann, zeigt das erschütternde Bild auf der nächsten Seite. Es sind die unschuldigen Kinder, die den Unverstand der Eltern mit ihrem Leben büßen müssen.

Eins der gewichtigsten und von jeher am lautesten gegen Impfung und Impfgesetz erhobenen Bedenken ist die Behauptung, daß die Impfung das gesamte deutsche Volk vergifte und häufig schwere Krankheit, Siechtum und Tod zur Folge habe. Mit Entrüstung wird in der impfgegnerischen Presse und in den Eingaben an den Reichstag verkündet, daß alljährlich Tausende und aber Tausende von Kindern dem Impfmorde zum Opfer fallen. Daher sei die im Jahre 1872 als Grundlage für die Vorbereitung des Impfgesetzes abgegebene gutachtliche·Äußerung der Preußischen Wissenschaftlichen Deputation für das Medizinalwesen fälschlich und wider besseres Wissen getan worden. Seit dem Bestehen des Impfgesetzes haben die Reichsverwaltung und die Bundesregierungen der Untersuchung der Impfschädigungen ihre besondere Aufmerksamkeit zugewendet. Seit dem Jahre 1882 werden alljährlich die den Behörden mitgeteilten Fälle angeblicher Impfschädigungen in den im Reichsgesundheitsamte bearbeiteten „Ergebnissen der Schutzpockenimpfungen im Deutschen Reiche" zusammengestellt und rückhaltlos veröffentlicht. Die zuständigen Behörden sind überdies angewiesen, auch den sonst aus Zeitungen, Flugblättern u. dgl. bekannt gewordenen Mitteilungen über angebliche Vorkommnisse solcher Art nachzugehen und jedesmal eine amtliche Untersuchung herbeizuführen. In Preußen ist schon durch einen

---

[1]) Pocken und Schutzimpfung von Dr. Paul Förster. Berlin 1899. S. 38 ff.

[2]) Appendix VII to the Final Report of the Royal commission on vaccination. S. 54 und 55.

Ministerialerlaß vom 27. September 1895 bestimmt worden, daß die Standesbeamten angewiesen werden, bei angeblich durch die Impfung

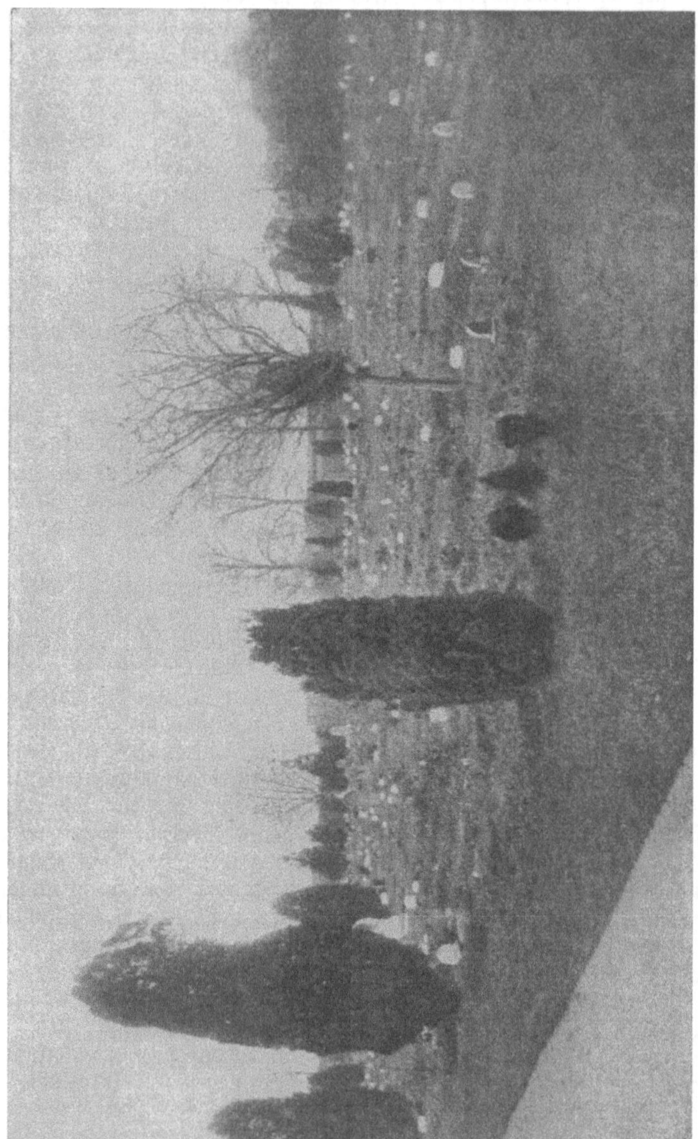

Abb. 12. Abteilung des Friedhofs in Gloucester, wo 279 ungeimpfte Kinder unter 10 Jahren als Opfer einer Pockenepidemie im Winter 1895/96 beerdigt sind. (Unter den 8000 geimpften Kindern ist nur eines an den Pocken gestorben.) Nach einer Veröffentlichung der Research Defence Society, London W 1, Cavendish Square.

verursachten Todesfällen je eine zweite Ausfertigung der Zählkarte der Ortspolizeibehörde zuzustellen, damit diese unter Zuziehung des zustän=

digen Medizinalbeamten den Sachverhalt ermitteln kann[1]). Endlich ist
außer in den Bundesratsbeschlüssen vom 28. Juni 1899, auch in denjenigen vom 22. März 1917, betreffend einen Entwurf von Vorschriften,
die von den Behörden bei der Ausführung der öffentlichen Impfungen
zu befolgen sind, in § 9 vorgesehen, daß in Fällen von angeblichen
Impfschädigungen Ermittelungen einzuleiten sind und über deren Ergebnisse der oberen Verwaltungsbehörde Bericht zu erstatten ist. In mehreren
Ländern ist der nachstehende Fragebogen für die amtsärztliche Berichterstattung über Fälle wirklicher und angeblicher Impfschädigungen eingeführt:

„Bericht in einer Impfschadensache[2]).

1. Regierungsbezirk: . . . .
2. Kreis: . . . . . .
3. Des Erst=[3]), Wieder=[3]) Impflings Wohnort und Wohnung: . . . .
4. Des Erst=[3]), Wieder=[3]) Impflings Vor= und Zunahme: . . . . m.[3]) w.[3])
5. Des Erst=[3]), Wieder=[3]) Impflings Geburtstag: . . . .
6. Stand des Vaters[4]): . . . .
7. Tag der Impfung: . . . .
8. Öffentlicher Impftermin in: . . . . . .
9. Oder Privatimpfung?[3]) . . . . .
10. Name und Wohnort des Impfarztes: . . . .
11. Woher stammte die Lymphe: . . . . . .
12. Versand=Nr.: . . . . .
13. Nr. des Kalbes: . . . . .

Ergebnis der amtlichen Ermittelungen über die Entstehung
der Krankheit:

14. War der Impfling schon zur Zeit der Impfung krank? . . . .
15. Woran? . . . .
16. Warum wurde er trotzdem geimpft? . . . .
17. Beginn der Krankheit am . . . . .ten Tage nach der Impfung.
    Beginn der Krankheit am . . . . .ten Tage nach der Nachschau.
18. Krankheitserscheinungen: . . . .
19. Weiterer Verlauf: . . . .
20. Zustand der Impfpocken bei der Nachschau und ihre weitere Entwicklung: . . .
. . . .
21. Klinische Diagnose der Krankheit: . . . .
22. Name und Wohnort des behandelnden Arztes: . . . .
23. Tag der Heilung: . . . . . .
24. Welche nachteiligen Folgen blieben zurück? . . . .
25. Tag des Todes: . . . .
26. Todesursache: . . . . .
27. Hat eine private[3]) gerichtliche[3]) Leichenöffnung[3]) Leichenschau[3]) stattgefunden? . .
. . . .
28. Name de . . . . Obduzenten[3]) Leichenschauer[3]) . . . .
29. Besteht ein Zusammenhang zwischen Impfung und Krankheit bzw.
    Tod (genauere Ausführungen)? . . . .
30. Wird von den Eltern ein Zusammenhang angenommen? . . . .
31. Sind noch andere Kinder, die in demselben Termin und mit der gleichen Lymphe
    geimpft wurden, erkrankt? Wieviele? . . . . . . Woran?
32. Ist das Impfverfahren des Impfarztes als einwandfrei zu bezeichnen? . . . . .
33. Ist ein gerichtliches Verfahren gegen den Impfarzt eingeleitet? . . . .

---

[1]) Veröffentlichungen des Kaiserlichen Gesundheitsamtes 1895. S. 809.
[2]) Ebenda 1914. S. 335.
[3]) Nicht Zutreffendes zu durchstreichen.
[4]) Bei unehelichen Kindern die Angabe „Unehelich" und Bezeichnung der Pflegestelle.

34. Mit welchem Ergebnis? . . . .
35. Schwebt das Verfahren noch? . . . .
36. Ist der Fall in der impfgegnerischen Presse behandelt worden? (Hier sind tunlichst Ausschnitte aus Zeitungen oder Zeitschriften nebst Quellenangaben beizufügen.)
37. Ist eine amtliche Berichtigung erfolgt? . . . .
38. Wo? . . . .
39. Wann? . . . .
40. Wortlaut (Hier ist tunlichst ein Auszug aus der betreffenden Zeitung oder Zeitschrift beizufügen).
41. Bemerkungen."

Dem Reichsgesundheitsamte soll über solche Vorkommnisse mit tunlichster Beschleunigung Mitteilung gemacht werden; den Standesbeamten oder Leichenschauern ist aufzugeben, jeden Todesfall, welcher als Folge der Impfung gemeldet wird, der Ortspolizeibehörde sofort anzuzeigen. Es liegen demnach hinreichend Unterlagen vor, um über Art und Häufigkeit der Impfschädigungen ein zutreffendes Urteil zu gewinnen.

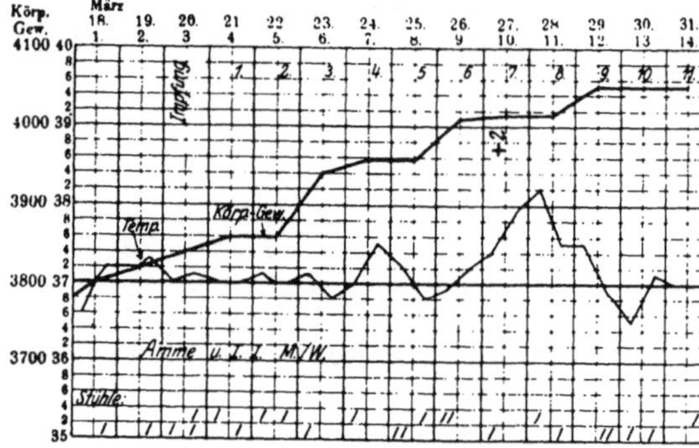

Abb. 13. Normale Fieberkurve bei einem Erstimpfling. In der Regel tritt am 7.—8. Tage ein treppenförmig zunehmendes Fieber auf, das 2—3 Tage dauert. Wie aus der stärkeren oberen Linie der Kurve zu ersehen ist, wird durch die Impfung die Zunahme des Körpergewichtes nicht beeinträchtigt. Der Appetit sowie die Art und Menge der Stuhlentleerungen werden durch den Impfprozeß nicht beeinträchtigt. (Nach Jochmann-Hegler, Lehrbuch der Infektionskrankheiten, 2. Aufl.)

Sind nun diese Folgekrankheiten der Impfung so erheblich und zahlreich, daß dadurch dem Volkswohl eine Gefahr droht? Müssen diese Schädigungen als ein unvermeidliches Übel mit in Kauf genommen werden? An maßgebender Stelle ist man sich wohl bewußt, daß die Impfung einen, wenn auch nur geringen Eingriff in die menschliche Gesundheit darstellt und vorübergehende Störungen nach sich zieht. Bei der Impfung bilden sich nämlich im Laufe einer Woche unter leichten Fiebererscheinungen an den Impfstellen Pusteln, die zur Erzeugung des Schutzes gegen die Pockenkrankheit notwendig sind. Auch in den vom Bundesrate angenommenen Verhaltungsvorschriften für die Angehörigen der Impflinge [1]) wird ausdrücklich hervorgehoben, daß die Schutzpocken sich unter mäßigem Fieber entwickeln und von einem roten Entzündungshofe umgeben zu sein pflegen (§ 10); die Vorschriften sehen auch den Fall einer erheblichen Erkrankung nach der Impfung vor und raten, bei einer solchen unverzüglich einen Arzt zuzuziehen (§ 12). Gegenüber dem durch die natürlichen Blattern bedingten Elend können jedoch solche Nachteile der Impfung nicht in Betracht kommen. Die Pockenkranken haben qualvolle

---

[1]) Wortlaut im Anhange.

Leiden zu bestehen, ihnen drohen dauernde Gesundheitsschädigungen: viele verlieren das Leben; durch jedes Auftreten der Seuche wird das Glück und der Wohlstand zahlreicher Familien zerstört. Die Impfung verursacht dagegen geringfügige Störungen des Befindens, die, ohne einen bleibenden Schaden zu hinterlassen, schnell vorübergehen. Nur in vereinzelten Ausnahmefällen folgen ihr ernstere Schädigungen, als deren Ursachen aber meist vermeidbare Versehen oder unglückliche Zufälle festzustellen sind. Die Versuche, der Impfung noch weitergehende schädliche Wirkungen zuzuschreiben, erweisen sich bei sorgfältiger Prüfung als unberechtigt; den impfgegnerischen Mitteilungen solcher Impfschädigungen, die nicht von den Behörden selbst bereits veröffentlicht sind, liegen fast regelmäßig irrtümlich gedeutete Vorgänge, nicht selten aber auch übertriebene oder erfundene Angaben zugrunde.

Am häufigsten handelt es sich in solchen Mitteilungen um Fälle, in denen die Hautentzündung an der Impfstelle, die Beeinträchtigung des Allgemeinbefindens und die Fieberbewegungen etwas heftiger als gewöhnlich auftreten, oder Anschwellungen der Lymphdrüsen in der Achselhöhle sich hinzugesellen. Die Ursache derartiger Störungen ist in der Regel nur in einer besonders starken Wirkung des Impfstoffes zu suchen oder sie kann in einer ungewöhnlichen Empfindlichkeit des Impflings bestehen. Müssen doch auch manche Kinder bei den natürlichen Vorgängen des Milchwechsels, des Zahnens oder des Wachstums mehr leiden als andere. Von allen solchen Teilerscheinungen des Impfverlaufs aber erholen sich die Kinder, ohne daß ein Schaden für ihre Gesundheit zurückbleibt. Trotzdem werden diese Folgen von den Impfgegnern als ernste Erkrankungen hingestellt und zu der Behauptung verwertet, die Impfung sei ein gefährlicher Eingriff.

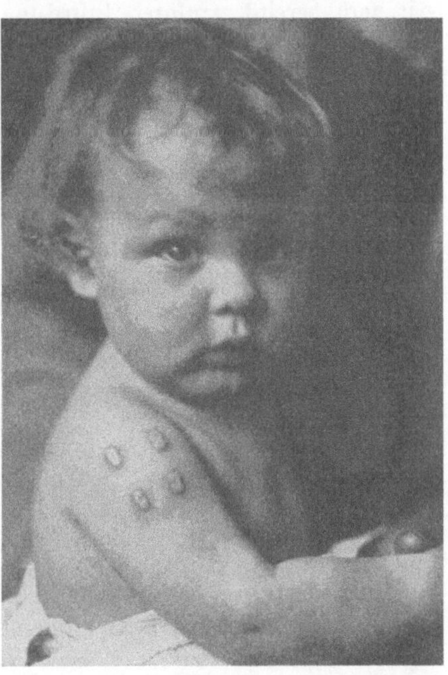

Abb. 14. Normale Reaktion bei einem Erstimpfling. (Nach einer Aufnahme durch Professor Dr. Paschen, Hamburg.)

Ähnlich sind die Ausschläge zu beurteilen, die zuweilen in Form gleichmäßiger Röte, masernähnlicher Flecke, nesselartiger Quaddeln oder auch kleiner Pusteln an mehr oder minder ausgedehnten Flächen der Haut einige Tage nach der Impfung sich entwickeln. Solche stets schnell wieder verschwindende Reizerscheinungen sind gleicher Art wie die bei manchen Personen nach dem Genuß bestimmter Arzneimittel, wie Antipyrin, oder von Krebsen oder von Erdbeeren sich einstellenden Haut-

veränderungen; sie müssen als Ausdruck einer persönlichen Empfind
lichkeit des Betroffenen, hier gegen die in den Arzneimitteln, Krebsen
oder Früchten enthaltenen chemischen Stoffe, dort gegen die Wirkung
des Vakzineerregers und seine Stoffwechselprodukte aufgefaßt werden
Das in sehr seltenen Fällen beobachtete Auftreten von Bläschenausschlägen
kann auf ähnlicher Ursache beruhen; auch kann eine zufällig erfolgte An
steckung an Windpocken zugrunde liegen. In Zeiten des Auftretens der
natürlichen Pocken beobachtet man zuweilen, daß die Pockenkrankheit und
damit der ihr eigentümliche Ausschlag sich bei Personen entwickelt, di
erst nach bereits erfolgter Ansteckung, also zu spät geimpft sind. Endlich
kommt es vor, daß ungenügend überwachte Impflinge an der Impfstelle
kratzen, mit ihren Fingern den Impfstoff auf andere Teile des Körpers
übertragen und hierdurch selbst zur Entstehung von Bläschen außerhalb
der Impfstelle Anlaß geben. Niemals aber entsteht durch die Imp
fung, wie die Impfgegner aus solchen Vorkommnissen folgern möchten
ein den wirklichen Blattern vergleichbares Krankheitsbild
Eine ernstere Beurteilung verdienen solche Fälle, in denen der Imp
fung Wundkrankheiten folgen. So kommt es — allerdings selten —
vor, daß an der Impfstelle eine Entzündung oder Eiterung des
Unterhautzellgewebes entsteht, die sich bis in die Lymphdrüsen der
zugehörigen Achselhöhle fortsetzen kann. Bisweilen gesellt sich die Wund
rose (Rotlauf) hinzu, die Impfstellen verschwären oder werden brandig
ja in Ausnahmefällen ist sogar zu solchen Krankheiten eine allgemein
Blutvergiftung mit tödlichem Ausgange hinzugetreten. Es ist jedoc
unberechtigt, derartige Unfälle als einen charakteristischen Nachteil der
Impfung darzustellen und deshalb diese dafür verantwortlich zu machen
Wundkrankheiten entstehen, wenn Eitererreger in Hautverletzungen irgend
welcher Art eindringen. Sie gesellen sich manchmal zu den unscheinbarsten
kaum bemerkten Schrunden, Kratzwunden, Nadelstichen u. dgl., sei es
daß der verletzende Gegenstand selbst Träger von Staub und Schmut
ist und mit dieser Verunreinigung auch die Krankheitskeime in die klein
Wunde bringt, sei es, daß durch Berührung eines mit Staub oder Schmut
bedeckten Gegenstandes, z. B. eines Stuhles oder eines Kleidungsstückes
die frische Verletzung solche Keime aufnimmt. Gelegentlich der Impfung
selbst können solche Wundkrankheiten nur dann entstehen, wenn bei derer
Ausführung die Gebote strengster Reinlichkeit übertreten werden ode
wenn die Lymphe verunreinigt ist. Ersteres würde nur bei pflichtwidrigen
Handeln des impfenden Arztes möglich sein. Nach den „Vorschriften, di
von den Ärzten bei der Ausführung der Impfung zu befolgen sind“[1]
haben diese (§ 6) bei der Impfung alle Vorsichtsmaßregeln anzuwenden
die geeignet sind, bei einer chirurgischen Operation Wundinfektionskrank
heiten fernzuhalten; insbesondere soll der Impfarzt sorgfältig auf di
Reinheit seiner Hände, der Impfinstrumente und der Impfstelle Bedach
nehmen und auch den Lymphevorrat während der Impfung vor Ver
unreinigung schützen. Vor Anlegung der Impfschnitte ist die Impfstell
mit Watte und 70proz. Alkohol oder einem anderen, von den Landes

---

[1] Wortlaut im Anhange.

regierungen zugelaſſenen gleichwertigen Mittel abzureiben. Für jeden Impfling iſt ein neuer Wattebauſch zu nehmen. In dem Beſtreben, namentlich eine Verſchleppung von Krankheitskeimen von einem Impfling auf den andern zu verhüten, wird dann in § 8 nochmals beſonders eingeſchärft, daß jede einzelne Impfung immer nur mit ſicher keimfrei gemachtem Inſtrument ausgeführt werden darf.

Auch eine Verunreinigung der Impfſtellen durch den angewandten Impfſtoff kann als ausgeſchloſſen gelten. Seine Güte wird durch die nach eingehenden Vorſchriften geregelte Art der Gewinnung[1], bakteriologiſche Unterſuchung und Verſendung gewährleiſtet. In allen Fällen von Wundkrankheiten nach der Impfung ſind auch immer nur einzelne unter den gleichzeitig geimpften Kindern betroffen worden, während der regelmäßige Verlauf der Puſtelbildung und Abheilung bei den übrigen den Beweis lieferte, daß der Impfſtoff an der Übertragung der Krankheit unſchuldig war.

Ebenſo gehören Verunreinigungen friſch geſetzter Impfſchnittchen zu den größten Seltenheiten: die kleinen Verletzungen pflegen innerhalb weniger Minuten zu verkleben und dadurch bereits vor Verunreinigungen geſchützt zu ſein; erſt wenn dieſe Verklebung eingetreten iſt, geſtattet der Impfarzt, daß die bis dahin entblößten Impfſtellen wieder bedeckt werden. Wird es indeſſen dann dem Impfling möglich gemacht, mit unſauberen Fingern an der Impfſtelle zu kratzen, oder werden die verklebten kleinen Wunden durch einen zu eng anliegenden unſauberen Hemdärmel aufgeſcheuert, ſo kann auf ſolchem Wege nachträglich eine Infektion zuſtande kommen. Häufiger erfolgt eine ſolche erſt ſpäter, z. B. in der zweiten Woche nach der Impfung, wenn die bereits entſtandenen Impfblattern nicht geſchont, ſondern zerkratzt werden; es entſtehen dann offene Stellen der Haut, die der Verunreinigung zugänglich ſind (Spätinfektion).

An Wundinfektionskrankheiten, die mit der Impfung derart in einem mittelbaren urſächlichen Zuſammenhang ſtanden, ſind nach ſorgfältigen amtlichen Ermittelungen im Deutſchen Reiche geſtorben:

im Jahre	1912	1913	1914	1915	1916	1917	1918	1919	1920	1921	
	13	4	11	4	4	2	2	1	0	5	Kinder.

So beklagenswert dieſe Ereigniſſe ſind, ſo bedeuten ſie doch nur ein verhältnismäßig geringes Opfer gegenüber den vielen tauſend Menſchenleben, die bei mangelndem Impfſchutz nach aller Wahrſcheinlichkeit durch die Pocken zerſtört worden wären oder noch vernichtet werden würden.

Da dieſe Unfälle nicht durch die Impfung als ſolche, ſondern durch unzureichende Pflege, ungeeignete Behandlung oder unzweckmäßiges Verhalten des Impflings verurſacht werden, ſo reicht zu ihrer Verhütung die Beachtung der Verhaltungsvorſchriften, die ſowohl nach früheren Beſchlüſſen des Bundesrats, als auch nach denjenigen vom 22. März 1917 den Angehörigen der Impflinge bereits bei Bekanntmachung der Impftermine zugängig zu machen ſind, aus[2].

Die Kinder ſollen nach dieſer Vorſchrift mit rein gewaſchenem Körper und mit reinen Kleidern zum Impftermine gebracht werden. Auch nach

---

[1] Vgl. S. 72, 73 und 108.
[2] Vgl. S. 75. Wortlaut im Anhange.

dem Impfen muß der Impfling peinlich sauber gehalten werden. Das
Baden des Erstimpflings soll in der Zeit nach der Impfung bis zum
Abfallen der Schorfe unterbleiben, jedoch soll er täglich am ganzen Körper, ausgenommen die Impfstellen, sorgfältig gewaschen werden. Wiederimpflinge können das gewohnte Baden fortsetzen. Jede unnötige Berührung der Impfstellen ist zu vermeiden; insbesondere sind die Impfstellen
mit großer Sorgfalt vor dem Aufreiben, Zerkratzen und vor Beschmutzung
zu bewahren. Gegebenenfalls dürfen sie nur mit frisch gereinigten Händen
berührt werden; zum Waschen darf nur reine Watte verwendet werden.
Auch hat man bei Wiederimpflingen darauf zu achten, daß die Impfstellen,
so lange sie nicht vernarbt sind, vor Reibung durch enge Kleidung, vor
Stoß und Druck geschützt werden: vom 3. bis 12. Tage ist das Turnen
von allen, bei denen sich Impfblattern bilden, auszusetzen. Die Impfstellen sind kühl und trocken zu halten; ein reiner nichtwollener Hemdärmel wird als die zweckmäßigste Bedeckung bezeichnet. Vor Berührung
mit Personen, die an eiternden Geschwüren, Hautausschlägen oder Wundrose, insbesondere Gesichts- oder Kopfrose, erkrankt sind, ist der Impfling
sorgfältig zu bewahren, um die Übertragung von Krankheitskeimen in die
Impfstellen zu verhüten; auch sind die von solchen Personen benutzten Gegenstände von dem Impfling fern zu halten. Kommen in der Umgebung des
Impflings Fälle derartiger Krankheiten vor, so wird anempfohlen, den
Rat eines Arztes einzuholen. Ebenso ist bei unregelmäßigem Verlaufe der
Schutzpocken sowie bei jeder erheblichen, nach der Impfung entstehenden
Erkrankung ein Arzt zuzuziehen. Der Impfarzt ist von jeder solchen Erkrankung, die vor der Nachschau oder innerhalb 14 Tagen danach eintritt,
unverzüglich in Kenntnis zu setzen. Auch ist dem Impfarzt alsbald Anzeige zu erstatten, falls infolge einer zufälligen Übertragung des Impfstoffes
bei Personen in der Umgebung des Impflings Impfpusteln auftreten.

Leider wird der Erfolg dieser Verhaltungsvorschriften dadurch beeinträchtigt, daß die Impfgegner der Bevölkerung Ratschläge zur Behandlung der Impfstellen gegeben haben, deren Befolgung geeignet ist,
Wundinfektionskrankheiten hervorzurufen. Ein sehr verbreitetes Buch über
„Naturheilkunde" rät der Mutter oder der Kinderpflegerin, gleich nach
der Impfung ihres Kindes die Lymphe aus dem Impfschnitt kräftig
auszusaugen (!), damit der Stoff nicht in das Blut des Impflings
gelangen solle. Da die meisten Menschen hohle und stockige Zähne haben,
kann es bei diesem Verfahren nicht ausbleiben, daß Fäulniskeime in die
Impfwunde geraten. Es haben infolge dieser unzweckmäßigen Behandlung in der Tat Impflinge Wundrose am Arm davongetragen. Ein anderes von den Anhängern der Naturheilkunde empfohlenes Verfahren
besteht darin, daß die Kinder mit Bettdampfbädern behandelt werden,
wobei nicht nur die zarte kindliche Haut sich entzünden muß, sondern
auch die Kinder in ihrem Allgemeinbefinden herabkommen. Einen solchen
Erfolg nennen dann die Fanatiker eine segensreiche Einwirkung der streng
naturgemäßen Kinderpflege. Der gefährlichste Ratgeber in dieser Beziehung aber ist ein Buch eines Krankenbehandlers[1]), in dem empfohlen

----

[1]) Andreas Müller: Pastor Falke und seine Heilmethode. S. 148.

wird, das Impfgift dadurch aus dem Körper auszuziehen, „daß man möglichst bald nach der Einritzung der Lymphe häufig zu wechselnde Erdumschläge auf den Oberarm macht". Vergegenwärtigt man sich, daß in der Erde die Erreger der Eiterung, der Wundrose, des Starrkrampfs, der jauchigen Blutvergiftung regelmäßig vorhanden sind, so kann man sich das Unheil ausmalen, das aus der Befolgung dieses Ratschlages entstehen muß. Glücklicherweise dürfte es kaum eine Mutter geben, deren Instinkt sie nicht vor einem derartigen Fehlgriff schützte.

Immerhin haben die zahlreichen impfgegnerischen Flugschriften bewirkt, daß bei der Bevölkerung die Impfpusteln als ein nicht unbedenklicher Zustand angesehen werden, und die Neigung besteht, die verschiedensten Hausmittel an den Impfstellen anzuwenden. Häufig findet man bei erkrankten Impflingen, daß unsaubere Lappen aufgelegt wurden, die in irgendein ranziges Öl oder Fett getaucht waren. Auch das Auflegen von Kohlblättern, Kartoffelmehl, Zitronensaft wird in einzelnen Gegenden Deutschlands beliebt. All diese Dinge sind vom Übel. Bezüglich der Nachbehandlung der Impflinge richte man sich streng nach den amtlichen Verhaltungsvorschriften und nach dem Rate des Impfarztes. Auch die neuerdings käuflichen Impfverbände und Impfschutzkapseln haben sich nicht bewährt, da sie den Zutritt der Luft und damit ein rasches Eintrocknen der Impfpusteln verhindern.

Neben den Wundinfektionskrankheiten sind diejenigen Impfschädigungen zu erwähnen, welche durch eine Übertragung des Impfstoffs von dem geimpften Arm auf andere Körperstellen des Impflings hervorgerufen werden. Kratzen sich Kinder die Impfpusteln auf, so kann die darin enthaltene Flüssigkeit auf Hautstellen kommen, die zufällig von der Oberhaut (Epidermis) entblößt sind. Es entstehen dann an Körperstellen, die von der Impfung gar nicht betroffen wurden, Impfpusteln. Diese haben meist an denjenigen Körperteilen ihren Sitz, welche zu ekzematösen Erkrankungen neigen und zugleich dem kratzenden Finger leicht zugänglich sind, z. B. im Gesicht, am Ohrläppchen, an den Augenlidern oder an den Geschlechtsteilen (vgl. auch S. 104). Falls diese Übertragung des Kuhpockenimpfstoffs auf eine im übrigen gesunde Haut stattfindet, pflegen die versprengten Pusteln ohne weitere Nachteile abzuheilen. Gefährlich kann eine solche Selbstübertragung des Impfstoffs aber dann werden, wenn sie auf eine Hautstelle erfolgt, die mit einem Ausschlag, z. B. Ekzem, behaftet war. Es bilden sich dann an den mit dem Ausschlag bedeckten Stellen ausgedehnte deutliche Impfpusteln, die später platzen und sich in Geschwüre umwandeln. Auf diese Weise kommen zuweilen recht schwere, sogar das Leben des Kindes gefährdende Erkrankungen zustande. Glücklicherweise ereignen sich derartige Unglücksfälle nur selten. Infolge einer solchen Übertragung des Impfstoffs auf ekzematöse Hautstellen erkrankten (und starben):

im Jahre	1912	1913	1914	1915	1916	1917	1918	1919	1920	1921
	7(1)	8(5)	3(2)	4(2)	2(2)	2(—)	1(1)	—	1(1)	— Kinder.

Zur Verhütung solcher beklagenswerter Vorkommnisse ist in die „Vorschriften, die von den Ärzten bei der Ausführung der Impfung zu befolgen sind," die wichtige Bestimmung aufgenommen worden:

„Kinder, die an schweren akuten oder chronischen, die Ernährung stark beeinträch=
tigenden oder die Säfte verändernden Krankheiten leiden, sollen in der Regel nicht
geimpft und nicht wiedergeimpft werden. Insbesondere sind Kinder, die mit
nässenden oder juckenden Ekzemen oder mit Ohrenfluß behaftet sind,
von der Impfung zurückzustellen.“

Im Anschluß daran sei erwähnt, daß auch ungeimpfte Personen aus
der Umgebung des Impflings von einer „Impfschädigung“ betroffen
werden können. Eine Mutter hatte zur Beruhigung ihres geimpften
Kindes ihre Wange auf die Impfstelle gelegt und bekam danach im Ge=
sichte drei Impfpusteln. Mitunter ist es auch vorgekommen, daß ein
Impfling mit seinen Geschwistern in demselben Bett geschlafen hatte, in
derselben Wanne gebadet oder mit demselben Handtuch abgetrocknet wurde.
Auch dadurch haben Übertragungen der Kuhpockenlymphe auf Personen
aus der Umgebung des Impflings stattgefunden. Wenngleich der größte
Teil dieser unerwünschten Überimpfungen harmlos ist, so können doch
die auf ungeimpfte Personen abgeirrten Pusteln, falls sie ihren Sitz am
Augapfel haben oder bei einem mit Ausschlag behafteten Kinde auftreten,
bedenklich werden. Um solchen Vorkommnissen vorzubeugen, ist in den
amtlichen Verhaltungsvorschriften für die Angehörigen der Impflinge
bestimmt worden:

„Die Pflegepersonen der Impflinge müssen sich peinlich davor hüten, die in den
Impfpusteln enthaltene Flüssigkeit auf wunde oder mit Ausschlag behaftete Hautstellen
oder in die Augen zu bringen. Haben sie eine Berührung der Impfstellen nicht ver=
meiden können, so sollen sie nicht unterlassen, sich sogleich die Hände sorgfältig mit
Seife zu waschen; das dazu verwendete Waschwasser darf nicht von anderen Personen
benutzt werden.

Ungeimpfte Kinder und solche, die an Ausschlag leiden, dürfen nicht mit Impf=
lingen in nähere Berührung kommen, insbesondere nicht mit ihnen zusammen schlafen.“

Einer ausführlichen Erörterung bedarf der angebliche Zusammenhang
zwischen Impfung und drei besonderen Krankheitsgruppen, den Augen=
krankheiten, den skrophulös=tuberkulösen und den syphilitischen Erkran=
kungen.

Unter den Augenkrankheiten, die man versucht, der Impfung zur
Last zu legen, sind hauptsächlich die verschiedenen Arten von Bindehaut=
entzündungen gemeint. Die als Bindehaut bezeichnete zarte Haut, welche
die Innenfläche der Augenlider und einen Teil der sichtbaren Oberfläche
des Augapfels, des „Weißen im Auge“, überzieht, kann in den ver=
schiedensten Lebensaltern, bei Kindern sowohl, wie bei Erwachsenen oder
Greisen in Entzündung geraten; sie rötet sich, schwillt an und sondert
wässerige Flüssigkeit oder Eiter ab; die Lider verkleben, das Auge wird
schmerzhaft; je nach der Ursache der Entzündung oder der Behandlung,
die sie erfährt, können sich ernstere Erkrankungen der Augen, ja sogar
Erblindung einstellen. Solchen Erkrankungen können verschiedenartige
Umstände zugrunde liegen; die leichteren Fälle entstehen z. B., indem
Entzündung erregende Keime mit Staub oder dgl. in das Auge geraten.
In den ernsteren Fällen trägt in der Regel eine bestimmte Ansteckung
die Schuld. Bei einer solchen kann z. B. durch Benutzung gemeinsamer
Handtücher oder durch unmittelbare Berührung mit Augenkranken der
Ansteckungsstoff aufgenommen werden. Der Erkrankte selbst kann aber
am eigenen Körper eiternde Geschwüre, vornehmlich nässenden Ausschlag

oder andere, Ansteckungskeime führende, krankhafte Veränderungen haben und von solchen Stellen aus mittels seiner Hände den schädlichen Stoff in das Auge übertragen. Auf letzterem Wege ist es möglich, daß ein Kind, das erst an der Impfstelle kratzt und dann am Auge wischt, wirksame Kuhpockenlymphe auf die Bindehaut überträgt und so selbst seine Erkrankung herbeiführt. Indessen sind Fälle solcher Art selten und durch geeignete Aufsicht der Kinder leicht zu vermeiden, wie denn auch die Verhaltungsvorschriften für die Angehörigen der Impflinge[1] verordnen, daß die Impfstellen mit größter Sorgfalt vor dem Aufreiben und Zerkratzen zu bewahren sind.

In der im Jahre 1904 erschienenen Schrift „Ist die Schutzpockenimpfung mit allen notwendigen Kautelen umgeben?" beschreibt Dr. phil. F. Blochmann, Professor der Zoologie in Tübingen, einen bei einem seiner eigenen Kinder vorgekommenen Fall von Vakzineübertragung, welcher die Erblindung eines Auges und den Verlust beider Augenbrauen zur Folge hatte. Es handelte sich um ein 10 Monate altes Kind, von dessen Impfung wegen eines seit dem dritten Lebensmonate bestehenden Hautausschlages Abstand genommen, dessen $3^1/_2$jähriger Bruder aber geimpft worden war. Auf eine nicht näher aufgeklärte Weise hatte eine Übertragung von Impfstoff stattgefunden, jedenfalls von dem älteren Bruder her, dessen Impfpusteln sich zunächst regelrecht entwickelten, dann aufplatzten und auf Grund eines alten, fast völlig verschwundenen Hautausschlags zu einer alsbald heilenden geschwürigen Entzündung unterhalb des linken Ohres führten. Bei dem ungeimpften Säugling trat etwa 14 Tage nach der Impfung des Bruders zunächst eine Verschlimmerung des Gesichtsausschlages auf, welcher bald die Bildung von Pusteln und Geschwüren im Gesicht bis zu den Ohren und vereinzelt an anderen Körperstellen (Bauch, Hände, Beine) folgte. Dabei bestand hohes Fieber und erhebliche Störung des Allgemeinbefindens. Ein am 12. Tage nach Beginn der Erkrankung neben dem Hausarzte, der auch den Bruder geimpft hatte, hinzugezogener Spezialarzt für Hautkrankheiten erklärte, daß es sich um Vakzineübertragung handle. Der Geschwürsprozeß ergriff trotz der eingeleiteten und im allgemeinen erfolgreichen Behandlung zunächst das rechte und sodann in geringerem Maß das linke Auge; während dieses wieder gesundete, kam es auf dem rechten zu einer Durchbrechung der Hornhaut mit völligem Verlust des Auges. Im übrigen ging, obwohl das Kind erheblich geschwächt war, die Erkrankung unter Hinterlassung von Narben auf den befallenen Hautstellen, insbesondere in der Gegend der Augenbrauen langsam in Genesung über.

In anderen Fällen, in denen nach impfgegnerischen Mitteilungen Kinder infolge der Impfung erblindet sein sollen, ist amtlich festgestellt worden, daß den traurigen Vorkommnissen andere Ursachen zugrunde lagen.

Auf einem unter dem Titel: „Warum" von M. Voigt in Leipzig herausgegebenen Flugblatt war ein erblindetes Kind abgebildet, dessen Krankheitsgeschichte wie folgt geschildert wird: „Johanna Z. in Leipzig-Volkmarsdorf, geb. am 6. Juli 1891, war von Geburt an ein überaus gesundes, blühendes Kind. — Im Juni 1892 wurde sie mit Kuhpocken geimpft. Am Tage darauf waren beide Augen entzündet und tränten ununterbrochen. Nach Verlauf von 6 Wochen war das Kind auf dem rechten Auge vollständig erblindet, während das linke unter fortwährender Eiterung ebenfalls verfällt." Die auf Grund der erwähnten Veröffentlichung eingeleiteten amtlichen Ermittelungen haben dagegen ergeben, daß die am 10. Juni 1891 geborene Johanna Martha Zeidler in Leipzig-Volkmarsdorf ihr Augenlicht infolge einer Masernerkrankung verloren hat, welche erst $4^1/_2$ Wochen nach der Impfung bei dem Kinde entstand. Erst 14 Tage nach dem Beginn der Masern, nachdem die Augen schon 5 Tage lang bis zum völligen Verschluß zugeschwollen waren, war ein Arzt hinzugezogen worden.

Ferner berichtete eine Berliner Zeitung in ihrer Morgenausgabe vom 4. August 1895, daß die Tochter eines Arbeiters aus Jerchel, Kreis Gardelegen, kurze Zeit nach der Impfung vollständig erblindet sei. In diesem Falle hat sich herausgestellt, daß

---

[1] Vgl. S. 101.

das am 1. Februar 1892 geborene Kind im Laufe des Geburtsjahres infolge eines angeborenen Leidens erblindet ist. Die Mutter war allein durch den Umstand, daß sie die Abnahme der Sehkraft bei ihrem Kinde in der zweiten Woche nach der Impfung zuerst bemerkt hatte, auf die Vermutung geführt worden, daß das Augenleiden durch die Impfung verschuldet sei.

Zu den häufigeren Krankheiten des kindlichen Lebensalters gehören diejenigen Arten des tuberkulösen Leidens, welche man unter dem Begriff der Skrofulose zusammenfaßt. Als solche sind Schwellungen und Vereiterungen von Drüsen, Augen und Ohrenleiden, sowie die unter Bezeichnungen wie „Knochenfraß" oder „freiwilliges Hinken" bekannten Knochen- und Gelenkleiden zu nennen. Auch gewisse langdauernde und entstellende Hautausschläge bezeichnet man nach altem ärztlichen Brauch als skrofulös, obwohl nicht alle Leiden jener Art tuberkulösen Ursprungs sind. Der Beginn solcher Krankheiten fällt oft schon in das erste Lebensjahr, häufiger wohl in die späteren Jahre des Kindesalters. Man trifft sie bei Geimpften wie bei Ungeimpften, doch werden in einer Bevölkerung, deren Kinder mit wenigen Ausnahmen sämtlich geimpft sind, unter der Gesamtmenge der Skrofulösen naturgemäß mehr Geimpfte als Ungeimpfte gefunden. Hieraus, sowie aus der Beobachtung, daß skrofulöse Erkrankungen sich zuweilen kurze Zeit nach einer Impfung entwickeln, hat man Beziehungen zwischen Vakzination und Skrofulose herleiten wollen. Auch ärztlicherseits ist eine gewisse Möglichkeit eines solchen Zusammenhangs in Ausnahmefällen bei Verwendung von Menschenlymphe nicht ganz in Abrede gestellt worden. Man weiß, daß das tuberkulös-skrofulöse Gift verimpft werden kann, und möchte daher den Gedanken, daß solche Verimpfung durch Vermittelung des von einem tuberkulösen Kinde abgenommenen Schutzpockenstoffes einmal zustande kommen könnte, nicht ganz von der Hand weisen, wenngleich eine Übertragung der Tuberkulose auf solchem Wege durch den Tierversuch noch nicht gelungen und auch in einwandsfreier Weise unter natürlichen Verhältnissen niemals festgestellt ist. Es ist ferner bekannt, daß bei tuberkulös veranlagten oder, wie man auf Grund der neueren Forschungen annimmt, bereits infizierten Kindern nach irgendeinem äußeren Anlaß, wie nach einem Fall, einer Verletzung u. dgl., die bis dahin verborgen gebliebene Krankheit plötzlich zum Ausbruch kommt. Man hat daher auch das Auftreten von skrofulösen Ausschlägen bei kürzlich geimpften Kindern zuweilen als das Hervorbrechen einer bereits im kindlichen Körper verbreiteten Krankheit auf den Reiz der Impfung aufgefaßt.

Den Impfärzten wurde deshalb von jeher zur Pflicht gemacht, sich bei Abnahme der Lymphe von Kindern zu vergewissern, daß der Stammimpfling gesund ist. Seit der Einführung der Tierlymphe ist eine Übertragung der Tuberkulose mit dem Impfstoff ausgeschlossen, weil nur die Lymphe von solchen Kälbern, die nach der Schlachtung als durchaus gesund befunden werden, verwendet werden darf.

Um auch zu verhüten, daß ein in der Anlage bereits vorhandenes skrofulöses Leiden auf den Reiz der Impfung hin zum Ausbruch komme, nehmen die Impfärzte nach den bestehenden Vorschriften davon Abstand, Kinder, deren Körperbeschaffenheit die Annahme einer solchen

Gefahr rechtfertigt, zu impfen. Diese werden solange zurückgestellt, bis der Gesundheitszustand des Impflings sich gekräftigt hat.

Wird durch solches Verfahren die Gefahr einer Förderung der Skrofulose durch die Impfung beseitigt, so muß andererseits ausdrücklich hervorgehoben werden, daß diese Gefahr nur vermutet wird und keineswegs erwiesen ist. Auch fehlt es an Beweisen dafür, daß die Skrofulose oder Tuberkulose seit Einführung der Impfung häufiger geworden sei als früher. Jene schrecklichen Leiden haben das kindliche Alter heimgesucht, ehe es eine Impfung gab; sie herrschen heute in Ländern, wo geimpft wird, und in solchen, wo nicht geimpft wird. Daß sie in diesen weniger verbreitet wären als in jenen, läßt sich keineswegs nachweisen.

Mit den Tatsachen in Widerspruch steht aber jedenfalls die impfgegnerischerseits aufgestellte Behauptung[1]), daß in Deutschland die Tuberkulose „entsprechend der Zunahme der Impfung und der Abnahme der Pocken in beständiger Zunahme geblieben" sei; denn es starben an Lungentuberkulose und allgemeiner Tuberkulose auf je 100000 Einwohner

in Preußen

1877—80	1881—85	1886—90	1891—95	1896—1900	1901—05	1906—10	1911—15
319,9	312,7	290,3	247,2	207,9	191,3	162,0	143,6

in deutschen Orten mit 15000 und mehr Einwohnern

1877—80	1881—85	1886—90	1891—95	1896—1900	1901—05	1906—10	1911—15
360,6	348,1	312,8	265,1	224,2	202,6	190,3	164,5

Personen. Es hat sonach im Laufe dieser 40 Jahre in Deutschland entgegen jener Behauptung nicht nur keine Zunahme, sondern vielmehr stetig eine recht erhebliche Abnahme dieser Krankheit stattgefunden.

Ähnlich wie die Skrofulose ist die sog. exudative Diathese zu beurteilen. Es ist dies eine angeborene Krankheitsanlage, die sich bei jüngeren Kindern in Neigung zu Ausschwitzungen der Haut (Milchschorf, Gneis) und der Schleimhäute (Schnupfen, Husten, Rachenkatarrh, Mittelohrentzündung) bemerkbar macht. Von Kinderärzten ist die Beobachtung gemacht worden[2]), daß diese Erscheinungen durch die Impfung ungünstig beeinflußt werden und daß ihr unter Umständen sogar ein auslösender Einfluß zukommt. Nach den bestehenden Bestimmungen müssen daher Kinder, welche diese krankhafte Konstitution erkennen lassen, von der Impfung zurückgestellt werden.

Anders liegen die Verhältnisse hinsichtlich der Syphilis. Diese übertragbare Geschlechtskrankheit kann schon im Mutterleibe auf das Kind übergehen. In früherer Zeit, als man noch allgemein von Arm zu Arm impfte, kam es nun hin und wieder vor, daß der Impfstoff von den Impfblattern eines syphilitischen Kindes, dessen Krankheit dem Arzte verborgen geblieben war, abgenommen und zur Impfung anderer Kinder benutzt wurde. Folgte darauf auch nicht jedesmal eine Erkrankung des Impflings, ist vielmehr nachweislich in manchen Fällen die Abimpfung

---

[1]) Pocken und Schutzimpfung von Dr. Paul Förster. Berlin 1899. S. 137 ff.

[2]) Ad. Czerny: Verhandlungen der 81. Versammlung Deutscher Naturforscher und Ärzte zu Salzburg 1909. I. Teil. S. 197.

von syphilitischen Kindern ohne schädliche Folgen geblieben, so kannte man doch bis zum Jahre 1880 etwa 750 auf solche Weise im Laufe des Jahrhunderts in Europa entstandene Krankheitsfälle[1]. Auch unter dem Reichsimpfgesetz sind in Deutschland Übertragungen von Syphilis durch die Impfung nachweislich zweimal vorgekommen, das eine Mal im Jahre 1876 in Lebus (Reg.-Bez. Frankfurt), das andere Mal im Jahre 1885 in Tauberbischofsheim (Baden). Beide Male war Unvorsichtigkeit bei Auswahl des zur Abimpfung benutzten Kindes die Ursache gewesen, im ersten Falle waren 15, im anderen 4 Kinder erkrankt; bei allen erfolgte jedoch Genesung ohne weitere bleibende Nachteile. In einer Reihe von anderen Vorkommnissen ist eine Übertragung der Syphilis von impfgegnerischer Seite behauptet worden, so in Köln im Jahre 1883, in Berge in der Lausitz, in Dühringshof (Reg.-Bez. Frankfurt) und auf Wittow (Rügen) im Jahre 1885. Jedesmal hat sich aber durch genaue amtliche Ermittelung die Unrichtigkeit der Angaben herausgestellt. In dem Kölner Falle, in Berge und in Wittow hat es sich nicht um Syphilis gehandelt, in dem Falle in Dühringshof war die Krankheit angeboren, nicht durch die Impfung verursacht. Alles in allem war die Zahl der nachweisbaren Übertragungen von Syphilis durch die Impfung gegenüber den Hunderten von Millionen Geimpfter sehr gering.

In der Gegenwart ist in Deutschland der Gefahr einer Syphilisübertragung dadurch mit Sicherheit vorgebeugt, daß nach § 2 der Beschlüsse des Bundesrats, betreffend die ausschließliche Verwendung von Tierlymphe zur Impfung, diese sowohl bei öffentlichen als auch bei Privatimpfungen nur mit Tierlymphe vorzunehmen ist.

Die Syphilis ist eine Krankheit des Menschen, die bei Rindern überhaupt nicht vorkommt und auch nicht künstlich auf diese übertragen werden kann. Trotz dieser vollkommenen Unmöglichkeit einer Syphilisinfektion wird indes von impfgegnerischer Seite Impfsyphilis als traurige Folge der Impfung immer wieder verkündet. In den impfgegnerischen Bittschriften wird immer noch von einer systematischen Verseuchung des Volkes mit Syphilis geredet. Redewendungen, wie: „Die Impfung ist eine Umarmung der geilen und venerischen Impfdirne" sind selbst in neueren Veröffentlichungen[2] nicht selten, obgleich die Tierlymphe bereits seit etwa 3 Jahrzehnten allgemein eingeführt ist.

In den unter staatlicher Leitung oder Aufsicht stehenden Lymphgewinnungsanstalten oder Impfanstalten werden die Kälber vor der Impfung tierärztlich genau untersucht und beobachtet; die Impfung erfolgt auf die rasierte und gründlich gereinigte Haut; die Tiere werden dann im Stalle belassen und gut verpflegt, bis die Impfblattern sich ausgebildet haben; sie befinden sich in dieser Zeit leidlich wohl und nehmen in der Regel an Körpergewicht zu; nach der Abnahme des Impfstoffes, oder auch schon unmittelbar vor derselben, werden die Tiere getötet, demnächst geschlachtet und nochmals gründlich tierärztlich untersucht.

---

[1] Lotz: Pocken und Vakzination. S. 113.
[2] Unerhört!! Verteidigung und Angriff eines Staatsbürgers. Gegen Kirchner! Von Hugo Wegener. Frankfurt a. M. 1911.

Gegen die Gefahr, daß Tierkrankheiten, wie Milzbrand, Tuberkulose, Maul- und Klauenseuche, mit der Kälberlymphe verimpft werden könnten, schützt die Beobachtung und Untersuchung der Tiere vor der Ausgabe des Impfstoffes. Nur wenn die Tiere vor und nach der Impfung durchaus gesund befunden, wenn insbesondere auch in der Entwicklungszeit der Impfblattern keinerlei Erscheinungen hinzugetretener Erkrankung aufgefallen sind, wird die Lymphe verwendet. Man erhöht deren Menge und Haltbarkeit in der Regel durch gewisse Zusätze, z. B. von Glyzerin, und prüft vor dem Versand ihre Wirksamkeit und Beschaffenheit.

Bei Verwendung tierischer Lymphe fällt die Gefahr der Übertragung einer Reihe menschlicher Krankheiten, insbesondere der Syphilis gänzlich fort.

Einige Male sind im Anschlusse an die Impfungen gewisse Formen ansteckender Hautkrankheiten beobachtet worden, die man als Pustelflechte (impetigo contagiosa) bezeichnet. Die Erkrankungen beschränkten sich nicht auf die Geimpften, sondern übertrugen sich auch auf deren Angehörige und andere Personen; ihr Zusammenhang mit der Impfung war in einzelnen Fällen dadurch erwiesen, daß ihr Auftreten gleichzeitig an mehreren weit voneinander entfernten Orten erfolgte und sich zunächst auf Kinder beschränkte, die kurz zuvor mit der gleichen, von gemeinsamer Stelle bezogenen Lymphe geimpft worden waren. Solche Vorkommnisse, die schon früher zur Zeit der Verwendung menschlichen Impfstoffes sich wiederholt ereignet hatten, sind auch nach Einführung der Tierlymphe nicht vollkommen ausgeblieben und müssen wohl dadurch erklärt werden, daß die Keime der Flechte durch unglücklichen Zufall in die Lymphe geraten waren. In größerer Verbreitung ereigneten sich solche Erkrankungen aber nur in den ersten Jahren nach Einführung der Tierlymphe; der ernsteste Vorfall fiel in das Jahr 1887, wo im Anschlusse an Impfungen mit der gleichen, aus einer Privatanstalt bezogenen Lymphe in mehreren preußischen Städten und Landkreisen eine Anzahl von Kindern Ausschläge bekam. Durch Erkrankungen innerer Organe, die im weiteren Verlaufe hinzutraten, erfolgte damals sogar bei zwei Kindern etwa zwei Monate nach der Impfung der Tod; sonst handelte es sich jedoch meist um eine mehr oder weniger schnell vorübergehende Krankheit ohne nachteilige Folgen[1]. Seitdem finden sich in den Impfberichten zwar alljährlich hier und da Mitteilungen über das Auftreten von Impetigo contagiosa; häufig liegen dabei jedoch Verwechselungen mit harmlosen Reizerscheinungen auf der Haut[2] oder mit Erkrankungen skrofulöser Kinder[3] zugrunde; mehrfach wurde festgestellt, daß der Ausbruch der Impetigo unabhängig von der Impfung gewesen war[4] (z. B. Übertragung durch Geschwister, die an Pustelflechte litten). Niemals aber seit dem Jahre 1887 ist diese Krankheit in größerer Verbreitung als Folgeerscheinung der Impfung beobachtet worden.

---

[1] Veröff. d. Kais. Gesundheitsamtes 1888, S. 33 ff. und Arb. a. d. Kais. Gesundheitsamte Bd. 5, S. 575.

[2] Vgl. S. 99.

[3] Vgl. S. 106.

[4] Arb. a. d. Kais. Gesundheitsamte Bd. 6, S. 468; Veröff. d. Kais. Gesundheitsamtes 1895, S. 916 und 1896, S. 121.

Eine andere, ebenfalls nach Verwendung von Tierlymphe früher zuweilen bemerkte Hautkrankheit ist die unter dem Namen Herpes tonsurans bezeichnete ansteckende Flechte, die mit Hautrötung, Schuppen, Bläschen oder Papeln und unter Hautjucken sowohl an der unbehaarten Körperoberfläche als auch auf dem behaarten Kopfe oder unter dem Barte sich zeigt und in ihrem Bereiche zum Verlust der Haare führt. Im Jahre 1890 wurde in Württemberg eine größere Zahl solcher Erkrankungen nachweislich durch die Impfung verursacht. Doch wurden die einzelnen Fälle unter zweckmäßiger Behandlung bereits in 8—14 Tagen geheilt[1]). Sonst ist Herpes tonsurans nach der Impfung nur selten und lediglich in einzelnen Erkrankungen beobachtet worden.

Für die Angabe, daß die englische Krankheit (Rhachitis) durch die Impfung verbreitet wird, oder daß Todesfälle von Kindern an Magen- und Darmkatarrh, Brechdurchfall durch vorausgegangene Impfungen verursacht worden seien, fehlt es an Beweisen. Jene Krankheiten kommen überall vor, gleichviel, ob geimpft wird oder nicht. Keine Tatsache spricht dafür, daß sie in Ländern mit Impfzwang häufiger als anderswo seien. Daß hin und wieder ein Kind kurz nach der Impfung an einer Verdauungsstörung oder an Krämpfen stirbt, kann nicht wundernehmen, wenn man erwägt, daß gerade jene Krankheiten zu den häufigsten Todesursachen des kindlichen Lebensalters gehören. Es erscheint daher nur natürlich, daß Todesfälle an den genannten Krankheiten zuweilen auch kurz nach einer Impfung eintreten; doch wäre es unbegründet, daraus eine schädliche Einwirkung der letzteren folgern zu wollen.

Um indes ein zeitliches Zusammenfallen der Impfung mit der höchsten Säuglingssterblichkeit möglichst zu vermeiden, wird in den Bundesratsbeschlüssen vom 22. März 1917 empfohlen, öffentliche Impfungen während der Zeit der größten Sommerhitze zu unterlassen.

Welche Vorsicht bei Schlußfolgerungen hinsichtlich der Erkrankungen nach der Impfung geboten ist, lehren die Untersuchungen eines Kreisarztes im Regierungsbezirke Bromberg. Dieser hat sich die Mühe gemacht, das Ergehen derjenigen Kinder, welche er von der Impfung zurückgestellt hatte, weiter zu verfolgen. Seine Ermittelungen ergaben, daß mehrere nicht geimpfte Kinder bald nach dem Impftermine gestorben sind. Wären die Kinder geimpft worden, so hätten vermutlich die Angehörigen den Tod der Impfung zur Last gelegt[2]).

Auch die Entstehung von Infektionskrankheiten des kindlichen Alters, wie Diphtherie, Masern, Scharlach, Keuchhusten ist von den Impfgegnern mit der Impfung in Beziehung gebracht worden, obgleich es feststeht, daß diese Krankheiten nur bei Personen auftreten können, die durch vorausgegangene Berührung mit Kranken derselben Art einer Ansteckungsgefahr ausgesetzt waren.

Die Behauptung, daß die akute spinale Kinderlähmung als eine Folge der Schutzpockenimpfung anzusehen sei, wird von den Impfgegnern bereits seit Jahren aufgestellt. Zum Beweise dieser Behauptung wird

---

[1]) Medizinal-statistische Mitteilungen aus dem Kaiserlichen Gesundheitsamte Bd. 1, S. 271.

[2]) Ebenda Bd. 17, S. 205.

angeführt, daß in einigen Fällen Kinder bald oder einige Zeit nach der Schutzpockenimpfung an spinaler Kinderlähmung erkrankt seien. Hierzu ist jedoch zu bemerken, daß die Kinderlähmung vornehmlich Kinder im 2.—4. Lebensjahre befällt. Soweit das 2. Lebensjahr befallen wird, ist dies aber diejenige Altersklasse, die hauptsächlich in den Impfterminen erscheint. Es kann daher nicht ausbleiben, daß gelegentlich auch einmal ein Kind an der spinalen Kinderlähmung erkrankt, bei dem kürzere oder längere Zeit vorher die vorgeschriebene Impfung stattgefunden hat. Es ist aber nicht angängig, aus der zeitlichen Aufeinanderfolge solcher seltenen Ereignisse auf einen ursächlichen Zusammenhang zu schließen. Für die Behauptung der Impfgegner läßt sich auch sonst ein Beweis nicht erbringen. Gegen die Annahme einer Impfschädigung spricht der Umstand, daß es sich bei der akuten spinalen Kinderlähmung um eine spezifische Infektionskrankheit handelt. Die Krankheit wird durch einen lebenden Erreger hervorgerufen, der von dem Kranken auf den Gesunden übertragen werden muß, um bei diesem einen neuen Krankheitsfall auszulösen. Die Kinderlähmung kann also nur da entstehen, wo eine Ansteckung an einem vorangegangenen Falle erfolgt ist, ebenso wie dies für Diphtherie, Masern, Scharlach und andere Infektionskrankheiten längst bekannt ist. Eine Übertragung durch die Schutzpockenimpfung wäre theoretisch nur dann denkbar, wenn die spinale Lähmung bei Kälbern vorkommen würde und ihr Erreger in die Kälberlymphe gelangen könnte. Die akute epidemische Kinderlähmung ist aber auf das Rind nicht übertragbar. Es muß daher als ausgeschlossen bezeichnet werden, daß diese Krankheit in irgendeinem Zusammenhang mit der Schutzpockenimpfung steht.

Von impfgegnerischer Seite hat man etwa 1000 Todesfälle zusammengestellt, die angeblich laut wissenschaftlichem Zugeständnis nach der Schutzpockenimpfung erfolgt sind[1]. Jene Zahl umfaßt aber die Beobachtungen aus einem sehr langen Zeitraum; es findet sich darin sogar noch ein Fall aus dem Jahre 1833; da sie zudem aus 30 verschiedenen Veröffentlichungen errechnet sind, dürften viele darin enthaltene Fälle doppelt und mehrfach gezählt sein. Auch handelt es sich nur um Todesfälle „nach" der Impfung; ob sie infolge der Impfung eintraten, ist nicht ersichtlich. So sind in ihr auch 168 aus den Berichten des Württembergischen Medizinalkollegiums über die Jahre 1854—1863 entnommene Fälle enthalten. In diesen Berichten ist jedoch für die Mehrzahl jener Todesfälle ausdrücklich hervorgehoben, daß ein ursächlicher Zusammenhang mit der Impfung nicht bestanden hat[2]. Endlich ist die Zahl von etwa 1000 Todesfällen aus den verschiedensten Ländern in einem halben Jahrhundert gering, wenn man erwägt, daß in derselben Zeit Hunderte von Millionen Impfungen vollzogen wurden.

Der Ingenieur Hugo Wegener in Frankfurt a. Main hat eine Broschüre „Impf-Friedhof" herausgegeben, in der er 36 000 Impfschäden nachgewiesen haben will. Dieses Buch stellt gleichsam eine Sammelmappe dar, in der Wegener alles, was er an wirklichen oder angeblichen Impfschädigungen gefunden hat, vereinigt. Als Quelle dienen ihm teils Zeitungsnachrichten, teils private Zuschriften, teils Auszüge aus dem „Impfgegner" oder anderen impfgegnerischen Schriften. Eine Prüfung des Sachverhaltes, insbesondere des ursächlichen Zusammenhangs zwischen

---

[1]) Flugblatt „Warum" vgl. S. 105.
[2]) Näheres ist in dem Korrespondenzblatt der ärztlichen Kreis- und Bezirksvereine im Königreich Sachsen 55. Bd. 1893, S. 153 und 154 nachzulesen.

Impfung und späterer Krankheit ist in den meisten Fällen nicht einmal
versucht worden. Daneben finden sich Berichte über Impfschädigungen,
die aus amtlichen Publikationen entnommen sind, z. B. Fälle von Spät-
rotlauf, Zellgewebsentzündung oder Mischinfektion von Vakzine und Ekzem.
In formeller Hinsicht zeichnet sich das Werk durch eine überaus tempera-
mentvolle Sprache und einen nicht besonders freundlichen Ton gegenüber
den Widersachern des Verfassers aus. Die Ärzte sind „heruntergekommene
und verrohte Folterknechte, Volksverführer und Volksvergifter". Die Impfärzte soll man „als gemeingefährlich einsperren". Die Impfung ist „Lug,
Trug und kindermordender Wahnwitz".

In Fällen, in denen den Angaben über Impfschädigungen noch nach-
gegangen werden konnte, ergab sich nicht selten, daß Erkrankungen, die
bald nach einer Impfung eintreten, auf die bloße Vermutung oder Behauptung nicht sachkundiger Personen hin ohne weiteres als „Impfschädigungen" erklärt wurden. Wenn es gelingt, die Ursachen der Erkrankungen in anderen Umständen als der Impfung nachzuweisen, so
werden solche Aufklärungen als Beschönigungsversuche abgelehnt, und
die Ärzte, denen sie zu verdanken sind, der Befangenheit geziehen; die
einmal in die impfgegnerische Statistik aufgenommenen Impfschädigungen
werden daraus nicht wieder entfernt.

Leider aber begnügt man sich auf impfgegnerischer Seite nicht mit
Veröffentlichungen, die, wenn auch von irrtümlichen Anschauungen aus-
gehend, doch in gutem Glauben verfaßt sein mögen; unter den Berichten
über Impfschädigungen finden sich auch geradezu unwahre Angaben.

Im Jahre 1890 gingen dem Reichstage 4 Petitionen um Abschaffung des Impfzwangs mit insgesamt 7 Unterschriften aus Altenburg zu. Eine derselben enthielt folgende Sätze:

„Von Tag zu Tag mehren sich die Fälle von Impfschädigungen. In diesem Jahre
sind mir aus hiesigem Orte mehr als 40 Fälle bekannt geworden, in welchen nach der
Impfung und nur infolge derselben Schädigungen der Gesundheit oder gar Todesfälle eintraten. Daß derartige Störungen der Gesundheit nicht etwa immer nur vorübergehend sind, beweist mir die in meiner Nachbarschaft wohnende 15jährige Frieda
Kn., welche vor drei Jahren geimpft worden ist und noch heute einen harten, sehr geschwollenen Arm davon behalten hat, welcher möglicherweise nie gesunden wird."

Als nun amtliche Ermittelungen über die Altenburger Impfschädigungen angestellt
wurden, gab der Unterzeichner dieser Petition bei seiner Vernehmung Nachstehendes
zu Protokoll:

„Er habe keine Kinder, habe auch nie aus eigener Erfahrung erlebt, daß Personen nach der Impfung erkrankt seien, könne auch Fälle zur Zeit nicht angeben, trotzdem er dies in seiner Petition geschrieben habe. Die Einreichung der Petition sei
auf Veranlassung des Naturheilkundigen W., welcher in Altenburg einen Impfgegnerverein gegründet habe, und des Tischlers B. ebendaselbst, Mitbegründer des
genannten Vereins, von ihm angefertigt und abgesandt worden. Er sei dem Verein
beigetreten, weil er gleichfalls keine Sympathie für das Impfen habe, ohne Gründe hierfür angeben zu können. Nur die 15jährige Frieda Kn. kenne er; die habe einen etwas
geschwollenen Arm, und habe diese gesagt, dies sei nach der Impfung zurückgeblieben."

„Die Fälle, von denen er in der Petition gesprochen, seien von W. in Sitzungen
und in der Zeitung „Gesundheitsblätter" bekannt gegeben worden; er könne nur auf
diese verweisen und wolle das Verzeichnis derselben überreichen; zugeben müsse er,
daß er etwas Ungehöriges geschrieben habe, was er keinesfalls beweisen könne."

Das Verzeichnis enthält 26 aus den Zeitungen ausgezogene Fälle. Aus den amtlichen Vernehmungen in den Familien, denen die 26 angeblich Erkrankten angehörten,
seien die nachstehenden protokollierten Aussagen angeführt:

1. „Ich erkläre, daß weder meine Kinder, welche erwachsen sind, noch die Kinder meiner vier verheirateten Söhne bzw. meiner drei Töchter durch die Impfung krank und siech geworden sind. Sämtliche haben die Impfung überstanden und sind vollauf gesund geblieben. E. F."

2. „Ich habe kein Kind, welches durch das Impfen krank gewesen ist. Ich hatte nur zwei Kinder, die sind im Alter von 4 Jahren im Jahre 1862 gestorben. Ich kann mir nicht denken, wer zu dieser Angabe gekommen ist; ich gehöre dem Impfgegnerverein nicht an, und hat mich niemand danach gefragt. M. M."

3. „Ich habe drei Kinder im Alter von 12, 11 und 2 Jahren, sie sind sämtlich geimpft und hat das Impfen keinerlei Folgen oder Krankheiten hinterlassen. Meine älteste Tochter war vor der zweiten Impfung schon brustleidend, nach Aussage eines Arztes, und hat sich deren Befinden keineswegs nach der zweiten Impfung geändert. Ich gehöre dem Impfgegnerverein nicht an und weiß nicht, woher dies Gerede stammt. F. Z."

4. „Fabrikant, jetzt Grubendirektor B. gibt an, es sei ihm bis jetzt erst ein Kind gestorben, dieses sei überhaupt noch nicht geimpft gewesen."

5. „Gärtner K. F. H. erklärt, daß er bis jetzt nur ein Kind gehabt habe, welches im Alter von ca. 17 Wochen 1889 verstorben sei, ohne daß es geimpft war."

In den übrigen Fällen ergaben die Vernehmungen, daß verschiedene Erkrankungen von Kindern ohne Beweise für den Zusammenhang mit der Impfung ganz willkürlich dieser zur Last gelegt waren. Ein Kind war ein halbes Jahr nach der Impfung an Keuchhusten gestorben.

Auch die nachstehende Gegenüberstellung läßt erkennen, wie sehr die Angaben von Impfgegnern mit Vorsicht und Mißtrauen aufzunehmen sind:

Mitteilungen von Impfgegnern.	Ergebnis der amtlichen Erhebungen.
Seifensieder Sch.... Tochter hatte nach der Impfung 11 Jahre lang Ausschlag. (Aussage des Vaters.)	Die Tochter Maria des Seifensieders Sch.... ist nach Angabe des Hausarztes, der seit 15 Jahren in der Familie Sch. behandelnder Arzt ist, seit 14 Jahren niemals wegen eines Ekzems, überhaupt niemals wegen eines ernsteren Leidens in ärztlicher Behandlung gestanden.
Installateur Gr.... Tochter (16 Jahre) hatte nach der Impfung Blatternausschlag (Narben noch im Gesicht erkennbar, auch häßliche Narben an beiden Armen).	Ludovika Gr...., die lediglich starke Impfnarben an beiden Armen aufweist, stellte auf Befragen durch den Amtsarzt eine Beschädigung durch die Impfung unter Lachen in Abrede.
Der Impfgegner, Realschulprofessor Dr. Molenaar, behauptet, in Starnberg sei bei einem Kinde infolge der Impfung eine Lähmung aufgetreten.	Trotz wiederholter Aufforderung konnte Dr. Molenaar den Namen des Kindes nicht angeben.
In dem Flugblatt des Impfgegners Kopp wurde behauptet, einer Familie in Schramberg seien nacheinander sechs Söhne durch die Impfung erkrankt und gestorben.	Kopp verweigert dem Schultheiß gegenüber jede Auskunft und hat auch dem Oberamtsarzt auf unmittelbare schriftliche Anfrage mittels eingeschriebenen Briefes keine Antwort gegeben.
In Heinersreuth bei Bayreuth ist ein 12jähriger Knabe, der kurz nach der diesjährigen Impfung Krämpfe bekam und danach fast völlig gelähmt wurde, gestorben. (Impfgegner-Rundschau, 1. Jahrg. Nr. 4 vom Oktober 1923.)	Nach standesamtlichem Bericht ist in Heinersreuth seit 15 Jahren kein Kind in schulpflichtigem Alter gestorben.

Es mögen die angeführten Beispiele genügen; ähnliche Ergebnisse haben sich bei amtlichen Ermittelungen oft herausgestellt.

So schrumpfen denn bei näherer Betrachtung die „massenhaften" Impfschäden auf eine ganz geringe Anzahl von wirklich ernsten Vorkommnissen zusammen. Die überwiegende Mehrzahl der von den Impfgegnern angeführten Erkrankungen ist entweder maßlos übertrieben oder liegt außerhalb jedes Zusammenhanges mit der Impfung oder entbehrt endlich jeder tatsächlichen Unterlage.

Die Impfschädigungen sind schlimmstenfalls ein sehr geringes Übel im Verhältnis zu den durch die Pockenseuche verursachten Verlusten an Menschenleben und dauernden Gesundheitsschädigungen. Während früher Zehntausende von Kindern alljährlich unter Qualen und Not durch die Pocken hinweggerafft wurden, sterben jetzt im ganzen Deutschen Reich ungefähr 6[1]) infolge von unglücklichen Zufällen nach der Impfung.

Wer wegen der Unfälle auf Eisenbahnen sich der Vorteile dieses Verkehrsmittels enthält, gilt für einen Sonderling; wer auf Grund der Verunglückungen beim Turnen die Aufhebung des Turnunterrichts fordern wollte, oder wer gar aus den gelegentlich des Schulbesuches übertragenen oder entstandenen Krankheiten der Kinder das Verlangen nach Beseitigung des Schulzwanges herleiten möchte, würde wenig Beifall finden. Nicht minder unrichtig ist es, die Berechtigung des Impfzwanges zu bestreiten, weil nach der Impfung ausnahmsweise hier und da Unglücksfälle vorgekommen sind. Der Schulzwang erhöht die Fähigkeit des einzelnen zum Fortkommen und schafft der Gesamtheit leistungstüchtige Mitglieder; der Impfzwang schützt einem jeden das wertvollste irdische Gut, seine Gesundheit, vor einer der verderblichsten Krankheiten und bewahrt die Gesamtheit vor einem ernsthaften Ausbruch der Seuche, indem er dieser den Boden entzieht. Der Schulzwang aber schließt weit mehr Gesundheitsgefahren in sich als der Impfzwang.

Um eine möglichste Gewähr dafür zu schaffen, daß wirklich auch alle Fälle von tatsächlich vorgekommenen Impfschädigungen zur Kenntnis der Behörde gelangen[2]), und um der Behauptung der Impfgegner den Boden zu entziehen, daß der größte Teil der Impfschädigungen mit Absicht unterdrückt und nur der kleinste derselben an zuständiger Stelle bekannt werde, ist in den Bundesratsbeschlüssen vom 22. März 1917 die Bestimmung enthalten, daß jeder Impfarzt etwaige Störungen des Impfverlaufs und jede wirkliche oder angebliche Nachkrankheit, ferner jede Erkrankung infolge Übertragung des Impfstoffs auf ungeimpfte Personen in der Umgebung des Impflings, soweit sie ihm bekannt werden, tunlichst genau festzustellen und an zuständiger Stelle sofort anzuzeigen hat. Außerdem werden die Angehörigen der Impflinge noch besonders darauf hingewiesen, den Impfarzt von jeder solchen Erkrankung, die vor der Nachschau oder innerhalb 14 Tagen nach derselben eintritt, in Kenntnis zu setzen. (Vgl. S. 102.)

---

[1]) Vgl. die Zusammenstellungen auf S. 101 und 103.
[2]) Vgl. auch S. 95.

Die nun einmal mit aller Sicherheit nicht gänzlich auszuschaltenden Impfschädigungen sind den Gesundheitsbehörden eine Mahnung, in der Sorgfalt bei der Lymphegewinnung und bei der Ausführung der Impfungen nicht nachzulassen, sondern eher noch vollkommener zu werden als bisher; zu unheilvollen Folgen aber würde es führen, wenn wir ihretwegen auf die Impfpflicht verzichten wollten, in der wir eine der segenvollsten und erfolgreichsten Maßnahmen auf dem Gebiete der Gesundheitspflege besitzen.

Die Behauptung, daß übertragbare Kinderkrankheiten, wie Masern, Scharlach, Diphtherie, Keuchhusten, in den Impfterminen verbreitet werden, ist unzutreffend. Allerdings ist es theoretisch denkbar, daß ein Zusammenbringen von Kindern, deren eins an einer solchen Krankheit leidet, bei der Impfung (ebenso wie in der Schule oder bei gemeinsamem Spiel) eine Übertragung der Ansteckung auf andere Kinder verursachen könnte. Die vom Bundesrate beschlossenen Vorschriften, die von den Ärzten bei der Ausführung der Impfung zu befolgen sind[1], bestimmen aber ausdrücklich, daß die Impfung an Orten, an denen ansteckende Krankheiten, wie Scharlach, Typhus, Masern, Diphtherie, Krupp, Keuchhusten, spinale Kinderlähmung, Fleckfieber, rosenartige Entzündungen, in größerer Verbreitung auftreten, in öffentlichen Terminen während der Dauer der Epidemie nicht vorgenommen werden soll. Der Impfarzt soll über den Stand der übertragbaren Krankheiten in seinem Impfbezirke während der Impfzeit fortlaufend unterrichtet sein. Insbesondere soll er sich rechtzeitig vergewissern, ob in den Orten, in denen öffentliche Impfungen stattfinden sollen, eine übertragbare Krankheit herrscht, um erforderlichenfalls den Impftermin aufschieben zu können. Erhält der Impfarzt erst nach Beginn der Impfung davon Kenntnis, daß derartige Krankheiten in dem betreffenden Orte herrschen, oder zeigen sich dort auch nur einzelne Fälle von Impfrotlauf, so hat er die Impfung an diesem Orte sofort zu unterbrechen. Hat der Impfarzt einzelne Fälle ansteckender Krankheiten in Behandlung, so hat er sorgfältig darauf zu achten, daß durch seine Person die Krankheiten bei der Impfung nicht weiter verbreitet werden.

Auch in den vom Bundesrat genehmigten Verhaltungsvorschriften für die Angehörigen der Impflinge ist darauf hingewiesen, daß aus einem Hause, in welchem übertragbare Krankheiten, rosenartige Entzündungen oder die natürlichen Pocken (Blattern) herrschen, die Impflinge zum allgemeinen Termine nicht gebracht werden dürfen. In den gleichzeitig angenommenen Vorschriften, die von den Behörden bei der Ausführung der öffentlichen Impfungen zu befolgen sind, lautet § 2: „Treten an einem Orte übertragbare Krankheiten, wie Diphtherie, Fleckfieber, übertragbare Genickstarre, Keuchhusten, spinale Kinderlähmung, Masern, rosenartige Entzündungen, Scharlach oder Typhus, in größerer Verbreitung auf, so werden die öffentlichen Impftermine ausgesetzt. Die Ortspolizeibehörde hat den Impfarzt davon rechtzeitig zu benachrichtigen. Aus einem Hause, in welchem Fälle der genannten Krankheiten zur Impfzeit vor-

---

[1] Wortlaut im Anhange.

gekommen sind oder die natürlichen Pocken herrschen, dürfen Kinder zum öffentlichen Termin nicht gebracht werden, auch haben sich Erwachsene aus solchen Häusern vom Impftermine fernzuhalten. Der Termin darf in solchen Häusern nicht abgehalten werden. Impfung und Nachschau von Kindern aus solchen Häusern müssen getrennt von den übrigen Impflingen vorgenommen werden."

Hiernach ist die Gefahr der Verbreitung von Krankheiten durch die Impftermine äußerst gering. Etwa erkrankte Kinder, welche vorschriftswidrig zur Impfung gebracht sein sollten, werden ohnedies bei der Untersuchung des Impfarztes in der Regel ausgemittelt und dann sogleich von den übrigen abgesondert, wodurch eine Übertragung verhütet wird.

Im engsten Zusammenhang mit der Frage der Impfschädigungen steht der Einwand, die Lymphe sei durch fremde Keime verunreinigt, und daher sei ihre Anwendung mit Gefahren verbunden.

Daß der Impfstoff nicht völlig frei von solchen fremden Keimen ist, kann den Impfanstalten nicht zum Vorwurf gemacht werden. Diese Frage ist bereits im Jahre 1895 von Landmann angeschnitten worden. Auf der 67. Versammlung deutscher Naturforscher und Ärzte in Lübeck behauptete er[1], „die Tierlymphe enthalte virulente Eitererreger, welche bei der Impfung die Reizerscheinungen verursachten". Dieser Ausspruch wurde von den Impfgegnern sofort zu der Behauptung, die in allen einschlägigen Eingaben wiederkehrt, verwertet, daß von bakteriologischen Sachverständigen stark giftige Bakterien in der Schutzpockenlymphe gefunden worden seien.

Nach Bekanntgabe der Untersuchungen Landmanns hatte der damalige Preußische Minister der Medizinalangelegenheiten die ihm unterstellten staatlichen Lymphegewinnungsanstalten sofort veranlaßt, Impfstoffproben einzusenden, und das Institut für Infektionskrankheiten „Robert Koch" mit der Untersuchung dieser Proben beauftragt. Diese Untersuchungen sind von hervorragenden Bakteriologen unter Zuhilfenahme bewährter Kulturverfahren in großem Umfang ausgeführt worden. Es ist festgestellt worden, daß in den untersuchten Lymphen Keime nicht enthalten waren, aus deren Anwesenheit man eine Schädigung des Impflings befürchten müßte[2]. Auch Kirchner hat bei seinen Versuchen „Über den Keimgehalt animaler Lymphe", die er im Jahre 1897 veröffentlicht hat, tierpathogene Keime, insbesondere die bekannten Erreger der Eiterung, nicht finden können[3]. Durch Versuche, die im Jahre 1898 im Reichsgesundheitsamte angestellt wurden, konnte ferner nachgewiesen werden, daß in einer Lymphe, die mehr als einen Monat alt ist, fremde Keime, mit

---

[1] Landmann: Bakteriologische Untersuchungen über den animalen Impfstoff (Vortrag, gehalten auf der 67. Versammlung deutscher Naturforscher und Ärzte in Lübeck), Hygienische Rundschau 1895. Bd. 5. Nr. 21. S. 976.

[2] Frosch: Bericht über die Tätigkeit der von dem Herrn Minister der geistlichen, Unterrichts- und Medizinalangelegenheiten eingesetzten Kommission zur Prüfung der Impfstofffrage. Berlin: Verlag von Julius Springer. 1896.

[3] Über den Keimgehalt animaler Lymphe. Von Oberstabsarzt Prof. Dr. M. Kirchner. Zeitschr. f. Hyg. u. Infektionskrankh. Bd. 24. S. 530.

denen Tiere krank gemacht werden können, nicht mehr enthalten zu sein pflegen [1]).

Trotzdem erklärten die Impfgegner, daß auch noch durch spätere Untersuchungen von Ascher und Symanski [2]) der Beweis für die Gefährlichkeit der Lymphe erbracht worden sei. Ascher und Symanski haben die Lymphe der Königsberger Impfanstalt auf ihren Keimgehalt untersucht. Dabei fanden sie einen Bazillus, der große Ähnlichkeit mit dem Diphtheriebazillus hatte, jedoch nicht mit ihm wesensgleich war. Es lag deshalb kein Bedenken vor, mit der untersuchten Lymphe Impfungen vorzunehmen, die dann auch den Beweis lieferten, daß die in ihr gefundenen Keime für den Menschen völlig unschädlich waren. In den impfgegnerischen Bittschriften wird ferner verwiesen auf eine Arbeit von Levy und Fickler [3]), die angeblich in der Lymphe der reichsländischen Lymphegewinnungsanstalten giftige Bakterien gefunden hätten. Diese Forscher haben allerdings aus der Lymphe ein Bakterium gezüchtet, das mit dem Diphtheriebazillus eine gewisse Ähnlichkeit hatte. Es gab aber weder die den Diphtheriebazillus kennzeichnende Färbung, noch zeigten die filtrierten Bouillonkulturen die geringste Giftigkeit, noch entsprach das Verhalten gegenüber den Versuchstieren demjenigen des Diphtheriebazillus. Die Untersucher kamen daher zu der Ansicht, daß es sich zwar um einen dem Diphtheriebazillus ähnlichen, aber nach Wesen und Art von ihm zu unterscheidenden sogenannten Pseudodiphtheriebazillus handelte. Nirgends in der Veröffentlichung von Levy und Fickler ist die Ansicht geäußert, daß die Anwesenheit dieses Bakteriums in der Tierlymphe geeignet sei, eine Impfschädigung hervorzurufen. Zweifellos haben die Verfasser gar nicht an die Möglichkeit gedacht, daß eine solche Schlußfolgerung aus ihren Beobachtungen gezogen werden könnte; sonst hätten sie sicher bei der großen Bedeutung, die dieser Frage zukommt, sich darüber ausgesprochen. Es scheint nun, daß die Impfgegner nach den Ergebnissen der Tierversuche, die mit diesem Bakterium angestellt worden sind, sich für berechtigt gehalten haben, eine solche Schlußfolgerung zu ziehen. Es ist nämlich gelungen, Mäuse durch Einspritzung von $1/_2$ ccm einer Reinkultur unter die Haut zu töten. Ferner trat bei Meerschweinchen und Kaninchen ein Abszeß auf, wenn man diesen Tieren 2—3 ccm der Reinkultur unter die Haut gespritzt oder in ein Blutgefäß gebracht hatte. Aus diesem Verhalten des Bazillus beim Tierversuch auf ein gleiches Verhalten bei der Schutzpockenimpfung zu schließen, würde aber ein großer Irrtum sein. Denn einmal wird bei der Schutzpockenimpfung die Lymphe weder unter die Haut, noch in eine Blutader gespritzt, sondern auf oberflächliche Hautschnittchen gebracht; sodann würde es sich bei einer zur Impfung verwendeten Lymphe nur um vereinzelte Bakterien gehandelt haben, während

---

[1]) Über den Bakteriengehalt der Schutzpockenlymphe. Von Dr. M. Deeleman. Arbeiten aus dem Kaiserlichen Gesundheitsamte. Bd. 14. S. 88.

[2]) Ascher und Symanski: Bakteriologische Erfahrungen über die Königsberger Tierlymphe. Zeitschr. f. Hyg. u. Infektionskrankh. Bd. 28. S. 335. 1898.

[3]) Levy und Fickler: Über ein neues pathogenes keulenförmiges Bakterium der Lymphe (Corynebacterium Lymphae vaccinalis). Dtsch. med. Wochenschr. 1900. S. 418.

jene bei den Tierversuchen gebrauchte Reinkultur Milliarden davon ent=
hielt. Endlich darf man, selbst wenn die Versuchsbedingungen im übrigen
die gleichen wären, aus einer Virulenz beim Tiere noch nicht auf eine
krankmachende Wirkung solcher Bakterien beim Menschen schließen.

Unter den in der Tierlymphe gefundenen kleinsten Lebewesen wird
von den Impfgegnern auch der von Vanselow und Czaplewski[1] ge=
legentlich entdeckte traubenförmige Kokkus als besonders gefährlich be=
zeichnet. Dieser unterscheidet sich jedoch von dem eitererregenden Staphylo=
kokkus in einem wesentlichen Punkte, nämlich durch das Fehlen der eiter=
erregenden Wirkung, weshalb er von den Untersuchern einen besonderen
Namen erhalten hat und „Staphylococcus quadrigeminus Czaplewski"
genannt wurde. Er muß als ein harmloses Gebilde angesehen werden,
das durch Zufall in die Lymphe gelangt war.

Daß übrigens die in der Lymphe etwa noch enthaltenen Bakterien
gewöhnlicher Art für den Impfling bedeutungslos und unschädlich sind,
beweist überzeugend derjenige „Massenversuch" an Menschen, welcher sich
alljährlich gelegentlich der vorgeschriebenen Impfungen und Wieder=
impfungen vollzieht. Bei etwa 100000 Impflingen bleibt in jedem Jahre
die Impfung erfolglos. Hätten nun die in der Lymphe enthaltenen fremden
Keime eine krankmachende Wirkung, so müßten sich doch bei solchen
erfolglos Geimpften bei der Nachschau zum wenigsten entzündliche Er=
scheinungen oder Eiterungen an den Impfstellen zeigen. Tatsächlich findet
der Impfarzt aber keine Reaktion, ein Beweis dafür, daß die Lymphe,
abgesehen von der Eigenwirkung, Schutzpocken zu erzeugen, eine einwand=
freie Flüssigkeit ist. Bei der bakteriologischen Flora der Lymphe handelt
es sich eben um harmlose Lebewesen, wie solche sich gelegentlich überall
finden, wie solche der Mensch täglich mit der Luft einatmet und mit dem
Wasser in sich aufnimmt oder auf seiner Haut mit sich trägt.

Den unmittelbaren Beweis für die Unbedenklichkeit der Begleitbakterien
in der Kuhpockenlymphe hat Dreyer geliefert[2]. Seine Untersuchungen
sind deshalb besonders eindrucksvoll und überzeugend, weil die unter=
suchenden Ärzte die gefundenen Bakterien, die nach Angabe der Impf=
gegner so außerordentlich giftig sein sollen, sogar in Reinkultur an ihrem
eigenen Körper verimpft haben. Dreyer sagt:

„Was nun die Verimpfung von aus Lymphe gezüchteten Reinkulturen auf den
menschlichen Arm betrifft, so waren die Folgen hier meistenteils nur unbedeutende; es
stellte sich geringe entzündliche Rötung an der Impfstelle und leichte Schwellung der
Umgebung ein. ... Beim Menschen ... war niemals eine bedeutendere Wirkung fest=
zustellen. ... Ich glaube daher aus meinen Untersuchungen den Schluß ziehen zu
dürfen, daß dieselben keine Anhaltspunkte ergeben haben, welche die Befürchtung ge=
rechtfertigt erscheinen lassen, daß die animale Lymphe bei ihrer jetzigen Herstellung
irgendwelche ernste Schädigungen für die Impflinge bedingt."

Damit erledigen sich auch die angeblichen Befunde des impfgegne=
rischen Arztes Dr. van Niessen, der in der Lymphe die Erreger

---

[1] Vanselow und Czaplewski: Beitrag zur Lehre von den Staphylokokken der
Lymphe. Zentralbl. f. Bakteriol. Erste Abt. Bd. 25. S. 141. 1899.

[2] Bakteriologische Untersuchungen von Tierlymphe. Von Dr. W. Dreyer. Zeitschr.
Hyg. u. Infektionskrankh. Bd. 27. S. 129 ff.

venerischer Krankheiten entdeckt haben will. In einer im Jahre 1910 erschienenen[1]) Flugschrift „Vivos voco" berichtete er folgendes:

„Anfangs wollte ich meinen gewiß bakteriologisch geübten Augen nicht trauen, als auch jetzt in allen Fällen stets der gleiche Bakterienstamm, mehr oder minder dicht gesät, zutage trat, niemals fehlte. Immer wieder machte ich mir die gesuchtesten, quälerischen Einwände schärfster Selbstkritik und Selbstkontrolle mit kaum erträglicher Anspannung der Arbeitskraft — jeder neue Lymphstamm, jeder neue Fall Trippereiter, jede neue Syphilisblutprobe ergab unabänderlich regelmäßig stets dasselbe Resultat: Die Materien enthielten ausnahmslos dieselbe, nach bestimmtem Turnus variable und metamorphosierende, mit Sicherheit individuell und generell ineinander umzüchtbare und mykologisch als species sui generis identifizierbare Bakterienart des als spezifisch-pathogen am Tier erprobten Syphiliserregers. Ich kann also, auf neue, zahlreiche Nachprüfungen gestützt, meine vor 8 Jahren aufgestellte Behauptung in vollem Umfange aufrechterhalten, erweitern und erhärten: Es besteht kein durch das Kulturverfahren feststellbarer Wesensunterschied zwischen den Erregern von Syphilis, Tripper und Pockenlymphe."

Mit dieser Erklärung will van Niessen sagen, daß Kuhpocken, Tripper und Syphilis nach ihrer Ursache wesensgleiche Krankheiten, und ihre Erreger in der Kuhpockenlymphe enthalten sind. Er meint, diese Tatsache dürfte ausschlaggebend sein, um über die Impfung den Stab zu brechen. Dieser Schlußfolgerung würde nur dann beizustimmen sein, wenn in der Schutzpockenlymphe die bezeichneten Krankheitserreger in der Tat enthalten wären. Von keinem Sachverständigen sind diese Befunde des Dr. van Niessen bisher bestätigt worden; er steht mit seiner Auffassung über Wesenseinheit der genannten Krankheitserreger allein da. Die Erreger der Gonorrhoe und der Syphilis sind bekannt. Noch niemand hat jemals ihre Anwesenheit in der Kuhpockenlymphe festgestellt. Es ist in hohem Maße bedauerlich, daß ein Arzt solche ungeheuerlichen Behauptungen ohne jeglichen Beweis aufstellt, zumal da sie geeignet sind, die Bevölkerung schwer zu beunruhigen und gegen die Impfung einzunehmen. Um allen Möglichkeiten vorzubeugen wird von den Impfanstalten kein Impfstoff abgegeben, der nicht wiederholt auf seinen Keimgehalt untersucht worden wäre. Diese Untersuchung erfolgt nach einem einheitlichen Verfahren, das im Reichsgesundheitsamt und anderen wissenschaftlichen Anstalten erprobt worden ist.

Die Impfgegner begnügen sich nicht damit, die auf vielfachen Beobachtungen, Erfahrungen und Feststellungen fußenden Beweise des Impfschutzes zu leugnen; sie erheben auch den Vorwurf, daß eine theoretische wissenschaftliche Unterlage für das Zustandekommen eines solchen Schutzes gänzlich fehle. Weder sei der Pockenerreger gefunden, noch könne man sich die Entstehung des Impfschutzes erklären, noch wisse man etwas Bestimmtes über seine Dauer. Hierzu ist folgendes zu bemerken: Die ärztliche Wissenschaft hat sich fortlaufend bis in die jüngste Zeit mit der Erforschung der Pocken beschäftigt, und es führen namhafte Forscher, wie Paschen und v. Prowazek, die Entstehung der Krankheit auf kleinste rundliche Gebilde zurück, die sie als die belebten Krankheitserreger ansprechen zu dürfen glauben. Diese Körperchen können in dem Inhalt der Pocken sowie der Impfpusteln in großen Mengen nachgewiesen werden.

---

[1]) Druck von Leopold Kell. Weißenfels a. S. 1910.

Auch über die Art ihrer Übertragung, über ihre Widerstandsfähigkeit gegenüber Hitze und Kälte, dem Eintrocknen sowie chemischen Stoffen sind bereits wichtige Feststellungen gemacht. Auch die Immunitätsverhältnisse, die im Körper durch sie herbeigeführt werden, sind bis zu einem gewissen Grade aufgehellt. Danach läßt sich das Zustandekommen des Impfschutzes in folgender Weise erklären:

Es ist eine alte Erfahrung, daß die Pocken, ebenso wie die Masern und der Scharlach, den einzelnen Menschen mit seltenen Ausnahmen nur einmal befallen. Der erkrankt Gewesene ist nach dem Überstehen der Krankheit gewöhnlich gegen eine neue Erkrankung derselben Art geschützt, weil in seinem Körper Veränderungen hervorgerufen wurden, welche die etwa später aufgenommenen Krankheitserreger nicht zur Entwicklung gelangen lassen. Man spricht dann von einer erworbenen Immunität. Es hat sich aber bei Tierversuchen gezeigt, daß man Tiere gegen Infektionskrankheiten künstlich immunisieren kann, wenn man ihnen die abgeschwächten Krankheitserreger einimpft. Ein solcher abgeschwächter Erreger der Pocken ist in der Kuhpockenlymphe enthalten. Die Abschwächung der krankmachenden Wirkung wird dadurch erzielt, daß der Erreger der echten Menschenpocken mehrere Generationen hindurch auf dem ihm wenig zusagenden Körper des Rindes gezüchtet wird. Bei der Schutzpockenimpfung wird dieser abgeschwächte Erreger in die menschliche Haut gebracht, wo er sich festsetzt und wiederum günstigere Bedingungen für seine Weiterentwicklung findet. Von der Impfstelle aus verbreitet sich die Immunität auf dem Wege der Lymphbahnen schnell über die ganze Körperoberfläche. Die Zellen der Oberhaut erlangen bei den geimpften Personen die Fähigkeit, bei einer Ansteckung mit echten Pocken oder bei einer Neuinfektion mit Kuhpocken, sofort keimtötende Schutzstoffe in hinreichender Menge zu erzeugen und damit den Ansturm der Krankheitserreger abzuwehren. Durch die Impfung werden demnach die menschlichen Körperzellen gegen einen belebten äußeren Feind eingeübt und zu einer verschärften Bereitschaft erzogen.

Der Impfung wird ferner zum Vorwurf gemacht, der sogenannte Pockenschutz dauere nicht einmal 3 Jahre, ja nicht 6 Wochen, während der Beschluß des Bundesrats, betreffend den physiologischen und pathologischen Stand der Impffrage, vom 22. März 1917 erklärt (Nr. 3): „Die Dauer des durch Impfung erzielten Schutzes gegen Pocken schwankt innerhalb weiter Grenzen, beträgt aber im Durchschnitt 10 Jahre[1].“ Um diese Dauer genauer festzustellen, müßte man geimpfte Personen von Zeit zu Zeit in die Nähe eines Pockenkranken bringen, um sie einer Ansteckungsgefahr auszusetzen, und dabei prüfen, von welchem Zeitpunkt ab im Durchschnitt eine Übertragung der Krankheit erfolgt. Da aber solche Versuche aus naheliegenden Gründen nicht angängig sind, muß man sich damit begnügen, die Dauer des Impfschutzes mittelbar aus der Pockenstatistik zu ermitteln. Dabei ergibt sich, daß unter den Erkrankten oder Gestorbenen sich ausschließlich entweder ungeimpfte oder solche Personen befinden, deren Impfschutz bereits eine bestimmte Anzahl von Jahren zurück-

---

[1] Veröff. des Kais. Gesundheitsamtes 1917, S. 209.

liegt. Man findet bei der Betrachtung der einzelnen Epidemien regel=
mäßig, daß im allgemeinen niemand an den Pocken erkrankt ist, der in
den vorausgegangenen 10 Jahren mit Erfolg geimpft worden ist, und daß
niemand der Krankheit erlegen ist, der in den letzten 20 Jahren mit Erfolg
sich der Impfung unterzogen hat; es zeigt sich also, daß die Impfung
auf 10 Jahre gegen die Erkrankung überhaupt und auf 20 Jahre gegen
eine tödliche Erkrankung an Pocken schützt. Dies ist beispielsweise für
eine Pockenepidemie, die im Jahre 1904 in Bochum[1]) aufgetreten ist,
zahlenmäßig festgestellt worden. Die nachstehende Übersicht läßt das Ver=
schontbleiben der frisch geimpften Gruppen erkennen.

Es erkrankten an Pocken:

Alter von Jahren	Zuletzt geimpft im Zeitraum										nicht geimpft	zusammen
	1894—1904		1884—1894		1874—1884		1864—1874		1854—1864			
	1 mal	2 mal	1 mal	2 mal	1 mal	2 mal	1 mal	2 mal	1 mal	2 mal		
0— 1...	—	—	—	—	—	—	—	—	—	—	4	4
1— 5 ..	—	—	—	—	—	—	—	—	—	—	6	6
5—14...	—	—	—	—	—	—	—	—	—	—	3	3
14—20...	—	—	1 (1887)	—	—	—	—	—	—	—	0	1
20—30...	—	—	—	4	1	—	—	—	—	—	2	7
30—40..	—	—	—	4	1	4	4	1	—	—	1	15
40—50...	—	—	—	—	1	—	1	—	5	—	1	8
50—60 ...	—	—	—	—	—	2	1	1	6	—	1	11
60 u. mehr	—	—	—	—	—	—	—	1	3	—	2	6
	0	0	1	8	3	6	6	3	14	0	20	61
	0		9		9		9		14			

Es starben an Pocken:

Alter von Jahren	Zuletzt geimpft im Zeitraum										nicht geimpft	zusammen
	1894—1904		1884—1894		1874—1884		1864—1874		1854—1864			
	1 mal	2 mal	1 mal	2 mal	1 mal	2 mal	1 mal	2 mal	1 mal	2 mal		
0— 1...	—	—	—	—	—	—	—	—	—	—	1	1
1— 5...	—	—	—	—	—	—	—	—	—	—	—	—
5—14...	—	—	—	—	—	—	—	—	—	—	—	—
14—20...	—	—	—	—	—	—	—	—	—	—	—	—
20—30...	—	—	—	—	—	—	—	—	—	—	—	—
30—40...	—	—	—	—	1 (1875)	—	—	—	—	—	—	1
40—50 .	—	—	—	—	—	—	—	—	—	—	—	—
50—60...	—	—	—	—	—	—	1	—	1	—	1	3
60 u. mehr	—	—	—	—	—	—	—	—	—	—	1	1
	0	0	0	0	1	0	1	0	1	0	3	6
	0		0		1		1		1			

Auch bei der Pockenepidemie, die im Winter 1906/07 in Metz und
Umgegend aufgetreten ist, konnte nachgewiesen werden, daß von sämtlichen
rechtzeitig geimpften Kindern unter 10 Jahren im Stadt= und Landkreis

---

[1]) Dr. Springfeld, Reg.= und Med.=Rat in Arnsberg: Die Pockenepidemie in
Bochum im Jahre 1904. Klin. Jahrb. Bd. 13, S. 251.

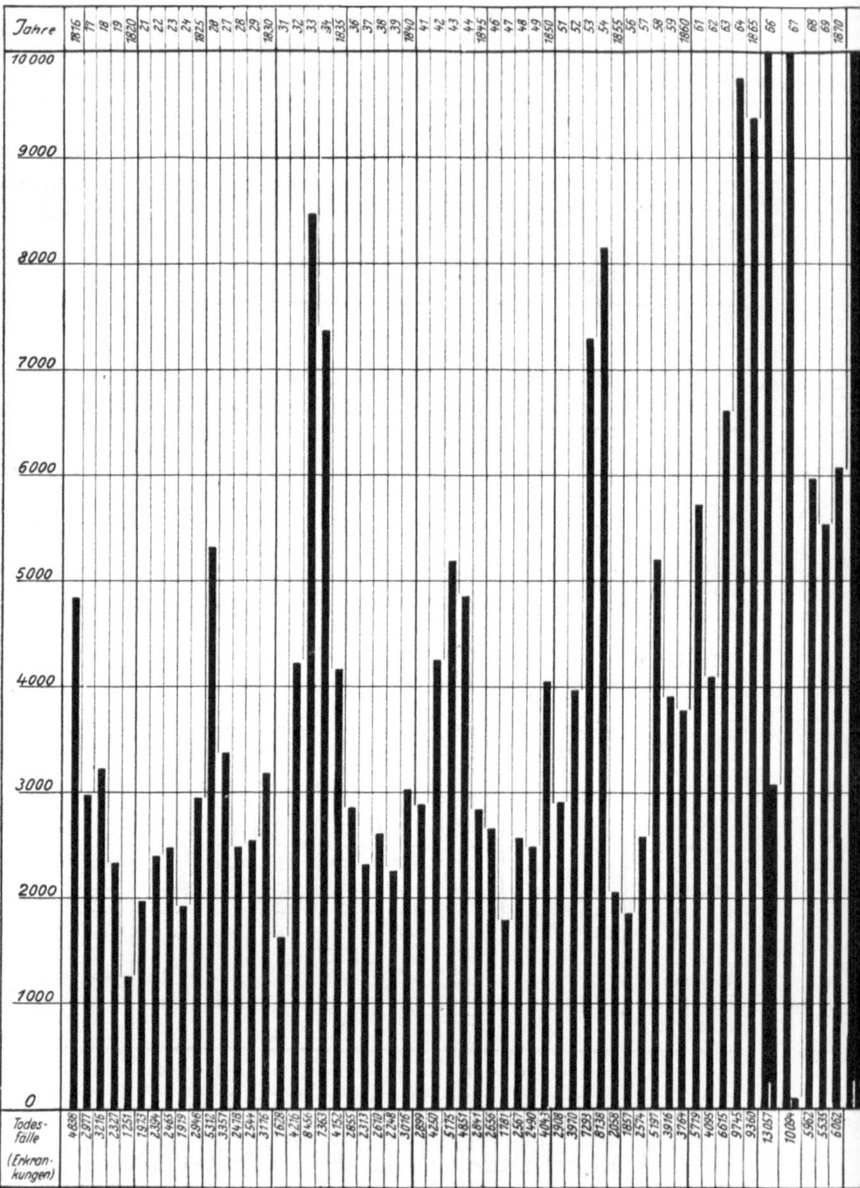

Abb. 15. Pocken im Deutschen Reiche. Absolute Zahlen der Todesfälle (schwarze

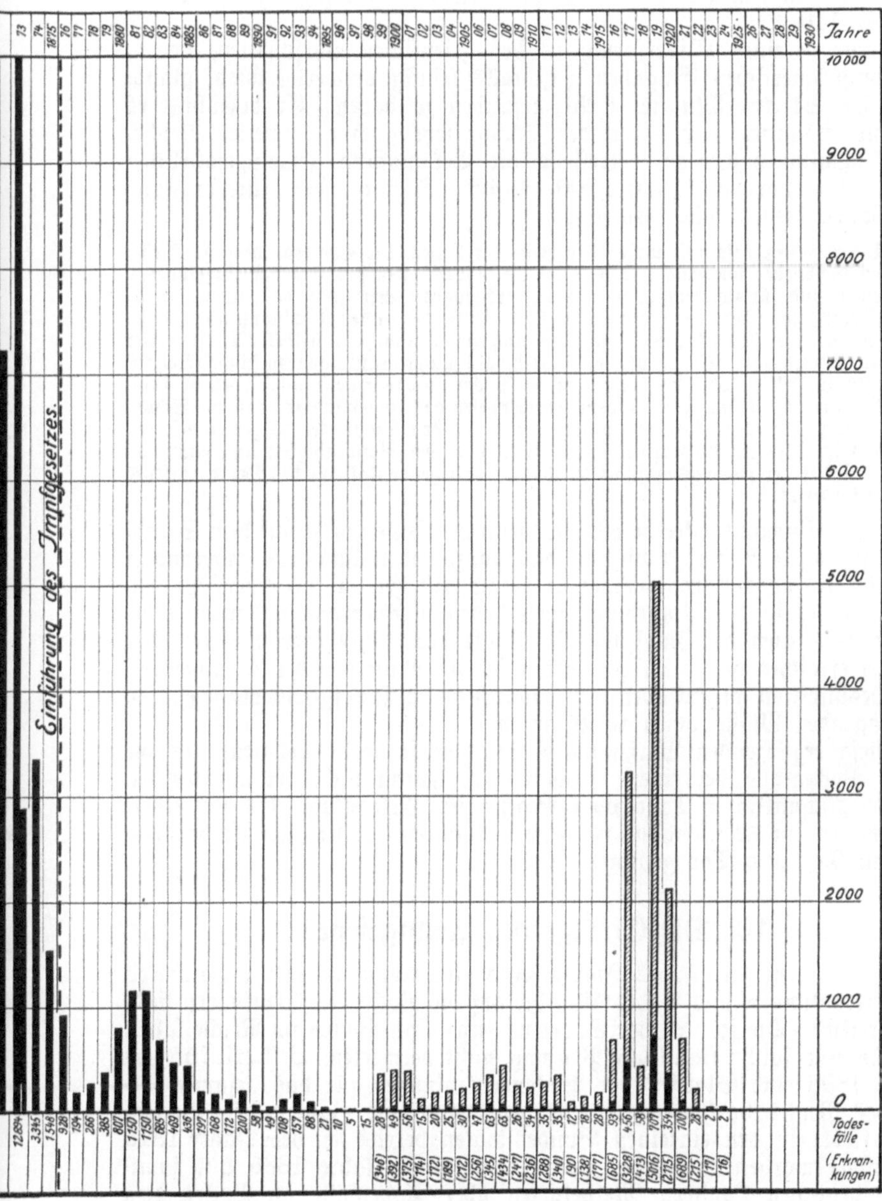

Säulen) seit 1816 und der Erkrankungen (schraffierte Säulen) seit 1899.

Metz nicht ein einziges an den Pocken erkrankt ist[1]) (vgl. auch die Ta=
belle S. 140).

Geradezu einen Widerspruch in den gesetzlichen Vorschriften, der in
den impfgegnerischen Eingaben gleichfalls häufig verwertet wird, glaubt
Prof. Dr. Sticker-Münster i. W. gefunden zu haben. Er bezeichnet es
als unverständlich, daß neben dem Impfgesetze noch ein zweites Reichs=
gesetz, nämlich dasjenige, betreffend die Bekämpfung gemeingefährlicher
Krankheiten, vom 30. Juni 1900 (RGBl. S. 306), der Unterdrückung
der Pocken dienen soll. Er sagt[2]):

"Dieses Gesetz bekämpft außer der Pest, der Lepra, der Cholera, dem Fleckfieber
und dem Gelbfieber sonderbarerweise auch die Pocken, trotz des staatlich eingeführten,
allgemeinen und für zweckmäßig geltenden Impfschutzes. Wem sollte das keinen Zweifel
an der Berechtigung des Impfzwanges wecken? Entweder ist der Impfschutz sicher, dann
brauchen wir die Pockenkranken und ihre Umgebung nicht ein halbes Menschenalter
nach der Einführung des Impfgesetzes nochmals unter antikontagionistische Polizei=
maßregeln zu stellen; oder die Aufnahme der Pocken in das neue Seuchengesetz erscheint
wirklich notwendig, dann liegt in dem Seuchengesetz das Zugeständnis, daß die Schutz=
pockenimpfung für den einzelnen unsicher und für den Schutz der Allgemeinheit un=
zulänglich ist. Jedenfalls werden starke Zweifel an der Notwendigkeit und damit an
der Zulässigkeit der Zwangsimpfung durch die vorliegende Fassung des Seuchengesetzes
herausgefordert."

Dieser Einwand wäre berechtigt, wenn die Wissenschaft auf dem Stand=
punkt stände, daß der Impfschutz das ganze Leben hindurch unverändert
anhielte; da diese Voraussetzung aber nicht zutrifft und bei einem Pocken=
ausbruch sich in der Umgebung eines jeden Pockenkranken Personen be=
finden, bei denen der Impfschutz im Laufe der Jahre bereits mehr oder
weniger erloschen ist, so ist es notwendig, die Maßregel der Absonderung
und Desinfektion anzuwenden und dadurch die im Impfgesetze vorgesehenen
vorbeugenden Maßnahmen zu ergänzen.

Diese ergänzenden Maßnahmen sind um so mehr geboten, als die
ersten Pockenfälle bei einem Neuausbruch häufig nicht erkannt werden
und durchschnittlich 5 Tage vom Beginn der Erkrankung bis zur Über=
führung in ein Krankenhaus vergehen. Während dieser Zeit ist der An=
steckung Tür und Tor geöffnet.

10. Die Erfolge des Impfgesetzes.

Ist nun seit Erlaß des Impfgesetzes eine Abnahme in der Häufigkeit
der Erkrankungen und Todesfälle, die auf die Pocken zurückzuführen sind,
eingetreten? Die Zahlen der Erkrankungen an Pocken im Reiche lassen
sich für eine solche statistische Prüfung nicht verwerten, weil erst seit dem
Jahre 1896 eine Statistik der Pockenerkrankungen für das gesamte Ge=
biet des Reichs vorhanden ist. Dagegen sind die Zahlen der Pocken=
todesfälle in den einzelnen Bundesstaaten bereits seit dem Jahre 1816
verzeichnet worden; außerdem wurden seit dem Jahre 1886 aus sämt=
lichen deutschen Ländern Meldekarten über Todesfälle an Pocken dem

---

[1]) Breger und Rimpau: Die Pocken in Metz und Umgegend in den Jahren
1906/07. Med.-stat. Mitt. a. d. Kais. Gesundheitsamt Bd. 11, S. 223.
[2]) Zum Impfstreit. Von Georg Sticker. Berlin. klin. Wochenschr. 1910, S. 129.

Reichsgesundheitsamte regelmäßig übersandt. Die auf diese Weise ge=
sammelten Zahlenangaben sind in die Form einer statistischen Dar=
stellung, betreffend die Pockentodesfälle und Pockenerkrankun=
gen im Deutschen Reiche seit 1816 bzw. 1899 bis 1924 gebracht
worden (vgl. S. 122 u. 123). Aus diesem Diagramm ist zu ersehen, daß
vor Erlaß des Impfgesetzes alljährlich bis zu mehreren tausend Personen
an den Pocken gestorben sind, und daß alle 8—10 Jahre eine größere
Epidemie aufgetreten ist, die etwa 5000—10000 Menschenleben als Opfer
forderte. Die Jahre 1871/72 brachten sodann den gewaltigen Seuchenaus=
bruch. Nach Erlaß des Impfgesetzes änderte sich dieses Bild. Nachdem
in den Jahren 1881/82 die Zahlen der jährlichen Todesfälle noch ein=
mal 1000 überschritten hatten, wurden die Ziffern so klein, daß sie in
der Kurve kaum noch erkennbar sind. Während des 25jährigen Zeit=
raums von 1886—1910 betrug die Anzahl der jährlichen Sterbefälle an
Pocken durchschnittlich nur 66,1. Die Pocken sind in Deutschland in den
letzten Jahrzehnten vor dem Kriege eine so seltene Krankheit geworden,
daß die wenigsten Ärzte noch Gelegenheit hatten, einen Pockenkranken zu
Gesicht zu bekommen, und daß die Bevölkerung den Schrecken und Jammer
der Pockenepidemien früherer Zeiten völlig aus ihrer Erinnerung ver=
loren hat.

Allerdings hat der Krieg 1914/18 eine gewisse Zunahme der Pocken=
todesfälle im Gefolge gehabt. Im Sommer 1916 wurde die Krankheit
durch wolhynische Rückwanderer nach Ostpreußen gebracht, von dort
drangen die Pocken nach Schleswig=Holstein vor. Hier haben hauptsäch=
lich landwirtschaftliche Wanderarbeiter und Obdachlose zur Ausbreitung
der Seuche beigetragen. Auch fand die Krankheit Eingang unter den
Arbeitern großer Fabrikbetriebe, die für den Kriegsbedarf in Norddeutsch=
land tätig waren. Auf diese Umstände ist die Zunahme der Fälle, die
sich im Jahre 1916 auf 685 (mit 93 Todesfällen) und im Jahre 1917
auf 3228 (456) beliefen, zurückzuführen.

Wie wirksam bei dieser Epidemie gerade der Schutz des kindlichen
Alters gewesen ist, zeigt die graphische Darstellung auf der nächsten Seite.
Sie läßt erkennen, daß die vormals mörderische Kinderkrankheit der Pocken
nur noch dem reiferen Alter, bei dem die Impfung zu lange zurückliegt,
gefährlich wird. Wir sehen hier eine völlige Umkehr der Altersgliederung[1]).

Während des Jahres 1918 ist dank der ergriffenen Maßnahmen die
Zahl der Erkrankungen wieder unter den Durchschnitt der Friedenszeit
gefallen. Die im Jahre 1919 erneut eingetretene Steigerung der Pocken=
todesfälle, welche die Zahl von 707 erreichten, ist in der Hauptsache als
eine Begleiterscheinung der Heeresabrüstung anzusehen. Daneben dürfte
auch die infolge der politischen Verhältnisse eingetretene Schwächung der
Befehlsgewalt der Behörden den Vollzug der Bekämpfungsmaßnahmen
beeinträchtigt und damit die Ausbreitung der gefährlichen Seuche begünstigt
haben.

Insbesondere nahmen in dem Jahre 1919 unter dem Einflusse der immer
wiederkehrenden Polenputsche in Oberschlesien die Pocken erheblich zu, wo=

---

[1]) Nach Gins; vgl. auch S. 29.

bei der ungehinderte Verkehr mit dem pockenverseuchten Südpolen und Galizien häufige Einschleppungen der Krankheit zur Folge hatte. Das Jahr 1920 mit dem Fortbestand der Wirren in Oberschlesien und der auch weiterhin offenen Ostgrenze hatte noch verhältnismäßig hohe Zahlen aufzuweisen (2042 Erkrankungen mit 354 Todesfällen). Inzwischen aber sind die Verhältnisse auf den günstigen Stand der Vorkriegszeit zurückgekehrt. Alles in allem muß man zugeben, daß die Pockenverluste während des letzten Krieges als unerheblich anzusehen sind gegenüber den Opfern, die im Anschluß an den Feldzug 1870/71 zu beklagen waren.

Von je 100 Pockentodesfällen entfielen auf:

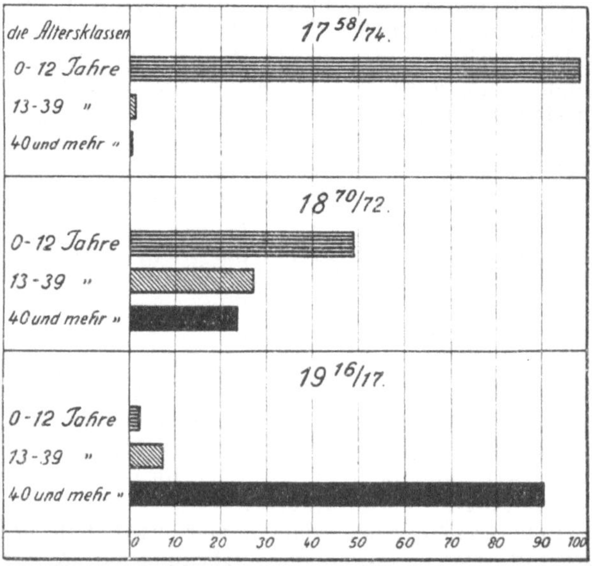

Abb. 16. Pocken in Berlin. Altersgliederung der Gestorbenen in den Jahren 1758—74, 1870—72 und 1916—17. (Nach Gins.)

Für jeden unbefangenen Beurteiler ist der Erfolg des Impfgesetzes aus der Abnahme der Pockengefahr ohne weiteres ersichtlich. Die Impfgegner suchen aber den statistischen Beweis des Nutzens der Impfung in Deutschland dadurch zu entkräften, daß sie erklären, man dürfe bei einem zeitlichen Zusammentreffen zweier Tatsachen nicht gleich auf einen ursächlichen Zusammenhang schließen. Mit Bezug hierauf ist von ihnen folgende Lehre aufgestellt worden:

„Die Pocken sind eine Schmutzkrankheit. Das seltene Auftreten der Pocken haben wir nicht der Schutzpockenimpfung, sondern der Verbesserung der gesamten Lebenshaltung aller Bevölkerungsschichten zu verdanken. Ausschlaggebend sind die kulturellen und sozialen Verhältnisse. Die Fortschritte der Hygiene, die gesundheitlichen Verhältnisse, die allgemeine Reinlichkeit, die Kanalisation der Städte, die Errichtung von

Wasserleitungen, Badeanstalten, Brause=, Licht= und Sonnenbädern sorgen dafür, daß keine Epidemien mehr auftreten."

Den sichersten Beweis dafür, daß es ausschließlich die Impfung und keine hygienische Maßnahme anderer Art ist, die den Pockenschutz gewährt, liefern die experimentellen Grundlagen der Impfung. Ihre Zuverlässigkeit liegt darin, daß sich Fehlerquellen, z. B. bezüglich des Impfzustandes, leicht vermeiden lassen und eine Nachprüfung jederzeit möglich ist. Jenner hatte, wie auf S. 19 geschildert ist, durch Impfversuche nachgewiesen, daß mit Kuhpocken geimpfte Kinder für eine spätere Inokulation echter Menschenblattern unempfänglich waren. Diese Versuche sind in der Folgezeit in Tausenden von Fällen mit günstigem Ergebnis nachgeprüft worden. Immer hat man sich davon überzeugen müssen, daß ein mit Kuhpocken geimpfter Mensch ohne jede Wirkung mit Menschenpocken geimpft werden kann. Solche Versuche am Menschen zu wiederholen, ist heute aus grundsätzlichen Erwägungen nicht mehr angängig. Sie sind aber auch entbehrlich, weil die tatsächlichen Verhältnisse des Lebens oft genug Bedingungen schaffen, die dem Experiment gleich zu erachten sind. In dieser Beziehung wird das beste Beweismaterial durch den vorzüglichen Gesundheitszustand des Seuchenpersonals in Pockenkrankenhäusern geliefert. Unter den zahlreichen Erfahrungen seien nur die folgenden hier erwähnt: In dem Homerton=Pockenhospital zu London[1] waren in den Jahren 1871—1877 366 Pflegepersonen beschäftigt. Sie alle waren wiedergeimpft mit Ausnahme einer Pflegeschwester. Diese allein erkrankte an den Pocken. Die Königliche Kommission zum Studium der Impffrage in England fand, daß seit Mai 1883 von den 137 Pflegerinnen oder Angestellten des Highgate= (Pocken=) Hospitals 30 die Pocken bereits vor Eintritt in den Dienst überstanden hatten. Von den übrigen 107 waren alle mit Ausnahme des Gärtners wiedergeimpft, und dieser allein infizierte sich mit den Pocken[2].

Während der Pockenepidemie in Glasgow in den Jahren 1900 - 1902 waren in dem dortigen Pockenkrankenhause 80 Ärzte und Pflegepersonen tätig. Alle waren mit Erfolg geimpft, und keiner zog sich die Pocken zu, obgleich sie täglich mit dem Ansteckungsstoff in Berührung kamen. Bei 50 anderen Angestellten des Krankenhauses wurde die gleiche Beobachtung gemacht. Ferner besuchten 150 praktische Ärzte und Medizinstudierende zu Unterrichtszwecken die Kranken. Für diese Besucher war die Voraussetzung für den Eintritt in das Haus die vorherige Impfung. Auch sie blieben von den Pocken verschont. Während der Epidemie wurde aber ein Erweiterungsbau für das Krankenhaus notwendig. Hierfür wurden 230 Bauhandwerker eingestellt. Von diesen ließen sich 217 wiederimpfen und blieben von einer Ansteckung verschont. Dagegen lehnten 13 die Impfung ab. Von ihnen erkrankten 5 und starb einer an den Pocken[3].

Um die Schutzwirkung der Impfung zweifelsfrei öffentlich zu beweisen, nahm der beamtete Arzt Dr. Millard in Leicester vor einigen Jahren

---

[1] Facts about smallpox and vaccination and the lesson of a hundred years of vaccination in Europe 1796—1896, Gloucester 1902.

[2] Royal Comm. Final Report S. 314.

[3] The Lancet 1902. II. S. 228.

während einer Pockenepidemie seine Frau und seine beiden Kinder —
das jüngste war ein Säugling —, die alle frisch geimpft worden waren,
mit in das Pockenhospital und ließ sie, um einen unwiderleglichen Be=
weis seines Versuchs zu haben, am Bette eines Pockenkranken photogra=
phieren. Von ihnen ist niemand erkrankt[1]).

Als ein Experiment, das durch die Verhältnisse des Lebens geschaffen
wird und jeden vorurteilslosen Betrachter den Nutzen der Impfung er=
kennen läßt, sind auch diejenigen Fälle anzusehen, die auf den beistehen=

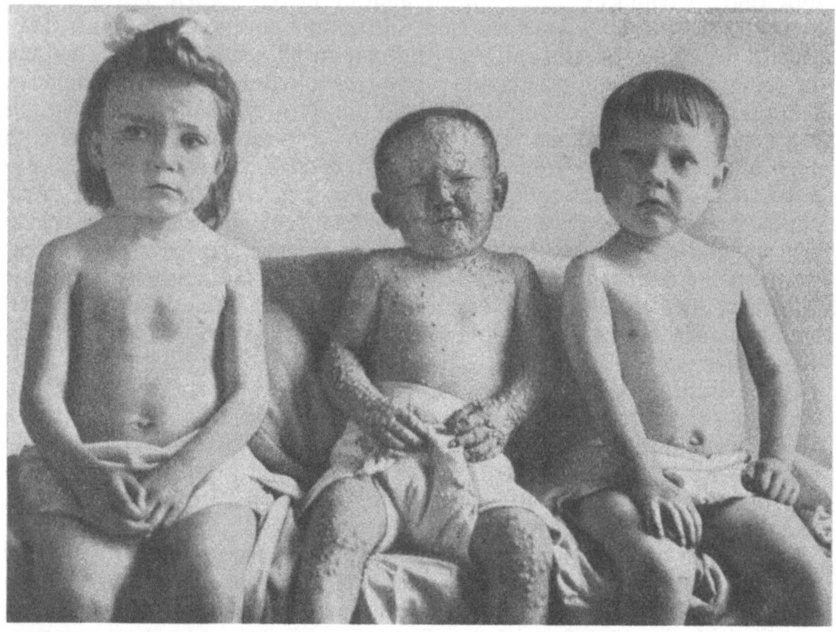

Abb. 17. Drei Geschwister sind zusammen mit ihrer pockenkranken Mutter in ein Krankenhaus ein=
geliefert worden. Das Kind in der Mitte war ungeimpft, die beiden anderen waren vor Jahresfrist auf
Verlangen der Schule geimpft. Diese geimpften Kinder waren wochenlang in der Pockenbaracke unter=
gebracht und blieben trotz der ständigen Ansteckungsgelegenheit völlig gesund[2]).

den Abb. 17 und 18 veranschaulicht sind. Es handelt sich hier um Per=
sonen, die dank der Impfung gesund geblieben sind, obgleich sie einer
massiven Ansteckungsgefahr ausgesetzt waren.

Allerdings ist zuzugeben, daß die Pockenhäufigkeit als ein Maßstab
für die Kulturstufe eines Landes angesehen werden kann. Bei allen Völ=
kern sind die verantwortlichen Gesundheitsbehörden bemüht, die Schutz=

[1]) Sind ungeimpfte Personen eine Gefahr für die Gesundheit? Von C. Killick Mil=
lard, M. D., D., sc. med. off. of health, Leicester. Public health; XXIV, 1911, Nr. 9.
Referiert in der Zeitschrift für Medizinal=Beamte 1912, S. 241.
[2]) Nach Welch & Schamberg, Acute contagious diseases. London 1905.

pockenimpfung nach Möglichkeit zu verbreiten. Die Durchführbarkeit dieser Maßregel scheitert aber vielfach an der Kulturstufe des betreffenden Landes. Wo die Ärzte fehlen, oder wo sie in nur geringer Anzahl zur Verfügung stehen, ist eine regelmäßige Abhaltung von Impfterminen unmöglich. Wo eine allgemeine Schulpflicht nicht besteht, lassen sich die Wiederimpfungen bei den Schulkindern schwer durchführen. Auch kann nicht bestritten werden, daß die Pocken in schmutzigen Wohnungen sich leichter

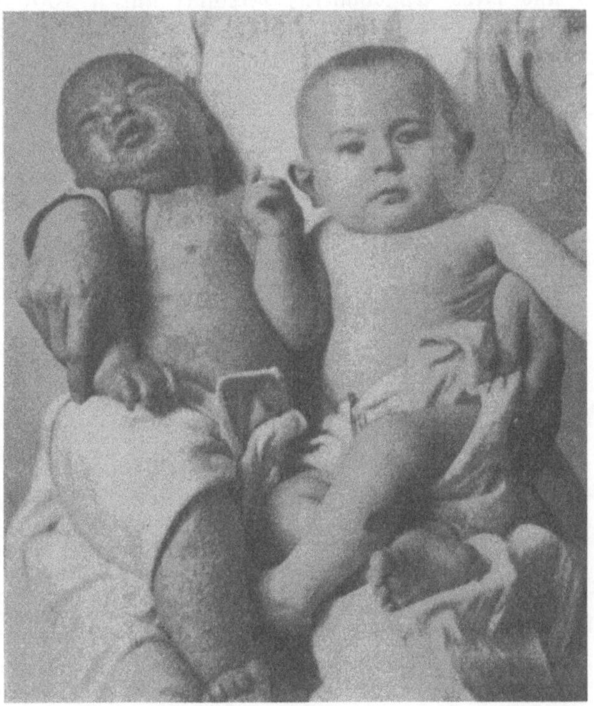

Abb. 18. Zwei in der Pockenabteilung abgesonderte Kinder. Das eine ist ungeimpft. Das andere wurde noch an dem Tage der Einlieferung geimpft. Der Impfschorf ist noch am linken Bein zu sehen. Dies Kind blieb bei seiner pockenkranken Mutter drei Wochen im Krankenhaus, ohne selbst zu erkranken, und konnte völlig gesund entlassen werden. Dagegen starb das pockenkrank eingelieferte ungeimpfte Kind [1].

verbreiten als in reinlichen Behausungen. Diese Tatsache findet ihre Erklärung darin, daß schmutzige Wohnungen zugleich überfüllt sind. Aber da, wo viele Menschen auf einem engen Raume zusammengedrängt wohnen, trifft der ausgestreute Ansteckungsstoff leichter auf einen Empfänglichen als bei weiträumiger Bebauung.

Die Pocken sind keine Schmutzkrankheit. Unter einer solchen versteht man Krankheiten, die durch mangelnde Reinlichkeit in der Pflege

---

[1] Nach Welch & Schamberg, Acute contagious diseases. London 1905.

des Körpers und der Wohnung entstehen. Schmutzkrankheiten können besonders durch Fäkalien übertragen werden, indem Spuren der Entleerungen an Hände, Lebensmittel oder in Trinkwasser gelangen. Dies trifft für Cholera, Unterleibstyphus und Ruhr zu. Diese Krankheiten werden allerdings durch Verbesserung der Wasserversorgung und der Entwässerung mit Erfolg bekämpft. Die Abnahme des Unterleibstyphus ist aber entsprechend der Durchführung der Sanierung eine ganz allmähliche. Die Kurve der Sterbefälle an Unterleibstyphus in deutschen Orten mit 15000 und mehr Einwohnern, berechnet auf je 100000 Lebende, zeigt nur ein bescheidenes Gefälle. Anders die Pockenkurve, die schon zu

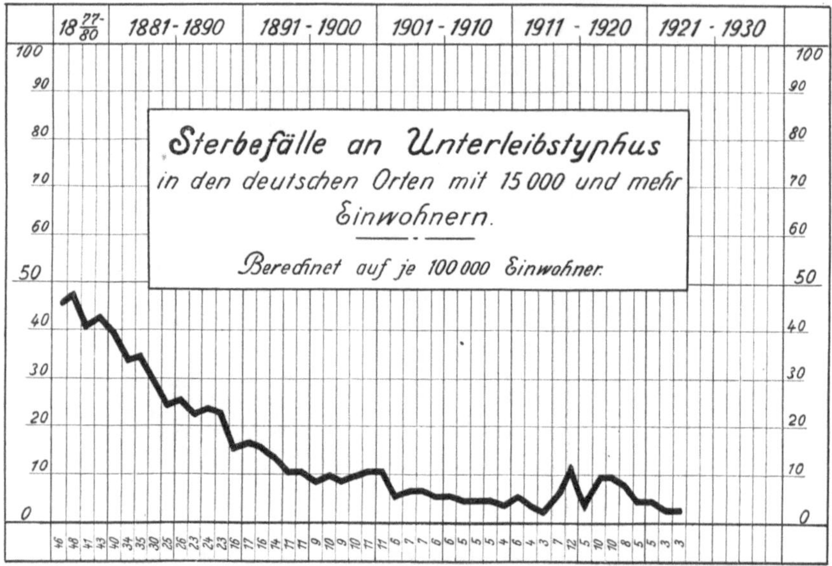

Abb. 19.

Beginn der siebziger Jahre den denkbar steilsten Absturz erkennen läßt und auch sonst mit der Typhuskurve nicht die geringste Ähnlichkeit hat. Die Pocken sind keine Schmutzkrankheit, sondern eine an den menschlichen Verkehr sich heftende Seuche. Sie übertragen sich, wenn eine ungeimpfte Person, um auf tatsächliche Verhältnisse Bezug zu nehmen, z. B. in einem Eisenbahnzug, im Wartesaal eines Bahnhofs, in einer Gastwirtschaft oder in einem Verkaufsladen mit einem soeben von den Pocken Genesenen in unmittelbare oder mittelbare Berührung kommt. Erfahrungsgemäß reicht eben bei den Pocken eine auch nur ganz flüchtige Berührung mit einem Träger des Ansteckungsstoffes völlig aus, um auf Personen, bei denen ein Impfschutz nicht besteht oder ein früher vorhanden gewesener Impfschutz im Laufe der Zeit nachgelassen hat, die Krankheit zu übertragen. Im Einzelfalle erfolgt die Übertragung meist durch feinste, beim Husten verſtäubte Tröpfchen und durch Verſtäubung von Pockenſchorfen, die den Krankheitserreger enthalten. Vor einer ſolchen Anſteckung ſchützen weder eine gute zentrale Waſſerverſorgung, noch eine Kanaliſation, noch die günſtigſten perſönlichen hygieniſchen Lebensbedingungen. Dadurch erklärt es ſich auch, daß in früheren Zeiten zahlreiche Mitglieder fürſtlicher Familien, obgleich ſie in günſtiger geſundheitlicher Lage ſich befanden, an dieſer Krankheit erkrankt oder geſtorben ſind (vgl. S. 6). Die Krankheit bringt ein in Hütten und Paläſte, ſie befällt den Ungeimpften, gleichgültig ob er in Lumpen geht oder in Samt und Seide gekleidet iſt.

Ein warnendes Beiſpiel dafür, daß nicht einmal die ſogenannte naturgemäße Lebensweiſe vor einer ſchweren Pockenerkrankung ſchützt, gibt die graphiſche Darſtellung auf der nächſten Seite.

Der Vorſitzende des Vereins der impfgegneriſchen Ärzte, der Naturarzt Dr. S. in Frankfurt a. Main, hatte im April 1912 das Mißgeſchick, von einer ſchweren Pockenerkrankung betroffen zu werden, die er ſich bei der Behandlung der Schweſter einer kurz zuvor aus Rußland zugereiſten Dame zugezogen hatte[1]). Obgleich ſich Dr. S. völlig darüber im klaren war, daß er an den echten Pocken erkrankt war, und obgleich das Reichsgeſetz, betreffend die Bekämpfung gemeingefährlicher Krankheiten, vom 30. Juni 1900, eine Meldung an die Polizeibehörde ſchon bei bloßem Verdacht vorſchreibt, hat er keine Anzeige erſtattet, auch nicht, als ſeine Kuſine, die ihn pflegte, an den Pocken erkrankte. Dieſes Verhalten des Arztes gab zu 6 oder 7 Neuinfektionen Anlaß, von denen eine einen tödlichen Ausgang nahm[2]).

Der Ärztliche Verein zu Frankfurt a. M. hat zu dieſem Aufſehen erregenden Vorkommnis in einem Flugblatt mit folgenden Ausführungen Stellung genommen:

„Den Ausgangspunkt der Erkrankungen bildete eine aus Rußland zugereiſte Dame, die die Pockenerkrankung auf drei Mitglieder der Familie übertrug, bei der ſie zu Beſuch weilte. Der Krankheitsverlauf war bei dieſen vier Perſonen, die ſich im dritten und vierten Lebensjahrzehnt befanden, ein leichter; ſie waren ſämtlich in ihrer Kindheit geimpft und wieder geimpft. Die 16jährige Tochter des Hauſes, nachweislich vier Jahre vorher mit Erfolg geimpft, blieb trotz des vielfachen innigſten Kontaktes mit den Erkrankten verſchont, ebenſo das 17jährige Hausmädchen, bei dem die letzte erfolgreiche Impfung fünf Jahre zurücklag.

Dagegen erkrankte der niemals geimpfte Arzt Dr. S., der die — wie ſchon erwähnt — leicht erkrankten Perſonen behandelte, ſchwer an echten Pocken. Dr. S., ein bekannter Impfgegner, war durch den ſchweren Verlauf der Erkrankung bis Ende Mai

---

[1]) Vgl. Medizinal-ſtatiſtiſche Mitteilungen aus dem Kaiſerlichen Geſundheitsamt Bd. 17, S. 78.

[2]) Erkrankungen von Impfgegnern an den Pocken ſind keineswegs beſonders ſelten. Bei einer kleinen Epidemie in Zürich wurde ein Student der Medizin von Pocken befallen. Dieſer, Sohn eines bekannten Impfgegners und daher auch ſelbſt Impfgegner, hatte ſich, entgegen dem wiederholten Verbot, doch unter die das Pockenhoſpital beſuchenden Medizinalpraktikanten einzuſchleichen gewußt und erkrankte am 13. Tag nach dem Beſuche an den Pocken. Die Erkrankung war ſehr ſchwer, da der Betreffende nie geimpft war. (Eichhorſt: Kliniſche Mitteilungen. Geſellſchaft der Ärzte in Zürich, 1900, 2. Febr.) Ähnliche Fälle berichtet der „Geſundheitslehrer" 1911, S. 213 und 1912, S. 110. Wiederholt iſt auch in ausländiſchen Pockenberichten erwähnt worden, daß Geſundbeterinnen, Vertreterinnen der „Christian Science", die einen Pockenkranken beſuchten, ſich eine Anſteckung zugezogen und ihrem Fanatismus zum Opfer gefallen ſind.

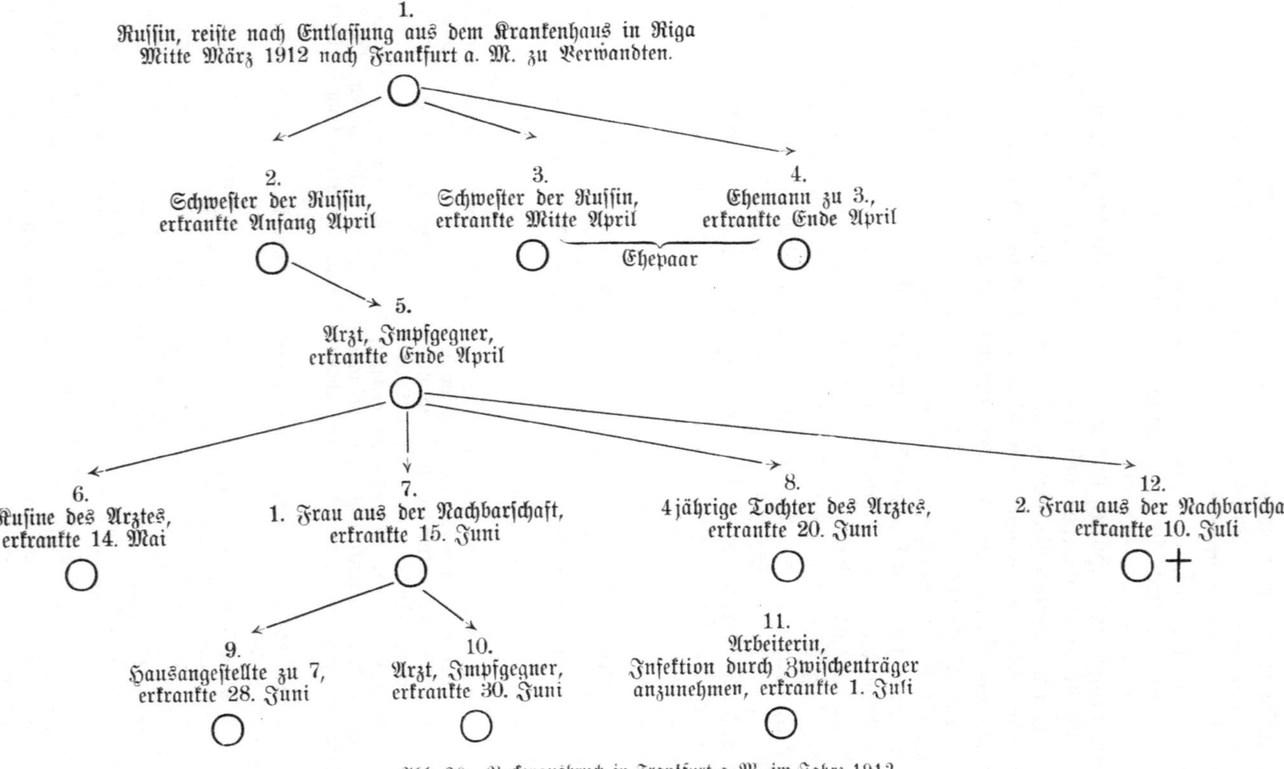

Abb. 20. Pockenausbruch in Frankfurt a. M. im Jahre 1912.

an das Krankenbett gefesselt. 'Er soll als kleines Kind angeblich Blattern überstanden haben, allerdings nur nach Behauptung seines gleichfalls als impfgegnerischen Agitators bekannten Vaters, eines Offiziers. Sowohl von der eigenen schweren Erkrankung als auch von den erwähnten Fällen seiner Klientel hat Dr. S. den Behörden keine Anzeige gemacht, obwohl wegen der großen Ansteckungsgefahr das Gesetz schon für Pocken-verdacht die Meldepflicht vorschreibt. Dr. S. schickte nach Ausbruch seiner Krank-heit, die er als echte Pocken erkannt hatte, seine Kinder nach Gießen, empfing die Be-suche von Vater und Bruder und die des ebenfalls impfgegnerischen Arztes Dr. B., der auch keine Veranlassung genommen hat, den Behörden von seinen Beobachtungen Mitteilung zu machen.

Die schwere echte Blatternerkrankung des Dr. S. bildete nun den Ausgangspunkt für eine kleine Epidemie. Es erkrankte zunächst im Hause des Dr. S. eine verheiratete Kusine, die ihn in Gemeinschaft mit seiner Frau pflegte, und nach dieser sein jüngstes, vierjähriges Kind. Laut Ausweis des vom Vater ausgestellten Impfscheines war dieses Kind von ihm früher mit Erfolg geimpft gewesen, nach Angabe der Mutter soll dieser Erfolg sehr gering gewesen sein; jedenfalls waren Impfnarben bei diesem Kinde nicht nachzuweisen. Dagegen wiesen die Ehefrau, drei ältere Kinder und das Hausmädchen deutliche Impfnarben auf; sie alle sind trotz der gleichen In-fektionsmöglichkeiten von der Pockenerkrankung verschont geblieben.

Im Anschluß an diese Fälle erkrankten noch fünf Personen an Pocken, die drei ersten in der direkten Nachbarschaft des Dr. S. Von ihnen, die nach ihrer Erinnerung mit Erfolg geimpft sein sollen, zeigte nur eine deutliche Impfnarben, während sie bei den anderen trotz genauer Untersuchung nicht gefunden werden konnten. Die Impfung lag meist Jahrzehnte zurück. Bei allen Patienten verlief die Krankheit in einer leichten Form, mit alleiniger Ausnahme einer Frau, bei der, wie erwähnt, keine Impfnarben vorhanden gewesen sind und die sich selbst an einen Erfolg der Impfung nicht zu er-innern vermochte. Erwiesenermaßen lag aber gerade bei diesem Fall, dessen Erkrankung leider mit dem Tode endete, die letzte Impfung 43 Jahre zurück. Erfahrungsgemäß schwächt sich aber der Impfschutz im Laufe der Jahre allmählich ab.

Die Erfahrungen aus dieser Pockenepidemie sprechen eine beredte Sprache über den Wert des Impfschutzes. Nicht erkrankt sind die Tochter und das Hausmädchen der Familie, bei der sich die russische Dame aufgehalten, beide waren drei bzw. vier Jahre vorher geimpft; nicht erkrankten die unter Impfschutz stehenden Familienmitglieder des Dr. S., nicht die Angehörigen der übrigen Erkrankten, die Ärzte, das Pflege-personal, die Sektionswärter, der Leichendiener, die Desinfektoren usw., die sämtlich geimpft waren bzw. frisch geimpft wurden. Nicht erkrankte der Kreisarzt, der die erste Diagnose bei den Erkrankten gestellt, sie mehrfach eingehend untersucht und alle Er-mittelungen geleitet hatte.

Der Verlauf der Erkrankungen hat den längst erkannten Wert der Pockenschutz-impfung aufs Neue bewiesen. Der Ärztliche Verein hat sich zur Veröffentlichung ent-schlossen in der Annahme, daß auch Laienkreise sich durch die Tatsachen dieser Epidemie von der Gefahr der impfgegnerischen Bestrebungen überzeugen werden."

Wie wenig die Pocken eine Schmutzkrankheit sind, geht daraus her-vor, daß sie sich in dem wenig reinlichen Betrieb einer Lumpensortier-anstalt allein durch die Impfung bekämpfen lassen. Es ist keine Sel-tenheit, daß durch infizierte ausländische Einfuhrsendungen die Pocken in solche Gewerbebetriebe eingeschleppt werden. Ohne daß an den gewerbe-hygienischen Einrichtungen der Anlage etwas geändert wird, gelingt es regelmäßig durch Impfung der Belegschaft die Krankheit in kurzer Zeit zum Stillstand zu bringen und durch Wiederholung der Arbeiterimpfungen in angemessenen Zeiträumen ihr erneutes Auftreten zu verhindern.

Es gibt kaum eine Bevölkerungsgruppe, die nach den Kriegserfah-rungen unter hygienisch ungünstigeren Verhältnissen lebte als das jü-dische Proletariat in den vormals russisch-polnischen Städten. Selbst in den besseren Wohnungen hingen dort die Tapeten von den

Wänden und bildeten die Betten einen Haufen von Lumpen, der von
Ungeziefer starrte. Nicht ohne Grauen betrat man diese schmutzigen Räume,
in denen seit Menschengedenken kein Besen oder Wischlappen gehandhabt
wurde. Trotz dieser schmutzigen Umgebung, trotz des Mangels an jeg-
licher Körperpflege erkrankten die polnischen Juden aber seltener an den
Pocken als die römisch-katholischen Polen. Denn die Israeliten wissen
genau, daß die Impfung gegen die Pocken schützt, und legen Wert darauf, sich und ihre Kinder impfen zu lassen, während die Polen damals
von der Impfung nur ungern Gebrauch machten. Andererseits waren
die polnischen Juden am stärksten von dem Fleckfieber betroffen. Auch)

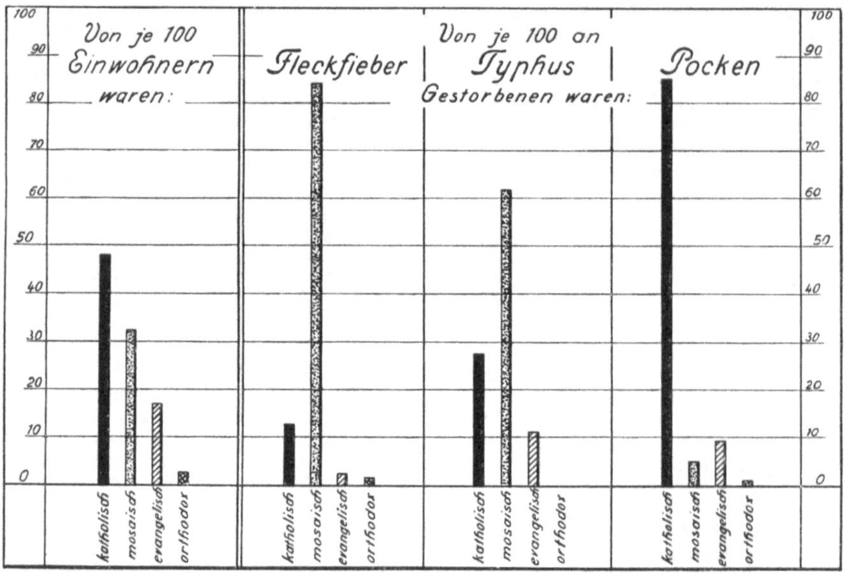

Abb. 21. Konfessionen und deren Sterblichkeitsanteil bei Fleckfieber, Typhus und Pocken in Lodz
während der deutschen Besetzung.

vom Unterleibstyphus wurden sie stark heimgesucht. Es ist also
einzig und allein die Impfung und nicht die Reinlichkeit, die den Schutz
gegen die Pocken gewährt. Die vorstehende Darstellung beweist somit,
daß die Impfung eine Bevölkerung selbst dann vor den Pocken schützen
kann, wenn diese unter den denkbar unhygienischsten Verhältnissen lebt[1].

Wären die allgemeinen sanitären Verhältnisse die Ursache der Abnahme der Pockensterblichkeit im Deutschen Reich, so müßte diese Erscheinung der Abnahme auch bei anderen Infektionskrankheiten, die nach dem
gleichen Mechanismus übertragen werden, beispielsweise bei Masern und
Scharlach, zu gleicher Zeit und in ähnlichem Umfang aufgetreten sein.

---

[1] Nach einer von dem Kreisarzt beim Verwaltungschef, Warschau, Dr. Hübner
1916 gefertigten Darstellung.

Das ist aber nicht der Fall. Es starben an Masern im Deutschen Reiche im Jahre 1922 immer noch 2844, an Scharlach 1056 Personen.

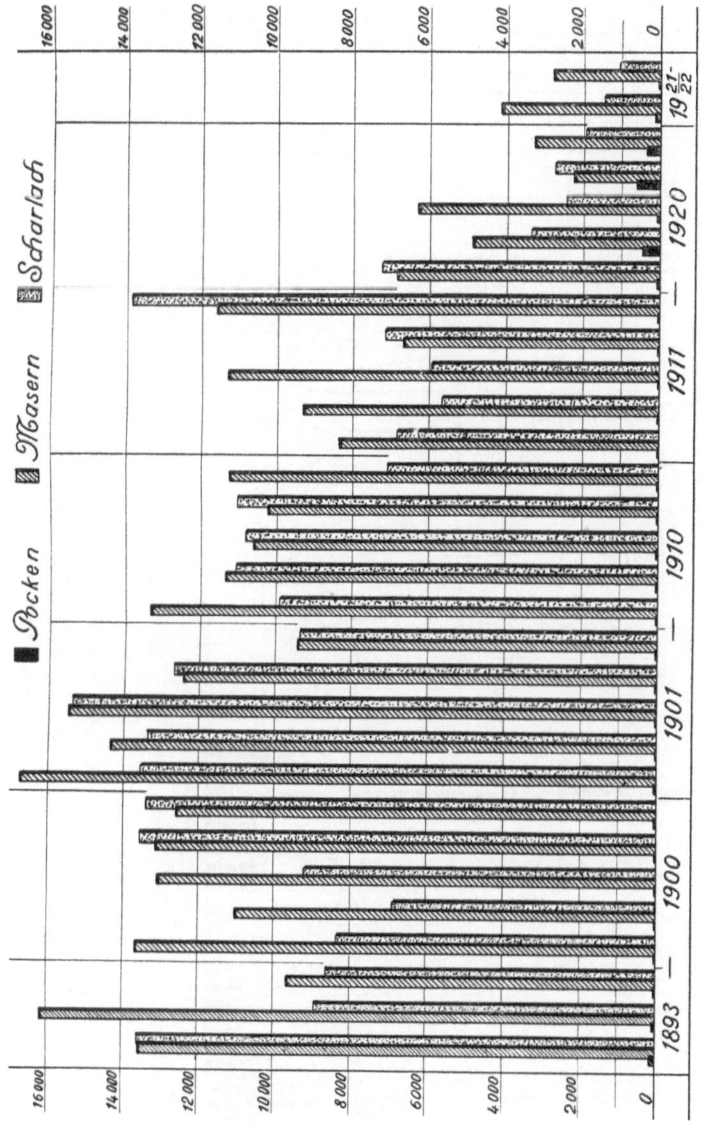

Abb. 22. Absolute Zahlen der Todesfälle an Pocken, Masern und Scharlach im Deutschen Reiche seit 1893. (Bgl. Anmerkung auf S. 137.)

Auch die im Jahre 1844 beginnende Kurve der Masernsterblichkeit in Bayern zeigt, daß in der Bekämpfung dieser Krankheit wesentliche Erfolge jahrzehntelang ausblieben, während die Pocken in Bayern nahezu

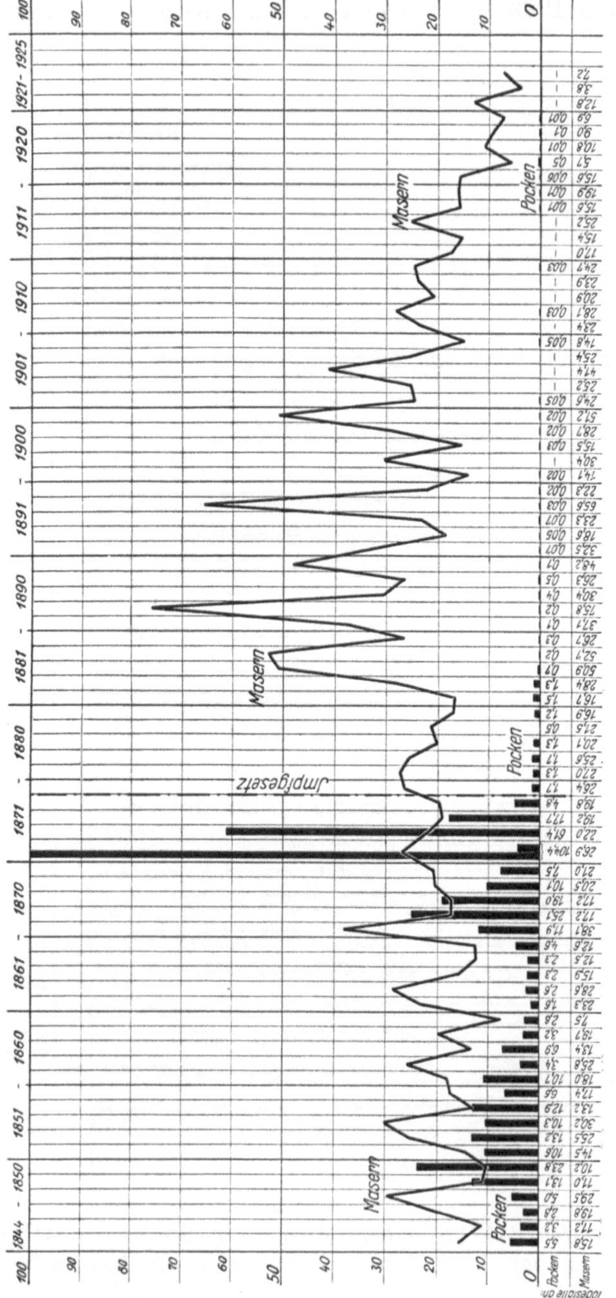

Abb. 23. Todesfälle an Pocken und Masern in Bayern seit dem Jahre 1844. Berechnet auf je 100 000 Einwohner.

Todesfälle an: ▮ Pocken, —— Masern.

(Vgl. Anmerkung auf S. 137.)

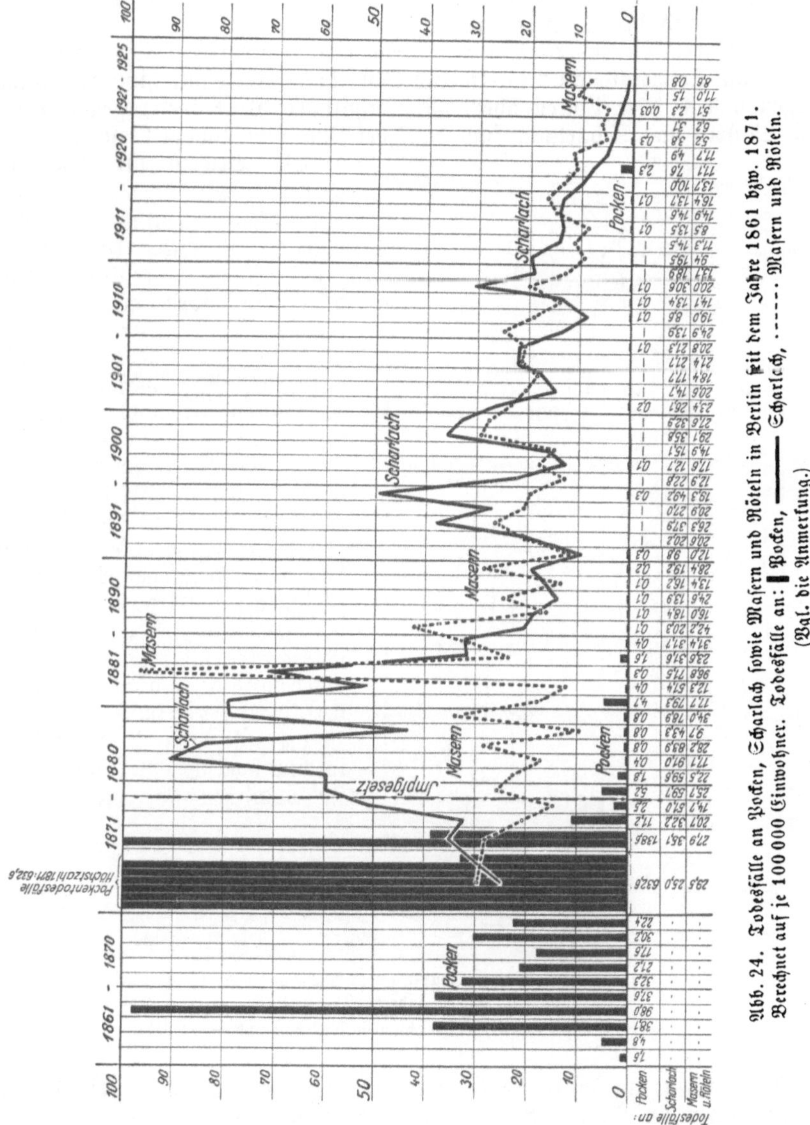

verschwunden sind (vgl. Abb. 23). Auch aus den vorstehenden Kurven, die sich auf Berlin beziehen, ist deutlich zu erkennen, daß die Bekämpfungs=

Anmerkung zu den Abb. 22—24. Der auffallende Rückgang der Sterbefälle an Masern und Scharlach in neuerer Zeit ist zum großen Teil eine Folge der gesunkenen Geburtenziffer. In der Gesamtzahl der Bevölkerung sind weniger Kinder enthalten.

maßnahmen, welche die Pocken zum Verschwinden brachten, gegenüber dem Scharlach und den Masern wirkungslos waren.

Trotz der Verbesserung der allgemeinen hygienischen Einrichtungen haben die Todesfälle an Masern und Scharlach Jahrzehnte hindurch kaum abgenommen. Die Pocken aber, die in ähnlicher Weise übertragen werden wie Masern und Scharlach, sind dank der Impfung nahezu verschwunden.

Ein Beweis für den ursächlichen Zusammenhang der Massenimpfungen und der Abnahme der Pocken ist auch in der Tatsache zu erblicken, daß dieselbe vorbeugende Maßregel immer wieder dieselbe Wirkung hat. Der Erfolg kehrt mit einer Regelmäßigkeit und Gesetzmäßigkeit wieder, die in Verbindung mit dem übrigen Beweismaterial an einem Kausalnexus keinen Zweifel läßt. Beispiele hierfür sind die Rekrutenimpfungen, die anläßlich des Auftretens der Pocken in verschiedenen Armeen und zu verschiedenen Zeiten als regelmäßige Einrichtung angeordnet worden sind. So im württembergischen Heere im Jahre 1833, im preußischen im Jahre 1834[1], im hannöverschen im Jahre 1837, im badischen im Jahre 1840,

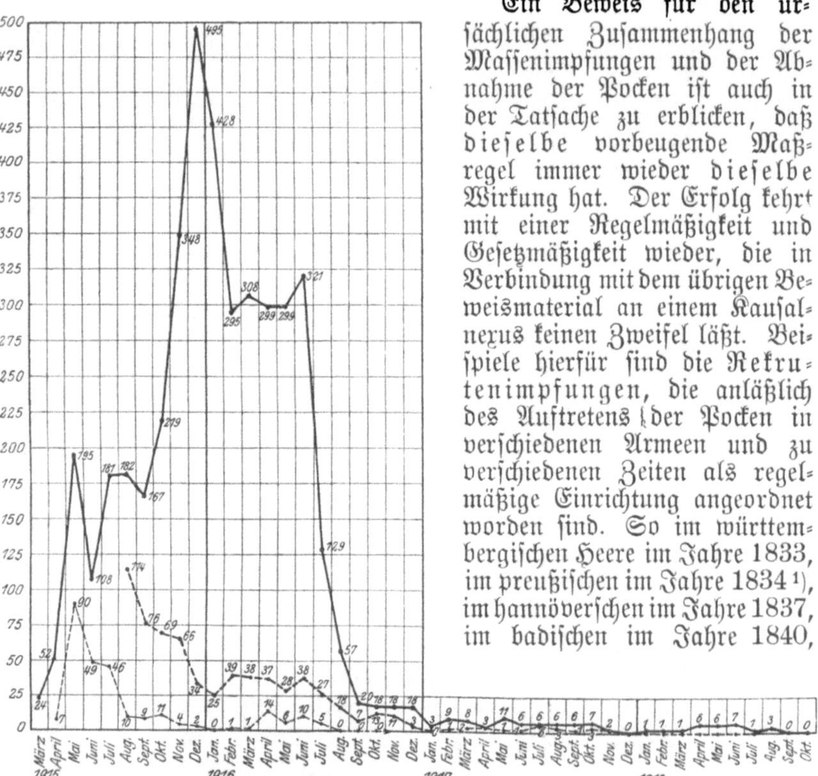

Abb. 25. Pockenerkrankungen im General-Gouvernement Warschau sowie in den Städten Warschau und Lodz in den Jahren 1915—1918.

———: Ganzes Gebiet, ⋅⋅⋅⋅: hiervon Warschau und ---- : Lodz.

im bayerischen im Jahre 1843, im österreichischen im Jahre 1886, im französischen im Jahre 1888[2]. Überall machte sich eine plötzliche und dauernde Abnahme der Pocken bemerkbar.

Erwähnung verdient hier auch der Schutz, dessen sich das deutsche Heer den Pocken gegenüber während des Weltkrieges zu erfreuen hatte.

---

[1] Vgl. die Tafel IV.
[2] Vgl. Tafel III.

Trotzdem auf dem östlichen Kriegsschauplatze die Truppen häufig einer Ansteckungsgefahr ausgesetzt waren, mitunter sogar in pockenverseuchten Quartieren lagen, waren während der 4 vollen Kriegsjahre insgesamt nur 442 Pockenerkrankungen (mit 21 Todesfällen)[1] zu verzeichnen. Die durchschnittliche Iststärke für das Feld- und Besatzungsheer betrug 6 370 954.

Auch bei der Zivilbevölkerung läßt sich regelmäßig der sofortige Einfluß einer Massenimpfung auf die Herabminderung der Pockengefahr nachweisen. In Russisch-Polen erkrankten vor dem Kriege an den Pocken jährlich etwa 10 000 Personen und fielen etwa 3000 dieser Krankheit zum Opfer. Als die deutschen Truppen Polen besetzt hatten, waren überall die Pocken stark verbreitet. Die Deutsche Zivil-Medizinalverwaltung im General-Gouvernement Warschau ließ daher schleunigst Impfstoff aus Deutschland kommen und nach und nach rund 5 Millionen Einwohner durchimpfen. Den Erfolg zeigt die graphische Darstellung auf S. 138. (Arbeiten aus dem Reichsgesundheitsamt Bd. 51. S. 666.) Von Monat zu Monat haben die Pockenerkrankungen abgenommen, um schließlich nahezu völlig zu verschwinden. An den ungünstigen sozialen und kulturellen Zuständen konnte naturgemäß während der Zeit der Besetzung eine Änderung kaum eintreten.

Das gleiche Bild bietet die graphische Darstellung (S. 140) einer Pockenepidemie, die sich im Winter 1906/07 in Metz und Umgegend ereignet hat. (Med.-statist. Mitt. a. d. Kais. Gesundheitsamt Bd. 11, S. 226.) Trotz der ungünstigen allgemeinen sanitären Verhältnisse der Stadt Metz gelang es, mittels der Durchimpfung der gesamten Einwohnerschaft den Seuchenausbruch zum Stillstand zu bringen. Solche Beispiele könnten in einer langen Reihe vorgeführt werden. Denn eine Pockenepidemie, bei der die Massenimpfung als Bekämpfungsmittel versagt hätte, ist überhaupt nicht bekannt geworden. Gegenteilige Behauptungen von Impfgegnern sind unzutreffend:

Der Deutsche Reichsverband zur Bekämpfung der Impfung führte in einem an die Deutsche Nationalversammlung gerichteten Aufruf als Beweis für die Entbehrlichkeit der Impfung folgende Beobachtung an[2]: „Dr. med. Friedrich in Cleveland (Amerika) hat neuestens wieder, wie andere Ärzte schon früher, den praktischen Beweis geliefert, daß eine hartnäckige Blatternepidemie, welche trotz aller Impfung nicht zum Stillstand kam, ausschließlich durch hygienische Maßregeln ohne jegliche Impfung zum Verschwinden gebracht wurde." Das Reichsgesundheitsamt hat sich hierüber mit dem Gesundheitsamt der Stadt Cleveland (Ohio) in Verbindung gesetzt und eine Auskunft erhalten, die mit den Angaben in dem besagten Aufruf keineswegs in Einklang steht. Der Stadtarzt in Cleveland, Dr. Martin Friedrich, berichtet: Nachdem die Pocken im Jahre 1901 erloschen waren, wurden sie im Jahre 1902 von neuem in

---

[1] Veröff. d. Reichsgesundheitsamtes 1921, S. 572.
[2] Der Impfgegner 1919, S. 3.

die Stadt Cleveland eingeschleppt. Der erste Fall trat im April in einem
Asyl für Obdachlose auf, von wo die Krankheit in andere niedere Her=
bergen verschleppt wurde. Im Laufe des Jahres kam es dann zu 1248 Er=
krankungen mit 224 Todesfällen, d. i. 17,95 v.H. Von der Gesamtzahl

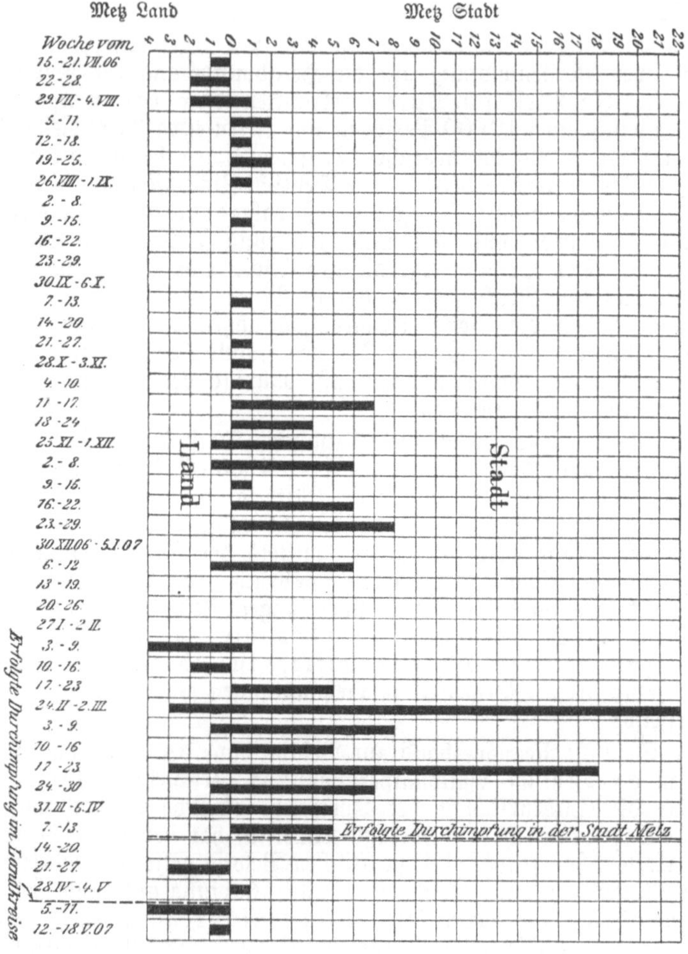

Abb. 26. Pockenepidemie in Metz im Winter 1906/07. Zahl der Erkrankungen nach Wochen.

der Kranken wurden 1142 im Krankenhause abgesondert, · während 106
in häuslicher Pflege verblieben. Der Pockenausbruch war durch besondere
Heftigkeit der Krankheitserscheinungen gekennzeichnet. Wurde ein Fall
nicht sofort erkannt, der Behörde gemeldet und der Erkrankte in das
Krankenhaus übergeführt, so kam es unfehlbar zu einer Infektion der

gesamten Nachbarschaft. In 30 Fällen, die alle einen tödlichen Ausgang nahmen, trat die Krankheit in Form der Purpura variolosa auf. Auch die konfluierende Form der Pocken war meist von Blutaustritten begleitet. Zur Bekämpfung dieser gefährlichen Epidemie wurde von den Notimpfungen weitgehendster Gebrauch gemacht. Anfang August wurden als Impfärzte 183 Ärzte angestellt, zu denen die Bevölkerung besonderes Vertrauen hatte. Der von einer privaten Lymphegewinnungsanstalt bezogene Impfstoff war von guter Wirksamkeit und erwies sich bei der bakteriologischen Untersuchung als einwandfrei. Indessen betrug infolge des ablehnenden Verhaltens der Einwohnerschaft die Zahl der Impfungen bis Anfang Dezember nur 30000. Eine Förderung der Massenimpfungen war der Schulbehörde zu verdanken, indem sie die Eröffnung der Schulen im Herbst von der Durchführung der Kinderimpfungen abhängig machte. Wertvoll war auch die Mitwirkung der Handelskammer. Unter ihrem Einflusse legten die einzelnen Firmen ihren Angestellten nahe, sich impfen zu lassen. Von der Gesamtzahl der Impfungen erfolgten 195000 auf städtische Kosten.

Außer der Impfung wurden auch die übrigen für die Pockenbekämpfung in Betracht kommenden Maßnahmen angewandt. Von Mitte August ab wurden alle Kranke der zwangsweisen Absonderung in einem Krankenhause unterworfen. Die unmittelbar Ansteckungsverdächtigen wurden gleichfalls abgesondert, wenn sie nicht neuerdings erfolgreich geimpft waren oder die Pocken überstanden hatten. Katzen und Hunde aus Pockenhäusern wurden eingesperrt oder, falls sie nicht überwacht werden konnten, getötet. Die Wohnungen, in denen Pockenerkrankungen aufgetreten waren, wurden desinfiziert. Ärzte, Seelsorger und Leichenbestatter trugen beim Besuche der Pockenhäuser Schutzanzüge mit Kappen.

Die erhaltene Auskunft läßt erkennen, daß die von den Impfgegnern gemachten Angaben mit den Tatsachen in Widerspruch stehen. Dr. Friedrich stellt in Abrede, die eingangs angeführten Mitteilungen gemacht zu haben (deny the alleged statements attributed to him)[1].

Wenn es auch gelingt, durch außerordentliche Notimpfungen jeder Pockenepidemie Herr zu werden, so ist doch zu betonen, daß diese in letzter Stunde angewandte Maßregel keineswegs geeignet ist, die regelmäßigen obligatorischen Kinderimpfungen überflüssig zu machen. Denn, wenn diese auch das Auftreten einer Epidemie nicht völlig verhüten können, da der Impfschutz durchschnittlich nur 10 Jahre andauert, so wird doch durch die allgemeine Impfpflicht dem Pockengift der Boden für sein Wachstum bis zu einem gewissen Grade entzogen. Die ergänzenden Maßnahmen der Absonderung, Desinfektion und der Notimpfungen können noch rechtzeitig zur Anwendung gebracht werden. In Ländern ohne Impfzwang breitet sich die Seuche bekanntlich meist so rasch aus, daß die behördlichen Maßnahmen mit diesem Vordringen nicht gleichen Schritt halten können, vielmehr zu spät kommen und eine Tilgung der Epidemie erst nach erheblichen Opfern an der Volksgesundheit möglich ist.

---

[1] Veröff. des Reichsgesundheitsamts 1921, S. 268.

Daß die Abnahme der Pocken im Reiche nicht auf die allgemein gebesserten Gesundheitsverhältnisse bezogen werden darf, geht ferner aus einem Vergleich der Sterblichkeitsziffern für Pocken, Masern und Scharlach einerseits im nördlichen Teile der vormaligen österreichischen Monarchie, andererseits in den angrenzenden Gebieten Deutschlands hervor. Nach statistischen Untersuchungen, die von dem Dr. R. W. Raudnitz in Prag[1] angestellt sind, verhielten sich in den Jahren 1873 bis 1892 die preußische Provinz Schlesien, Bayern und das damalige Königreich Sachsen hinsichtlich der Sterblichkeit an Masern und Scharlach vollkommen gleich oder zeigten für diese Krankheiten zum Teil sogar höhere Sterblichkeitsziffern gegenüber den Kronländern Mähren, Österreichisch-Schlesien, Nieder- und Oberösterreich sowie Böhmen. Diese Länder sind aber in jenen beiden Jahrzehnten von zahlreichen Blatternepidemien heimgesucht worden, während auf dem reichsdeutschen Nachbargebiete die Pocken sehr selten waren. Hier konnte dieser Krankheit nach ihrer Einschleppung ein Damm entgegengesetzt werden, der für die Abwehr der Masern und des Scharlachs fehlte, nämlich der gute Impfzustand der Bevölkerung. Auf diese Verhältnisse weist auch Dr. Kantor[2] auf Grund seiner persönlichen Erfahrungen in Deutsch-Böhmen hin. Nach seiner Feststellung hatte das ganze damalige Königreich Sachsen in 20 Jahren (1876—1894) eine geringere Blatternsterblichkeit als der Bruchteil eines kleinen deutsch-böhmischen Grenzbezirkes in 10 Jahren. Schon im Jahre 1884 hatte der badische Medizinalreferent Dr. Arnsperger die gleiche Wahrnehmung von der badisch-schweizerischen Grenze berichten können, wo die Leute in den beiderseitigen Grenzorten bezüglich ihrer Lebensweise, ihrer Konstitution und ihrer Erwerbsverhältnisse unter ganz gleichen Bedingungen leben. Er schreibt: „Auf der einen Seite ein schweizerisches Dorf, wo ein Impfzwang nicht besteht, auf der anderen Seite ein badisches Dorf, das seit langen Jahren einer regelmäßigen Impftätigkeit unterworfen ist, seit dem Jahre 1874 auch dem Impfzwang. Zwischen diesen beiden Dörfern herrscht ein außerordentlich reger Verkehr; es ist die Vermischung der Bevölkerung eine derartige, daß man sie eigentlich als demselben Volksstamm angehörig ansehen kann. Wenn nun eine Pockeninvasion diese Bevölkerung durch Einwanderung aus Italien oder Frankreich trifft, so haben wir regelmäßig die Erfahrung gemacht, daß in dem badischen Dorf ein oder zwei Individuen erkrankten, die entweder schon über 40 oder 50 Jahre alt sind oder nachweislich nicht geimpft waren, daß aber der Ansteckungsstoff hier auf eine infolge des geregelten Impfgeschäftes derartig immune Bevölkerung trifft, daß er nicht weiter wuchert, während in dem schweizerischen Dorfe regelmäßig 6, 8, 10, 12 Erkrankte nacheinander sich verpflanzen, und die Epidemie außerordentlich schwer auszurotten ist."

Der Nutzen des Impfgesetzes wurde auch erkennbar an den seit dem Jahre 1879 bekannten Zahlen der alljährlich wegen einer bereits

---

[1] Raudnitz, Tafeln zur Belehrung über den Wert der Kuhpockenimpfung. Österreichisches Sanitätswesen 1913. S. 1278.

[2] Milderung des Impfzwanges? Von Dr. Kantor, Primararzt am Allgemeinen öffentlichen Krankenhause in Warnsdorf. Dtsch. med. Wochenschr. 1923, Nr. 5, S. 156.

überstandenen Pockenerkrankung von der Impfung endgültig befreiten Kinder. Diese Zahlen betrugen

im Jahre	für die Erst=impflinge	für die Wieder=impflinge	im Jahre	für die Erst=impflinge	für die Wieder=impflinge
1879	443	1605	1901	122	108
1880	664	1432	1902	63	85
1881	698	1335	1903	88	207
1882	681	1203	1904	89	58
1883	486	1024	1905	98	75
1884	407	629	1906	110	190
1885	293	349	1907	140	97
1886	379	280	1908	115	85
1887	688	248	1909	116	64
1888	242	178	1910	103	88
1889	182	218	1911	163	77
1890	122	139	1912	174	81
1891	182	230	1913	120	110
1892	148	229	1914	194	94
1893	210	178	1915	243	269
1894	137	201	1916	256	139
1895	104	124	1917	189	616
1896	84	164	1918	228	605
1897	121	119	1919	190	470
1898	118	199	1920	166	904
1899	129	205	1921	319	370
1900	88	90			

Bemerkenswert ist in diesen Zahlenreihen besonders der Rückgang der Befreiungen unter den Wiederimpfpflichtigen. Schon bald nach Erlaß des Impfgesetzes trat eine Abnahme in zunehmender Weise in die Erscheinung, obgleich die betreffenden Schulkinder in ihrer frühen Jugend noch nicht der Vorteile der pflichtmäßigen Impfung teilhaftig waren. Wohl aber kam diesen Altersklassen schon die mit der Verbreitung der Impfung einhergehende verminderte Ansteckungsgefahr zugute, so daß auch in den noch nicht geimpften Jahrgängen die Pockenerkrankungen seltener wurden. Seit dem Jahre 1886 aber, in dem die ersten unter dem Gesetze geimpften Kinder in das 12. Lebensjahr eintraten und zur Wiederimpfung vorzustellen waren, ist die Zahl der wegen überstandener Pocken endgültig befreiten Zwölfjährigen ganz erheblich gesunken und in der Vorkriegszeit dauernd gering geblieben; sie beweist den durch die zwangsmäßige Erstimpfung erzielten Pockenschutz der kindlichen Altersklassen. (Vgl. auch S. 125 und 151.) Wenn in der Nachkriegszeit auffallend viele Wiederimpfpflichtige der überstandenen Pocken wegen von der Impfung endgültig befreit wurden, so hängt diese Erscheinung mit der Rückwanderung von Auslandsdeutschen aus dem Osten zusammen.

Die segensreiche Wirkung des Impfgesetzes ergibt sich weiterhin aus der Wahrnehmung, daß an den Pockenerkrankungen und Todesfällen im Deutschen Reiche hauptsächlich die höheren Altersklassen, bei denen die letzte Impfung schon mehrere Jahrzehnte zurückliegt, beteiligt sind. Es läßt sich dies unschwer an der Hand der vom Reichsgesundheitsamt alljährlich veröffentlichten Berichte über die Ergebnisse der Pockenstatistik erweisen. So betraf im Jahre 1917 die Mehrzahl der Erkrankungen (71,80 v.H.) und der Todesfälle (78,95 v.H.) die über 40 Jahre alten Personen[1]) (vgl. S. 30 und 126).

Ein kleiner örtlicher Pockenausbruch hat in den Jahren 1893/94 gezeigt, daß der Schutz der Bevölkerung gegen diese Krankheit nur solange von sicherem Bestande ist, als die impfpflichtigen Altersklassen tatsächlich erfolgreich geimpft werden, dagegen leicht verloren geht, sobald in der regelmäßigen Durchimpfung der Jugend eine Störung erfolgt. Im Jahre 1894 entfielen von 88 Pockentodesfällen im Reiche 58 allein auf den oberschlesischen Kreis Ratibor. Die für deutsche Verhältnisse auffallend hohe Ziffer gab die Veranlassung zu amtlichen Ermittelungen nach der Ursache jener Häufigkeit der Sterbefälle an Blattern. Es ergab sich, daß im vorausgegangenen Jahre bei den Impfungen ungenügend wirksamer Impfstoff zur Verwendung gelangt, und daß daher eine größere Zahl von Impfungen erfolglos geblieben war. Die Mehrzahl der Todesfälle fiel in die Zeit vor Beginn der Kinderimpfungen im Jahre 1894. Die Bevölkerung jenes Grenzkreises hatte jahrelang der von Österreich ständig drohenden Seuchengefahr dank dem Impfschutze Widerstand geleistet. In den Jahren 1886—1892 waren nur 6 Todesfälle an der Krankheit vorgekommen. In dem Jahre 1893 dagegen, in das unglücklicherweise die unbefriedigenden Impfergebnisse fielen, wurden die Pocken eingeschleppt und begann auch die Seuche die nun ungenügend geschützte kindliche Bevölkerung heimzusuchen. Von 17 Todesfällen in diesem Jahre betrafen nicht weniger als 13 Kinder der ersten beiden Lebensjahre; von den 58 Verstorbenen das Jahres 1894 standen 37 in den ersten beiden, weitere 15 im 3.—10. Lebensjahre und 6 im Alter von über 10 Jahren. Diese kleine Epidemie im Kreise Ratibor läßt ahnen, was Deutschland zu erwarten hat, falls seiner Bevölkerung der Impfschutz genommen werden sollte. Wie dort ein unglücklicher Zufall es verhinderte, daß die Kinder gegen den hereingebrochenen Feind ausreichend geschützt waren, so würde eine Aufhebung des Impfzwanges schnell die Empfänglichkeit des ganzen Volkes für die Seuche wiederherstellen. Zweifellos würde nach Aufhebung der Impfpflicht alsbald die Zahl der Impfungen erheblich zurückgehen, und die Verhältnisse würden allmählich denen ähnlich werden, die vor dem Jahre 1870 in Preußen bestanden und auf S. 51 geschildert worden sind. Vielleicht bedürfte es einiger Jahre, bis die Pocken dann wieder überhandnehmen könnten; denn zunächst würden ja nur die untersten Altersklassen weniger gut geimpft sein. Allmählich aber müßte sich die Zahl der schlecht geimpften Jahrgänge vermehren; gleichzeitig würde die Seuche anfangs langsam und gering, später aber schneller und heftiger wieder zunehmen, bis eine Epidemie von ähnlichem Umfange wie in den Jahren 1871/72 jeden Zweifel über den begangenen Fehler beheben dürfte (vgl. S. 122/23).

Solche nachteiligen Folgen würde unser Vaterland um so mehr zu gewärtigen haben, als Deutschland infolge seiner geographischen Lage in besonders hohem Grade der Einschleppungsgefahr ausgesetzt ist. Während

---

[1]) Medizinal-statistische Mitteilungen aus dem Reichsgesundheitsamt. Bd. 20. S. 250.

z. B. England, Irland und die skandinavischen Länder ein Vordringen der Seuche vom Lande her gar nicht oder nur wenig zu fürchten haben, ist das Deutsche Reich im Osten unmittelbar oder mittelbar Ländern benachbart, in denen die Krankheit in erheblicher Verbreitung auftritt. Alljährlich bestätigte sich die Größe der Gefahr einer Einschleppung der Pocken von dort in der örtlichen Verteilung der wenigen bei uns vorkommenden Sterbefälle. (Vgl. die kartographische Darstellung der Pockentodesfälle im Deutschen Reiche nach Kreisen auf Tafel V.) An den Pockentodesfällen in Deutschland sind Ausländer, namentlich Arbeiter, die hier vorübergehend beschäftigt werden, vielfach beteiligt. Wie aus der nachstehenden Darstellung ersichtlich ist, betrug ihr An-

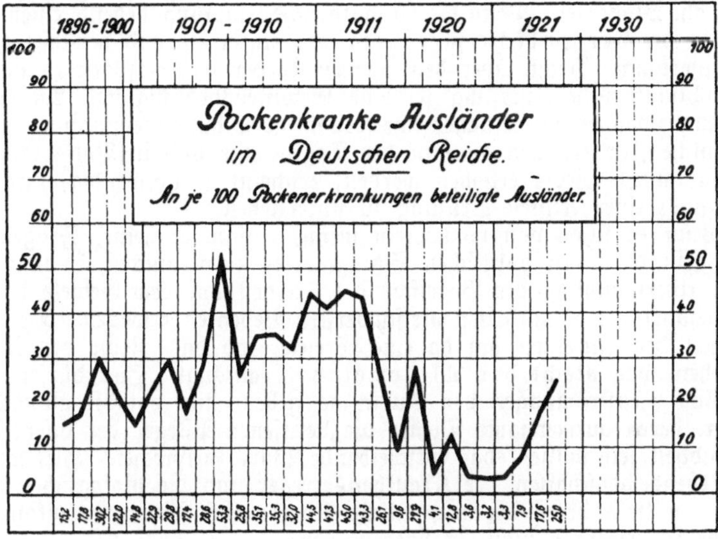

Abb. 27.

teil zeitweise sogar mehr als die Hälfte aller Erkrankungen. Als ein schöner Erfolg des Impfgesetzes ist es zu bezeichnen, daß alle jene Einschleppungen nicht größeren Schaden angerichtet haben, daß vielmehr die Keime erstarben, wie ein Funke erlischt, der auf ein feuersicher eingedecktes Haus fällt.

Die Impfung ist nicht ein von ärztlicher Schulweisheit ersonnenes und dem Volke aufgedrungenes Verfahren. Im Schoße des Volkes, von einfachen Landleuten ist der Schutz, den die Kuhpocke vor den Blattern verleiht, durch Naturbeobachtung erkannt worden. Nach langjähriger Prüfung hat ein Arzt diese Beobachtung als richtig befunden und für die gesamte Menschheit nutzbar gemacht. Ärzte und Nichtärzte haben ihn dafür gepriesen, und die Pockennot unserer Vorfahren verschwand, wo man diese Entdeckung verwertete. Durch den Versuch gestützt und die

Erfahrung erwiesen, nicht etwa lediglich durch dogmatische Behauptungen einer medizinischen Schulweisheit begründet, ist und bleibt der Wert der Impfung eine feststehende Tatsache.

11. Impfzwang oder freiwillige Schutzpockenimpfung.

Englische Gewissensklausel?

Den gesetzgebenden Körperschaften des Reiches gehen auch heute noch vielfach Eingaben zu, in denen um Abschaffung des Impfgesetzes gebeten wird. Die Gesuchsteller betonen, daß zwar in einem Militär- und Polizeistaat die Anwendung einer pflichtmäßigen Erst- und Wiederimpfung begreiflich gewesen, daß aber in einem Volksstaate ein solcher Zwang nicht mehr am Platze sei. Denn die obligatorische Impfung bedeute einen Eingriff in die persönliche Freiheit des einzelnen und verstoße gegen das anerkannte Recht, über den eigenen Körper frei verfügen zu dürfen. Die obligatorische Impfung sei eine Gewissensbedrängung. An Stelle des Impfzwanges müsse daher eine freiwillige Schutzpockenimpfung treten. Da solche Forderungen auch in der Tagespresse und in Volksversammlungen immer wieder erhoben werden, erscheint es notwendig, ihre Berechtigung einer ernsten Prüfung zu unterziehen.

Wenn es schon von vornherein wenig ratsam erscheint, Fragen der Volksgesundheit mit politischen Schlagworten zu verquicken, so muß eine solche Überspannung des Begriffes der Freiheit auf dem Gebiete der gemeingefährlichen Krankheiten die schwersten Bedenken erwecken. Denn die Freiheit des einzelnen hat da eine Grenze, wo das Recht des Nebenmenschen, das Recht der Allgemeinheit anfängt. Hier dürfen nicht politische Zeitströmungen den Ausschlag geben, hier hat die allmächtige Natur, deren aufmerksame Diener die berufenen Pfleger der öffentlichen Gesundheit sein müssen, das entscheidende Wort zu sprechen. Hier müssen die Lebenseigenschaften der Krankheitserreger und die biologischen Vorgänge, mittels derer der menschliche Körper sich seiner mikroskopischen Feinde zu erwehren sucht, maßgebend sein.

Die graphische Darstellung auf S. 122/123 zeigt, wie nach Erlaß des Impfgesetzes die Pockensterblichkeit im Deutschen Reiche zurückgegangen ist. Hier sei noch besonders betont, daß es keine andere Krankheit gibt, bei der sich durch irgendwelche Verhütungsmaßregeln ein ähnlicher Erfolg hätte erzielen lassen. Im allgemeinen ist es bei der Bekämpfung übertragbarer Krankheiten schon als ein Gewinn zu begrüßen, wenn die Kurve, welche die Zahlen der jährlichen Todesfälle bildlich veranschaulicht, ein gleichmäßiges und bescheidenes Gefälle gleich einer Talstraße aufzuweisen hat (vgl. die Typhuskurve S. 130).

Da die Impfgegner nicht hoffen können, das Impfgesetz als Ganzes zu Fall zu bringen, suchen sie schrittweise vorzugehen. Das erste Ziel bei diesem Vormarsch bildet die englische Gewissensklausel.

In England und Wales wurde die obligatorische Erstimpfung durch Gesetz vom Jahre 1853 allgemein vorgeschrieben [1]). Einem weiteren, unter

---

[1]) Vgl. S. 47.

dem 12. August 1867 ergangenen Gesetze zufolge sollten die Kinder bereits innerhalb der ersten drei Lebensmonate geimpft werden. Dies Gesetz ließ sich indes der Antiimpfbewegung wegen nicht durchführen. Die Regierung gab sich aber der trügerischen Hoffnung hin, daß, wenn dem Gesetze das Aufreizende des Zwanges genommen würde, die Bevölkerung einsichtig genug sein würde, von der Maßregel der Impfung freiwillig Gebrauch zu machen. Auf diese Weise kam die Gewissensklausel unter dem 12. August 1898 zustande; sie besagt, daß Eltern und Pfleger eines Kindes wegen Impfweigerung nicht strafbar sind, wenn sie innerhalb der ersten vier Monate nach dessen Geburt vor der zuständigen Behörde die Erklärung abgeben, daß sie nach Überzeugung und Gewissen die Befürchtung hegen, die Impfung könnte der Gesundheit des Kindes nachteilig sein, und wenn sie innerhalb der nächsten sieben Tage eine behördliche Bescheinigung dieser Gewissensbedenken dem zuständigen Impfarzt einreichen [1]). Außerdem wurde durch dasselbe Gesetz der Zeitraum für die zu erfüllende Impfpflicht in die ersten sechs Lebensmonate verlegt.

Für England ist seit dem 1. Januar 1908 ein neues Impfgesetz in Kraft getreten, das dem Vertreter des Kindes es noch mehr erleichtert, die Impfung zu vermeiden; die Erklärung der Gewissensbedenken braucht nicht mehr bei der zuständigen Behörde zu Protokoll gegeben zu werden, es genügt eine schriftliche Mitteilung und deren Übersendung mit der Post (Impfgesetz vom 28. August 1907) [2]).

Die Gewissensklausel bedeutet somit eine Durchbrechung der Impfpflicht. An Stelle der obligatorischen Impfung wird in etwas verschleierter Form die freiwillige Impfung gesetzt. Die Wirkung der Gewissensklausel in England war zunächst eine fast von Jahr zu Jahr steigende Zunahme der dauernden Impfentziehungen. Sie betrugen in den letzten fünf Berichtsjahren 37,5, 40,1, 43,4 45,0 und 44,5 vH. der Impfpflichtigen (Jahre 1918—1922). Zu diesen kommen die krankheitshalber zurückgestellten Kinder.

In denselben letzten 5 Berichtsjahren betrug der Vakzinationsindex (Zahl der Erstimpfungen berechnet auf die Zahl der Geburten) nur 41,5, 40,6, 39,3, 38,3 und 40,3 vH. (vgl. die Darstellung auf der nächsten Seite).

Wie verhält es sich nun mit der Pockengefahr in England? In den Jahren 1871 und 1872 herrschte dort ebenso wie in Deutschland infolge Einschleppung aus Frankreich eine schwere Pockenepidemie, die insgesamt 42 220 Opfer forderte. In der Folgezeit, in der Deutschland dank seinem Impfgesetz bereits nahezu von Pocken befreit war, traten in England immer noch alle paar Jahre Epidemien auf, die jährlich 1000 Todesfälle und mehr verursachten. Der letzte größere Ausbruch war im Jahre 1902 mit 2464 Todesfällen zu verzeichnen. Es war dies eine Epidemie mit einer Sterblichkeit von 6—30 vH. der Erkrankten. Gegenwärtig hat die Krankheit, wie erwähnt, ihren Charakter geändert. Man nimmt an, daß diese milden Pocken aus den Vereinigten Staaten

---

[1]) Veröff. d. Kaiserl. Gesundheitsamtes. 1898. S. 1016.
[2]) Ebenda 1907. S. 1144.

eingeſchleppt wurden, während die ſchweren Formen aus Oſteuropa ſtammen. Der Beginn der Epidemie von milden Pocken nahm im Jahre

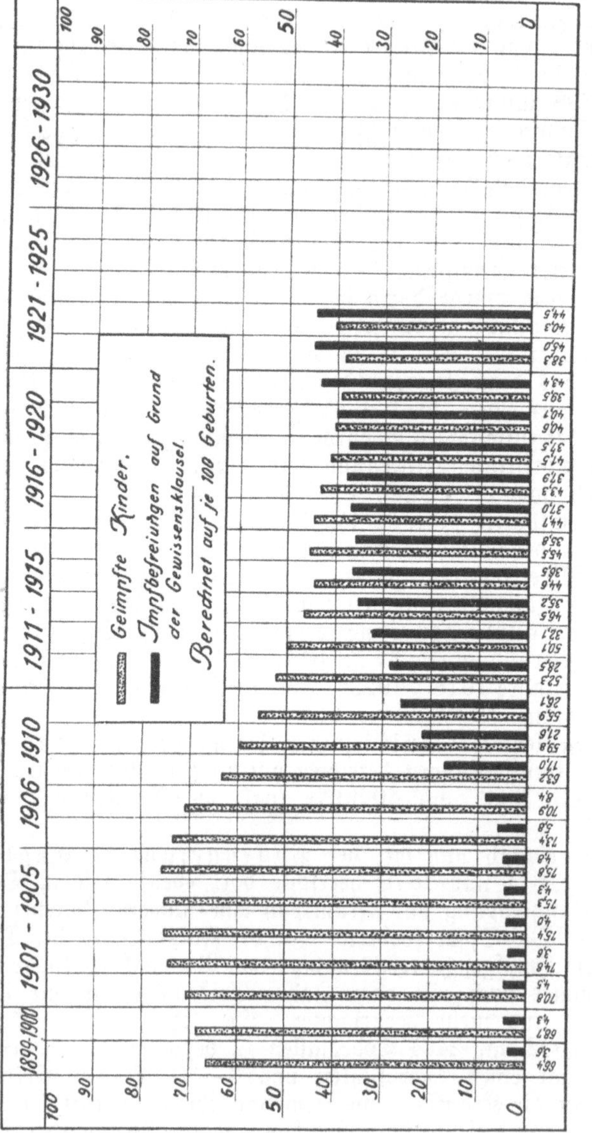

Abb. 28. England und Wales. Die Wirkung der Gewiſſensklauſel (Geſetz vom 12. Auguſt 1898). Zahl der Erſtimpfungen und der dauernden Impfbefreiungen auf Grund der Gewiſſensklauſel.

(Nach dem Annual Report of the Chief Medical Officer of the Ministry of Health for the year 1922, London 1923, S. 176.)

1919 ſeinen Anfang. Trotz der angewandten recht koſtſpieligen Maß=
nahmen iſt es nicht gelungen, die Krankheit zum Stillſtand zu bringen.

In den sechs Jahren seit dem Jahre 1919 erkrankten in England und Wales an den Pocken 311, 280, 336, 973, 2504 und 3784 Personen (in Deutschland 5021, 2115, 689, 215, 17 und 16).

Jahr	Erkrankungen		Todesfälle		Letalität	Auf Grund der Gewissens= klausel dauernd von der Impfung befreit.	Vakzi= nations= Index	Pocken= todesfälle	
	ab= solut	auf 100 000 Ein= wohner	ab= solut	auf 100 000 Ein= wohner	Todes= fälle auf 100 Erkran= kungen	Auf 100 impfpflich= tige Kinder		ab= solut	auf 100 000 Ein= wohner
1890	.	.	16	0,06	.	.	78,7	58	0,11
1891	.	.	49	0,17	.	.	76,0	49	0,10
1892	.	.	431	1,46	.	.	74,1	108	0,21
1893	.	.	1457	4,90	.	.	72,7	157	0,31
1894	.	.	820	2,72	.	.	70,7	88	0,17
1895	.	.	223	0,73	.	.	68,1	27	0,05
1896	.	.	541	1,76	.	.	66,2	10	0,02
1897	.	.	25	0,08	.	.	63,1	5	0,01
1898	.	.	253	0,80	.	.	61,0	15	0,03
1899	.	.	174	0,55	.	.	66,4	28	0,05
1900	.	.	85	0,26	.	4,3	68,7	49	0,09
1901	.	.	356	1,09	.	4,5	70,8	56	0,10
1902	.	.	2464	7,47	.	3,5	74,8	15	0,03
1903	.	.	760	2,28	.	4,0	75,4	20	0,03
1904	.	.	507	1,50	.	4,3	75,3	25	0,04
1905	.	.	116	0,34	.	4,9	75,8	30	0,05
1906	.	.	21	0,06	.	5,8	73,4	47	0,08
1907	.	.	10	0,03	.	8,4	70,9	63	0,10
1908	.	.	12	0,03	.	17,0	63,2	65	0,10
1909	.	.	21	0,06	.	21,6	59,8	26	0,04
1910	.	.	19	0,05	.	26,1	55,9	34	0,05
1911	289	0,80	23	0,06	7,95	28,5	52,3	35	0,05
1912	121	0,33	9	0,02	7,44	32,1	50,1	35	0,05
1913	113	0,32	10	0,03	8,85	35,2	46,5	12	0,02
1914	65	0,18	4	0,01	6,15	36,5	44,6	18	0,03
1915	93	0,26	13	0,04	13,98	35,8	45,5	28	0,04
1916	159	0,46	18	0,05	11,32	38,6	44,7	93	0,13
1917	7	0,02	3	0,01	42,86	37,9	43,3	456	0,75
1918	63	0,19	2	0,01	3,17	37,5	41,5	58	0,09
1919	311	0,86	28	0,08	9,00	40,2	40,6	707	1,12
1920	280	0,75	30	0,08	10,71	43,4	39,3	354	0,58
1921	336	0,89	5	0,01	1,49	45,0	38,3	100	0,16
1922	973	2,57	27	0,08	2,78	44,5	40,3	28	0,05
1923	2504	6,52	7	0,02	0,27	.	.	2	0,003
1924	3784[1]	.	13	.	.	.	.	2	0,003

Daß sich in England die Sterblichkeit auf die Zahl der Erkrankten berechnet in den letzten Jahren unter 1 v.H. gehalten hat, ist für die Er=

1) Vorläufige Zahl nach The Brit. med. Journ. 1925. S. 185.

krankten ein Glück, für die Beurteilung der Bekämpfungsmaßnahmen ist dieser Punkt nicht ausschlaggebend, denn auch leichte Pockenfälle, die eine Absonderung im Krankenhause für 4 Wochen verlangen, müssen vermieden werden. Außerdem muß man nach den Erfahrungen aller Zeiten und aller Länder damit rechnen, daß die leichten Pockenformen nicht dauernd die Alleinherrschaft behalten werden. Beispielsweise hat sich in den Vereinigten Staaten plötzlich eine gesteigerte Virulenz der Pocken bemerkbar gemacht (46,3 vH. Letalität in Kansas City)[1].

Man muß daher dem englischen Gesundheitsministerium zustimmen, das sagt:

„Der Rückgang der Impfungen ist eine Tatsache, die allgemein bekannt sein müßte. Wenn man sich vergegenwärtigt, daß in früheren Zeiten hauptsächlich die kleinen Kinder den Pocken zum Opfer fielen, so kann man die große Gefahr der Impfentziehungen erkennen und sich die Tragödie einer ausgedehnten Pockenepidemie vergegenwärtigen.“

Die Eigenart des englischen Impfwesens gestattet insofern wertvolle statistische Vergleiche, als es möglich ist, bei Pockenausbrüchen die gefährdete jugendliche Bevölkerung in zwei zahlenmäßig bekannte Gruppen zu trennen, in Kinder, die geimpft sind, und solche, bei denen die Impfung auf Grund der Gewissensklausel oder aus ungesetzlichen Gründen dauernd unterblieben ist. Gelegenheit zu einer vergleichenden Betrachtung bot bereits vor Einführung der Gewissensklausel eine Pockenepidemie, die in den Jahren 1887/88 in der Stadt Sheffield herrschte und dort 6088 Erkrankungen (590 Todesfälle) hervorrief. Betrachtet man die Altersklassen der gesamten Kinder unter 10 Jahren gesondert und unterscheidet sie nach dem Impfzustand, so kommt man zu dem Ergebnis, daß bei dieser Epidemie unter 100000 geimpften Kindern nur 9, dagegen unter 100000 ungeimpften Kindern aber 4400 gestorben sind. Mit anderen Worten: für die ungeimpften Kinder ist das Risiko, an Pocken zu sterben, 489 mal so groß gewesen als für die geimpften Kinder[2].

Ein weiteres Beispiel für die verschiedene Gefährdung der geimpften und ungeimpften Kindergruppen bietet die nachstehend geschilderte Schulepidemie. Im Oktober 1904 wurden die Pocken in die Elementarschule zu Ossett eingeschleppt. Von den Klassenangehörigen des zuerst betroffenen Mädchens erkrankten alle ungeimpften Schüler, 7 an der Zahl, desgleichen erkrankte der ebenfalls ungeimpfte Lehrer, aber alle 19 geimpften Mitschüler blieben verschont. Von den übrigen 42 Schülern, die dasselbe Klassenzimmer benutzten, blieben von den 14 ungeimpften nur 2 verschont, während von den 28 geimpften 5, aber nur leicht erkrankten. Bei diesen 5 lag aber die Impfung länger als 10 Jahre zurück. Von weiteren 100 Schülern anderer Klassenräume waren 45 ungeimpft und 55 geimpft; sie kamen mit den Schülern der erstgenannten Klasse nur wenig in Berührung, dennoch kam es auch hier, und zwar unter den

---

[1] Vgl. S. 173.

[2] Bruce Low: The Incidence of Smallpox throughout the World in Recent Years. London 1918.

Ungeimpften, zu 17 Pockenerkrankungen, während die Geimpften frei ausgingen [1]).

Einen Beweis dafür, wie die Pocken wiederum eine Kinderkrankheit geworden sind, enthält der Jahresbericht des Obersten Medizinalbeamten des englischen Gesundheitsministeriums für das Jahr 1922. Er bringt eine Zahlenübersicht der Pockenkranken, getrennt nach Alter und Impfzustand. Danach war in den Altersklassen bis zum 13. Lebensjahre kein geimpftes Kind erkrankt. Die 385 erkrankten Kinder dieses Alters waren alle ungeimpft. Ähnliche Zusammenstellungen, die erkennen lassen, daß die ungeimpften Kinder unendlich mehr gefährdet sind als die geimpften, finden sich in allen Jahresberichten des Obersten Medizinalbeamten.

England und Wales. Impfzustand und Altersklassen der Pockenkranken im Jahre 1922.

Alter	Geimpft mit Hinterlassung von einer oder mehreren Impfnarben	Erfolgreich geimpft aber keine Narben	Ungeimpft oder erfolglos geimpft, keine Impfnarben	Ungeimpft, Impfung im Inkubationsstadium nachgeholt	Erfolgreich wiedergeimpft
Unter 1 Jahr	—	—	18	6 (1)	—
1	—	—	12	1	—
2	—	—	18	3	—
3	—	—	18 (2)	4	—
4	—	—	19 (1)	4	—
5	—	—	33	2	—
6	—	—	39	6	—
7	—	—	39	4	—
8	—	—	43 (1)	5	—
9	—	—	30	1	—
10	—	—	31	3	—
11	—	—	31	—	—
12	—	1	25	6	—
13	1	—	29	4	—
14	2	—	22	2	—
15	12	1 (1)	71	9	—
20	9	—	48 (1)	4	—
25	17	—	37	4	—
30	17	2	16 (1)	1	—
35	28	2	7 (2)	1	1 (1)
40	85 (5)	5	10	3 (1)	1
50	49	2 (1)	10	1	1
60	32 (3)	4 (1)	1	—	1
70	10 (3)	—	3 (2)	—	—
80 und aufwärts	—	—	—	—	—
Zusammen	262 (11)	17 (3)	610 (10)	74 (2)	4 (1)

Die eingeklammerten Zahlen bedeuten die tödlich verlaufenen Fälle.

Genau in der gleichen Weise läßt die nachstehende Übersicht aus der Schweiz die gesundheitliche Bedeutung des Impfschutzes für das kindliche Alter erkennen.

[1] British med. Journ. 1905, S. 98.

Schweiz. Pockenerkrankungen und Pockentodesfälle in den Jahren 1921, 1922 und 1923 nach Alter, Geschlecht und Impfzustand.
(Nach Stiner: „Impfung und Impfgegner.“ Schweiz. med. Wochenschr. 1924, S. 1083.)

Alter von Jahren	Erkrankungen								Todesfälle				
	Geimpft		Wieder-geimpft		Nicht geimpft		Impfzustand unbekannt	Total	Geimpft	Wiedergeimpft	Nicht geimpft	Impfzustand unbekannt	Total
	männl.	weibl.	männl.	weibl.	männl.	weibl.							
0— 1	—	—	—	—	33	22	2	57	—	—	—	1	1
1— 4	—	—	—	—	118	114	1	233	—	—	—	—	—
5— 9	—	2	—	—	230	269	7	508	—	—	—	—	—
10—14	2	2	—	—	295	252	3	554	—	—	—	—	—
15—19	4	3	—	1	355	301	2	666	—	—	1	1	2
20—29	20	12	8	9	391	470	13	923	—	—	1	2	3
30—39	12	17	9	6	141	186	2	373	—	—	—	1	1
40—49	28	28	9	10	70	82	1	228	—	—	—	1	1
50—59	36	43	3	8	17	10	—	117	—	1	—	—	1
60—69	17	28	5	8	6	3	2	69	1	—	—	—	1
70—79	7	7	—	—	3	4	—	21	—	—	—	—	—
	126	142	34	42	1659	1713	33	3749[1]	1	1	2	6	10

Ebenso wie in England würde auch in Deutschland nach Einführung der Gewissensklausel etwa die Hälfte der Kinder dauernd ungeimpft bleiben. Aber selbst wenn England während eines oder zweier Jahrzehnte trotz der ungenügenden Anwendung der Impfung von den Pocken völlig frei bleiben würde, so wäre dies noch kein Beweis dafür, daß auch für das Deutsche Reich die Einführung der Gewissensklausel eine empfehlenswerte Maßregel sei. Englands Stärke und Überlegenheit beruht bekanntlich in seiner insularen Lage. Diese gewährt nicht nur die größten politischen und strategischen Vorteile, sondern bietet auch einen beträchtlichen Schutz gegen das Eindringen mikroskopischer Feinde. An und für sich ist der Grenzverkehr eines Inselreiches schon geringer als bei einem festländischen Staate. Sodann sind etwa eintreffende Pockenkranke bei der gesundheitlichen Besichtigung der ankommenden Schiffe leicht zu entdecken. Günstiger noch als die insularen Verhältnisse ist für England seine unter allen europäischen Ländern am meisten nach Westen vorgeschobene Lage. Dadurch entfernt es sich von dem gefährlichen Seuchenherd in Osteuropa, und es besteht die Wahrscheinlichkeit, daß Reisende mit dem Reiseziel England im Falle einer Pockeninfektion bereits auf dem Festlande erkranken und so an einer Landung in Großbritannien verhindert werden. Immerhin ist England infolge seines Welthandels und infolge der Tatsache, daß ständig in dem einen oder anderen Teil der Erde eine Pockenepidemie herrscht, mit der Gefahr der Einschleppung bedroht. Die verantwortlichen Gesundheitsbehörden sind sich daher völlig der trügerischen Sicherheit bewußt, in die England in den letzten Jahren auf diesem Gebiete geraten ist. Eine Veröffentlichung

---

[1] Alter und Impfzustand unbekannt bei 151 Fällen.

der Research Defence Society vergleicht im Hinblick auf die gewaltige
Menge der ungeschützten Personen die großen englischen Städte mit Pulver-
magazinen, bei denen eines Tages ein unerkannter Pockenfall wie ein
Streichholz wirken und eine Explosion hervorrufen muß.

Deutschland ist infolge seines lebhaften Nachbarverkehrs mit Rußland
von jeher einer viel größeren Gefahr der Seucheneinschleppung ausgesetzt,
wie ein Blick auf das Kartogramm (Tafel V) beweist. Trotzdem ist es
dank dem Impfgesetze in Friedenszeiten gelungen, den Pocken den Boden
in Deutschland zu entziehen.

Der Einwand der persönlichen Freiheit ist, wie auf S. 84 dargelegt,
bei der Bekämpfung der Pocken nicht zulässig. Es kommt in der Seuchen-
bekämpfung nicht nur auf die Gesunderhaltung der Einzelperson, sondern
auf den Schutz weiter Kreise der Bevölkerung an.

Die Interessen der Allgemeinheit erheischen es, daß die Schutzpockenimpfung mit allen zu Gebote stehenden Mitteln, also auch mittels eines
gewissen Zwanges, zur Durchführung kommt. Würde man es in das
Belieben jedes einzelnen stellen, ob er sich oder seine Angehörigen impfen
lassen will, dann würde die Gefahr, welche Ungeimpfte für die Allgemeinheit im Falle eines Pockenausbruches bilden, in einer vom gesundheitlichen Standpunkt aus nicht verantwortbaren Weise steigen.

Indem somit Deutschland zahlreichen Pockenepidemien vorbeugt, gewährt es zugleich seinen westlichen Nachbarn einen ausgezeichneten Schutz,
da es für jene die Gefahr der Pockeneinschleppung von unserer Seite her
ausschaltet. Deutschland übernahm auf gesundheitlichem Gebiet die Aufgabe eines dichten Filters, in dem die von Osten kommenden Ansteckungs-
stoffe aufgefangen, zurückgehalten und unschädlich gemacht wurden. Das
Deutsche Reich erfüllt eine wichtige europäische Kulturaufgabe, wenn es
trotz aller leidenschaftlichen Angriffe an seinem bewährten Verfahren der
Pockenabwehr festhält. Eine Anerkennung darf es dafür allerdings nicht
erwarten. Wohl aber gewährt es England die Möglichkeit, sorglos und
in der Annahme, von üblen Folgen verschont zu bleiben, der Gewissensklausel nichts in den Weg zu legen. Wie grundsätzlich verschieden sind
also die Verhältnisse in Deutschland und in England! Auf dem Insel-
reiche die vorteilhafte glänzende Isolation, Deutschland der Winkelried,
der infolge seiner geographischen Lage seine Brust den eindringenden
mikroskopischen Feinden darbieten muß, diese aber dank seiner Immunität
siegreich überwindet. Nie wird daher die englische Impfgesetzgebung ein
Vorbild für den deutschen Gesetzgeber sein dürfen. Die Einführung der
englischen Gewissensklausel in Deutschland würde ein Experiment an dem
Volkskörper darstellen, aber kein großzügiges, wie die Impfgegner behaupten, sondern ein überflüssiges und höchst gefährliches. Denn die Erfahrungen früherer Jahrzehnte lassen mit Bestimmtheit erwarten, daß die
Kurve der Pockentodesfälle wiederum einen dauernden und verderblichen
Anstieg aufweisen wird. Es sei hier erinnert an eine Erklärung, die der
große Meister der Gesundheitspflege, Robert Koch, im Jahre 1886
in der Petitionskommission des Reichstages abgegeben hat:

„Im Falle der Beseitigung des Impfgesetzes würde Deutschland voraussichtlich in jedem Jahre 15000—20000 Menschen mehr verlieren als

jetzt. Dann wird allerdings das Volk die Pocken mit ihren Schrecken wieder kennen lernen, und diese Bekanntschaft wird dahin führen, daß in wenigen Jahren eine viel größere Agitation, als sie jetzt gegen das Impfgesetz ins Werk gesetzt wird, sich für die Wiedereinführung der Impfung erheben wird. Aber wer möchte wohl die Verantwortung für das Experiment einer zeitweiligen Beseitigung des Impfgesetzes übernehmen, welches, um vereinzelte Impfschädigungen zu verhüten, vielen Tausenden von Menschen das Leben kosten wird?"

Die Einführung der Gewissensklausel und weiterhin die sicher zu erwartende Zunahme der Pocken in Deutschland würden dazu nötigen, die übrigen Maßnahmen zur Bekämpfung der Pocken, vor allem die Absonderung Pockenkranker sowie pockenverdächtiger und ansteckungsverdächtiger noch gesunder Personen viel strenger, als es jetzt erforderlich ist, durchzuführen. In dieser Hinsicht macht sich ein großer Unterschied zwischen den Einrichtungen in Deutschland und England bemerkbar.

Der englischen Regierung war es nicht entgangen, daß in Deutschland die Pockenbekämpfung vorzügliche Erfolge aufzuweisen hat. Sie schickte daher im Jahre 1903 einen ärztlichen Beamten der obersten Gesundheitsbehörde, Dr. Bruce Low[1]), nach Deutschland mit dem Auftrag, die Einrichtungen der deutschen Pockenkrankenhäuser einzusehen und über seine Wahrnehmungen einen Bericht zu erstatten. Der englische Sachverständige war nicht wenig erstaunt, als er die Entdeckung machte, daß in Deutschland besondere und selbständige Krankenhäuser für Pockenkranke, wie man sie in England hat, überhaupt nicht vorhanden sind. Das einzige Pockenlazarett, das er vorfand, befand sich in Mainz und dieses hatte niemals einen Pockenkranken beherbergt. Er sagt in seinem amtlichen Berichte:

„Dank den Erfolgen der obligatorischen Erst- und Wiederimpfung kann das deutsche Volk auf die Errichtung von besonderen Pockenkrankenhäusern verzichten. Es ist in Deutschland nicht notwendig, auf abgelegenen Grundstücken Pockenlazarette mit selbständiger Verwaltung bereitzustellen. Somit werden in Deutschland gewaltige Kosten erspart, ganz abgesehen von dem Jammer und Elend und den Belästigungen, die das englische Volk bei Pockenausbrüchen ertragen muß. Sollte in Deutschland aber einmal das Impfgesetz weniger wirksam durchgeführt werden, so würde die Abnahme des Impfschutzes zur Folge haben, daß man nicht nur eine größere Anzahl von Pockenkranken absondern müßte, sondern für die Absonderung der Kranken müßten besondere Pockenlazarette errichtet werden, während sie jetzt im allgemeinen in Krankenhäusern untergebracht werden können."

Welche erhebliche Summen aufzuwenden wären, wenn in Deutschland jede Stadt und jeder ländliche Kreis Unterkunftsräume für Pockenkranke und Pockenverdächtige bereitstellen müßte, läßt sich leicht vorstellen, wenn man bedenkt, daß die Baukosten für ein Krankenhaus in Deutschland pro

---

[1]) Dr. R. Bruce Low: Report to the Local Government Board on the arrangements made in Germany for the isolation of smallpox cases, London 1904.

Bett 6000 Goldmark betragen. Dabei kann man in einem solchen Kranken=
hause die Pockenkranken nicht einmal ganz keimdicht von der Außenwelt
abschließen. Es hat sich in England gezeigt, daß trotz der strengen Ab=
sperrungsmaßnahmen die Pockenkrankenhäuser Seuchenherde bildeten, aus
denen die Krankheit nach allen Richtungen ihre Ausläufer entsandte.

In früheren Jahrzehnten lagen dort die Pockenkrankenhäuser inmitten
der dichtbevölkerten Städte. Es kam dabei gelegentlich vor, daß im Um=
kreis von ¼ Meile 23,53 v.H. der Häuser von den Pocken befallen wur=
den, im Umkreis eines weiteren Viertels immer noch 3,58 v.H.

Ein weiterer Unterschied zwischen Ländern mit Zwangsimpfung und
solchen ohne Impfzwang macht sich in den Zahlen der jährlichen Impfungen
bemerkbar. Während im Deutschen Reiche die Gesamtzahl der
jährlichen Impfungen nahezu gleichbleibt (vgl. S. 77) und infolge=
dessen der Vollzug des Impfgesetzes ruhig und sicher sich abwickelt, folgen
in Ländern ohne Impfzwang auf Jahre mit seltenen Impfungen Zeiten,
in denen plötzlich die gesamte Bevölkerung stürmisch nach der Vornahme
der Impfung verlangt und sich zu den Impfterminen drängt.

Zu beachten sind auch die nicht unerheblichen wirtschaftlichen Schädi=
gungen, die in Ländern ohne allgemeinen Impfschutz beim Ausbruch einer
Pockenepidemie sowohl infolge der ausbrechenden Pockenfurcht als auch
infolge der unerläßlichen Absperrungsmaßnahmen eintreten. Wenn, um
ein Beispiel anzuführen, in einem deutschen Hafenorte die Pocken einge=
schleppt werden und sich vielleicht einige weitere Fälle daran anschließen,
so macht sich dies erfahrungsgemäß im öffentlichen Leben nicht weiter
bemerkbar. Handel und Wandel gehen ihren gewohnten Gang. Anders
in Ländern ohne ausreichenden Impfschutz. So klagte anläßlich eines
Pockenausbruches in Neapel die italienische Zeitung „L'Italia Finanziaria"
(vom 5. Oktober 1910) in bewegten Worten, daß Neapel aus dem Fahr=
plan der Schiffe gestrichen worden sei und jeder Verkehr stocke.

„Es handelt sich um Tausende von Familien, die in das größte Elend
geraten sind. Das Gespenst des Hungers schleicht in den verödeten Häfen
umher. Die Männer, in Erwartung einer erträumten Hilfe, sammeln sich
stumm und verdrossen um das neue Hafengebäude herum. Die Frauen
und Kinder mit dem Ausdrucke trostloser Ungewißheit im Antlitz ver=
harren Stunden über Stunden in der Sonne. . . . Wie man sieht, ist
die Katastrophe eine vollkommene."

In Sydney trat im Jahre 1913 eine Pockenepidemie auf. Obgleich
die Krankheit im allgemeinen gutartig verlief, führten die angewandten
Bekämpfungsmaßnahmen zu schweren Verkehrsstörungen und damit zu
erheblichen wirtschaftlichen Schädigungen. Der Schiffsverkehr nach den
beiden großen Nachbarhäfen Melbourne und Brisbane war in wenigen
Tagen auf den zehnten Teil seines regelmäßigen Umfanges gesunken.

Es liegt kein Anlaß vor, die englische Gesetzgebung nachzuahmen und
die Gewissensklausel auch in Deutschland einzuführen. Ein solches Vor=
gehen würde den gesundheitlichen Schutz gegen die Pockengefahr erheb=
lich abschwächen und bei Ausbrüchen der Pocken schwere sanitäre und
wirtschaftliche Verlegenheiten verursachen. Die englische Impfgesetzgebung
hat auch im Ausland, abgesehen von einigen australischen Kolonien und

dem Staate Kalifornien, keine Nachahmung gefunden, während das deutsche Impfgesetz für viele Auslandsstaaten vorbildlich geworden ist (vgl. Abschnitt 12).

Nicht zu unterschätzen ist die soziale Bedeutung des Impfzwanges, dem arm und reich, hoch und niedrig in gleicher Weise unterworfen ist. Der Impfzwang ist wahrhaft sozial, da er allen Teilen der Bevölkerung zugute kommt. Die Einführung der Gewissensklausel hat eine freiwillige Schutzimpfung zur Folge. Diese findet aber nur Anwendung bei einem Teile der Bevölkerung, und zwar bei den Intelligenteren und Sorgsameren. Hierüber sagt der Nestor der Sozialhygieniker Flügge[1]:

„Ganz besonders werden die weniger gut gestellten Arbeiterkreise und das um die Zukunft wenig besorgte Proletariat eine hohe Empfänglichkeit für Pocken bewahren. Denn sie werden in allergrößtem Umfange von der Gewissensklausel Gebrauch machen, teils weil die Hetzlügen der Impfgegner von ihnen, und namentlich von den Müttern, am ehesten geglaubt werden; teils, weil es bei ihnen am leichtesten an der Sorgsamkeit und dem Ordnungssinn fehlt, die nötig sind, um trotz drängender Arbeit rechtzeitig die Kinder im Impftermin vorzustellen. Auch unter dem wohlhabenden Teil der Bevölkerung wird es immer vereinzelte Fanatiker geben, welchen die unlogischen Schlüsse der impfgegnerischen Agitatoren Eindruck machen. Ebenso wird es vereinzelt vorkommen, daß besser Situierte nur aus Bequemlichkeit die Gewissensklausel willkommen heißen. Aber im ganzen wird doch in den Proletariatskreisen viel häufiger von der Gewissensklausel Gebrauch gemacht werden, während die intellektuell und moralisch höher stehenden Kreise die Impfung beibehalten, einerlei, ob die Gewissensklausel eingeführt ist oder nicht.“

Die allgemeine Durchführung der Impfung ist für jedermann im Volke ein Segen. Ganz besonders aber kommt sie den Angehörigen der arbeitenden Klassen zugute. Diese sind, wenn man von den Ärzten absieht, dadurch mehr gefährdet als die übrige Bevölkerung, daß sie mit ihren ausländischen Berufsgenossen, die häufig die Seuche einschleppen (z. B. den polnischen Feldarbeitern), zuerst in Berührung kommen und somit der Ansteckungsgelegenheit in erster Linie begegnen. Auch verbreitet sich die Krankheit begreiflicherweise in einer überfüllten Wohnung oder Herberge oder in einer dicht besetzten Arbeitsstätte rascher als in Räumlichkeiten, die nur wenigen Menschen zum Aufenthalt dienen. Das Schutzmittel gegen die Pockengefahr ist aber gegeben und wird infolge des Impfgesetzes jedem Volksgenossen unentgeltlich gewährt.

Ein weiteres soziales Moment ist darin zu erblicken, daß in Zeiten der Pockengefahr die wohlhabenden Klassen rascher den etwa versäumten Impfschutz nachholen können als die übrige Bevölkerung. Der in guten Verhältnissen lebende Familienvater wird frühzeitig von einem Pockenausbruch und von der Notwendigkeit einer vorbeugenden Impfung unterrichtet sein und leicht einen Arzt finden, der den Impfstoff zur Hand hat und die Impfung vollzieht. So kommt es, daß bei Epidemien viele

---

[1] Ist die Einführung der Gewissensklausel in Deutschland sozial-hygienisch begründet? Von C. Flügge. Deutsch. med. Wochenschr. 1923 Nr. 12, S. 389.

der weniger gut Gestellten den vorbeugenden Schutz nicht mehr recht=
zeitig oder überhaupt nicht erlangen und der Krankheit zum Opfer fallen.

Wenn unter den Widersachern der Impfung manche sich zur Zeit
darauf beschränken, die Gewissensklausel zu fordern, so ist dies nur der
erste Schritt zum Abbau des gesamten Impfgesetzes; gelänge die Be=
willigung dieser Forderung, dann würden bald weitere Angriffe gegen
den Pockenschutz des deutschen Volkes folgen. Es würde dies um so be=
denklicher sein, als infolge des Wegfalles der allgemeinen militärischen
Dienstpflicht in Deutschland die dritte Impfung der erwachsenen männ=
lichen Jugend unterbleiben muß. Endlich sind infolge der zahlreichen
Entziehungen und Zurückstellungen von der Impfung (vgl. Abb. S. 76)
bereits mancherlei Lücken in dem Vollzug des Impfzwanges erkennbar,
so daß von einem absoluten Impfzwang keine Rede ist. Immer=
hin kann man sagen: In dem Impfgesetz kommt das Gemeinschaftsbe=
wußtsein des deutschen Volkes zum Ausdruck, in ihm verkörpert sich der
Gedanke der wahren Freiheit, der freiwilligen, bedingungslosen und ver=
trauensvollen Unterordnung des Einzelwillen unter das wertvolle Ganze.
„Einer für alle, alle für einen".

Die Einführung der Gewissensklausel würde nichts anderes bedeuten,
als die Abwälzung der Verantwortung in einer gesundheitlich
wichtigen Frage von der durch Sachverständige wohl unterrichteten Staats=
verwaltung auf die unwissenden Eltern. Eine Medizinalverwaltung aber,
die von dem Wert der Impfung überzeugt ist, hat auch die Pflicht, mit
allem Nachdruck für die Durchführung der Impfung einzutreten und nicht
auf halbem Wege stehen zu bleiben.

Es muß daher zum Schutze der Gesundheit des deutschen Volkes,
im Interesse seiner wirtschaftlichen und nationalen Wohlfahrt aus den
vorstehend dargestellten Verhältnissen und Erwägungen dringend befür=
wortet werden, an den Grundlagen des Impfgesetzes festzuhalten. Ins=
besondere ist es erforderlich, an dem obligatorischen Charakter der Impf=
fung keine Änderung eintreten zu lassen.

Zusammenfassend läßt sich sagen, daß die Einführung einer Gewissens=
klausel in Deutschland voraussichtlich Nachstehendes zur Folge haben würde:

1. Die dauernden Impfbefreiungen würden von Jahr zu Jahr zu=
nehmen.

2. Die Pocken würden als Kinderkrankheit besonders in den Schulen
auftreten.

3. Nach einem oder zwei Jahrzehnten würde die Kurve der Pocken=
todesfälle, die jetzt nahe der Null=Linie verläuft, eine wellenförmige Gestalt
annehmen. Alle paar Jahre würde eine gefährliche Pockenepidemie auf=
treten.

4. In Zeiten der Pockengefahr würde die gesamte Bevölkerung eine
sofortige Nachholung der versäumten Impfung stürmisch verlangen (Impf=
panik).

5. Es würden in Städten und Kreisen besondere Pockenkrankenhäuser
eingerichtet werden müssen.

6. In Kriegszeiten würde mit einer gefährlichen Pockenepidemie so=
wohl bei der Zivil= als auch bei der Militärbevölkerung zu rechnen sein.

7. Die minderbemittelten Bevölkerungsklassen würden benachteiligt werden, weil sie beim Ausbruch von Epidemien vielfach nicht in der Lage wären, den versäumten Impfschutz nachträglich sofort sich zu verschaffen.

8. Das etwa erhoffte Nachlassen der impfgegnerischen Agitation würde nicht eintreten. Der Kampf gegen die Impfung überhaupt würde nach errungenem Teilsieg mit verstärkten Kräften weitergeführt werden.

12. Stand der Impfgesetzgebung und der Pocken im Auslande.

Außer dem statistischen und experimentellen Beweis für den Nutzen der Impfung gibt es noch einen sogenannten geographischen. Er besteht darin, daß mit Hilfe einer internationalen Statistik der Todesfälle an Pocken geprüft wird, inwieweit der Impfzustand der Bevölkerung in den einzelnen Staaten einen günstigen Einfluß auf die Sterblichkeit an Pocken ausgeübt hat. Wie bei jeder internationalen Statistik sind auch hier gewiß Mängel mit in Kauf zu nehmen, da die Zahlenangaben in den einzelnen Staaten mitunter ungenau sind. Auch sind außer der Verbreitung der Impfung die geographische Lage und die internationalen Verkehrsverhältnisse eines Landes (z. B. der Zustrom von Wanderarbeitern) für die Beurteilung der vorhandenen Pockengefahr und die Möglichkeit ihrer Abwehr von wesentlicher Bedeutung. Ein Land z. B., in welchem die Impfung nur lässig gehandhabt wird, das aber von Staaten umgeben wird, die sich durch die Impfung von den Pocken frei zu halten wissen, kann Jahrzehnte hindurch von dieser Krankheit verschont bleiben.

Ebensowenig wie ein feuergefährlicher Zustand eines Theatergebäudes zu einem Theaterbrand führen muß, hat eine mangelhafte Impfgesetzgebung unter allen Umständen eine Pockenepidemie zur Folge. Unterlassungssünden auf diesen Gebieten bringen aber Gefahren mit sich, wobei es von dem Zufall des hereingetragenen Funkens und der Möglichkeit des rechtzeitigen Eingreifens abhängt, ob es zu einer Massenkatastrophe kommt oder nicht. Es können daher die ausländischen Verhältnisse nicht nach einem allgemeinen Schema, sondern nur immer unter Berücksichtigung aller in Betracht kommenden Verhältnisse, die oft nur an Ort und Stelle übersehen werden können, beurteilt werden. Immerhin ist die Kenntnis des Standes der Pocken und der Impfgesetzgebung im Auslande notwendig, da in der impfgegnerischen Presse diese Fragen regelmäßig berührt werden.

Bezüglich **Englands** und **Wales'** sei auf die ausführlichen Darlegungen über die Gewissensklausel und ihre gesundheitliche Bedeutung verwiesen (S. 147).

In den meisten Kantonen der **Schweiz** waren bis zum Jahre 1876 Vorschriften über eine obligatorische Erst- und zum Teil auch eine obligatorische Wiederimpfung in Kraft. Derjenige Kanton, welcher in diese Schutzmauer gegen die Pocken die erste Bresche legte, war Glarus im Jahre 1876, wo bis dahin wenigstens eine Impfung vor Eintritt in die Schule gefordert war. Ein im Jahre 1882 eingebrachter Entwurf eines „Bundesgesetzes, betreffend Maßnahmen gegen gemein= gefährliche Epidemien" hatte die einheitliche Anordnung der Erstimpfung und die freiwillige Wiederimpfung beantragt.

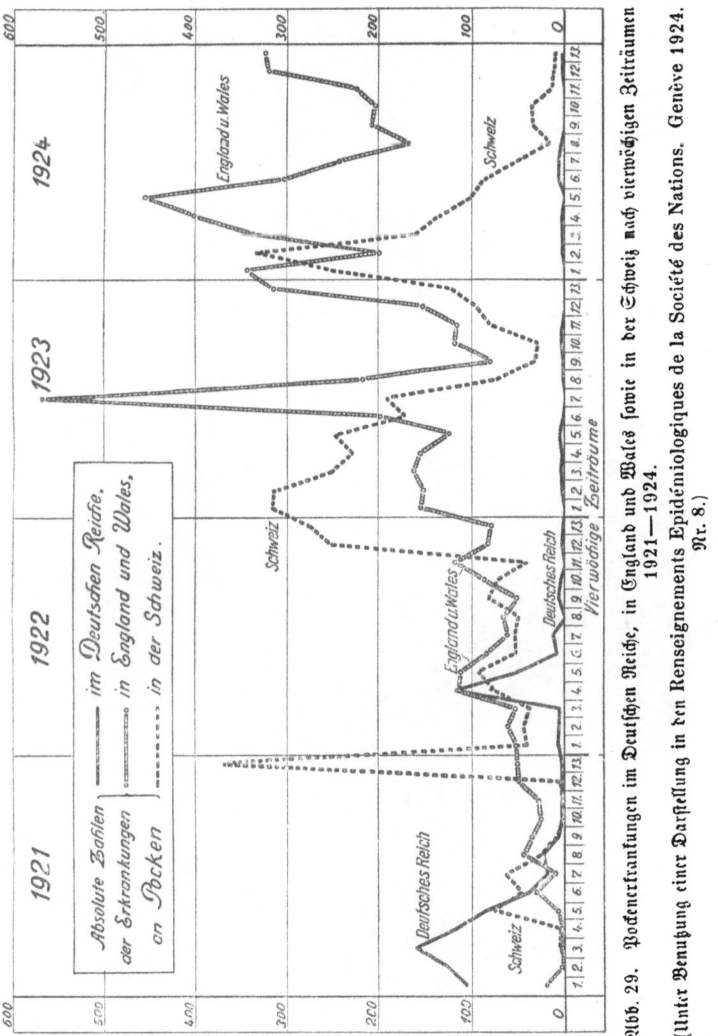

Abb. 29. Pockenerkrankungen im Deutschen Reiche, in England und Wales sowie in der Schweiz nach vierwöchigen Zeiträumen 1921—1924. Genève 1924.
(Unter Benutzung einer Darstellung in den Renseignements Epidémiologiques de la Société des Nations. Nr. 8.)

Dieser Entwurf wurde aber durch eine Volksabstimmung abgelehnt. Das im Jahre 1886 erlassene Gesetz[1]) enthält daher keine Bestimmungen

---

[1]) Veröff. d. Kaiserl. Gesundheitsamtes 1886. S. 460.

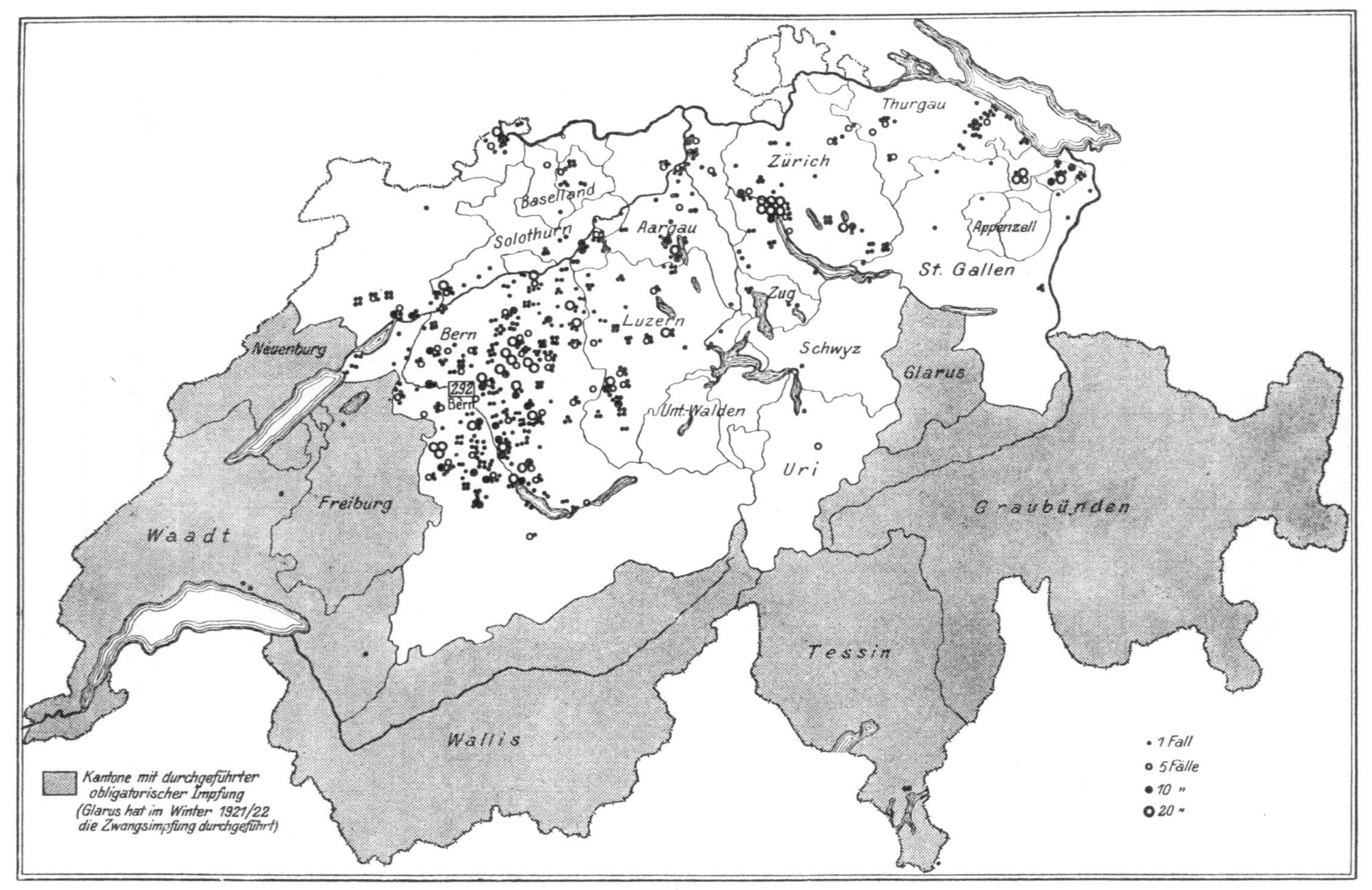

Neuenburg
Waadt
Freiburg
Wallis
Tessin
Graubünden
Uri
Glarus
St. Gallen
Appenzell
Thurgau
Zürich
Zug
Schwyz
Unt-Walden
Luzern
Aargau
Basselland
Solothurn
Bern
• 1 Fall
○ 5 Fälle
● 10 ”
◉ 20 ”
Kantone mit durchgeführter
obligatorischer Impfung
(Glarus hat im Winter 1921/22
die Zwangsimpfung durchgeführt)

über die Regelung des Impfwesens. Dadurch gewannen die Kantone ein freies Verfügungsrecht über das Impfwesen.

Gegenwärtig halten nur noch Freiburg und Graubünden an der obligatorischen Impfung und Wiederimpfung fest. Die obligatorische Erstimpfung besitzen die 6 Kantone Tessin, Waadt, Wallis, Neuenburg, ferner Solothurn und Appenzell Inner-Rhoden. Die vorbeugende Maßregel wird aber in den letzten beiden Kantonen sehr ungleichmäßig gehandhabt. In Genf wurde die Vorschrift, daß nur geimpfte Kinder in die Schule eintreten dürfen, streng durchgeführt. Von den insgesamt 25 Kantonen besitzen 17 keinen Impfzwang. Einen Schutz gegen die Pocken besaßen fast nur die Kantone mit ausschließlich oder überwiegend romanischer Bevölkerung, und zwar am zuverlässigsten Freiburg und Graubünden. Im übrigen nimmt das Eidgenössische Gesundheitsamt zu Bern an, daß ein sehr großer Teil der schweizerischen Bevölkerung, namentlich der jüngeren (in manchen Kantonen $^2/_3$ bis $^3/_4$) gar nicht und der Rest nur zum Teil gegen die Pocken geschützt ist.

Nachdem in den ersten Jahren dieses Jahrhunderts (1901—1905) 353, 55, 162, 25 und 255 Pockenfälle in der Schweiz aufgetreten waren, machte sich in der Folgezeit ein erheblicher Rückgang der Pockengefahr bemerkbar. Während der Kriegsjahre war das Land dank seiner Grenzsperre, dank des Grenzsanitätsdienstes und des frischen Impfschutzes der zu den Waffen gerufenen männlichen Jugend fast völlig pockenfrei.

Weniger günstig war der Stand der Pocken in den letzten Jahren. Im März des Jahres 1921 wurde die Krankheit in Basel eingeschleppt. Es traten hier 44 Pockenerkrankungen auf, von denen 8 einen tödlichen Ausgang nahmen. Die Epidemie hatte einen ernsten Charakter. Anscheinend ohne Zusammenhang damit brach kurz danach eine zweite Epidemie im Kanton Zürich aus, die sich im Laufe der nächsten Jahre über die ganze deutsch sprechende Schweiz ausbreitete und die zu Beginn des Jahres 1925 noch nicht erloschen war. Die absoluten Zahlen der Erkrankungen (Todesfälle) beliefen sich in den Jahren 1921 bis 1924 auf 596 (8), 1159 (1), 2145 (1) und 1234 (?).

Bei diesen Ziffern fällt besonders die geringe Zahl der Todesfälle auf. In der Tat hatte die Epidemie, ähnlich wie in England, einen gutartigen Charakter, der sich bis zum Beginn des Jahres 1925 dauernd gleichblieb. Hierzu bemerkte jedoch das Eidgenössische Gesundheitsamt in seinem Bericht über seine Geschäftsführung im Jahre 1923: „Immerhin ist zu sagen, daß, wenn auch die Sterblichkeit gleich Null war, doch in vielen Fällen die Krankheit einen recht ernsthaften Charakter zeigte, und wir müssen stets wieder darauf aufmerksam machen, daß wir keineswegs sicher sind, daß sie nicht plötzlich ihre gewohnte Bösartigkeit wieder annimmt, wie das bei anderen epidemischen Krankheiten beobachtet werden kann. Wir haben deshalb allen Grund, sie mit allen Kräften zu bekämpfen."

Die räumliche Ausbreitung der Schweizer Epidemie in den Jahren 1921/23 ist aus der nebenstehenden Karte ersichtlich, in der die Kantone mit obligatorischer Impfung besonders gekennzeichnet sind[1]). Es sind dies die Kantone, in denen die romanische Bevölkerung überwiegt (Tessin, Waadt, Neuenburg, Genf, oder zum mindesten stark vertreten ist (Freiburg, Wallis, Graubünden). Vereinzelte Einschleppungen des Ansteckungsstoffes in diese geschützten Kantone ließ eine Epidemie nicht aufkommen. Wenn die

---

[1]) Dr. Otto Stiner, Bern: Impfung und Impfgegner. Schweiz. med. Wochenschr. 1924. Nr. 47.

romanischen Kantone von den Pocken nahezu frei geblieben sind, so liegt dies sicherlich nicht an den besseren hygienischen Einrichtungen, nicht an der größeren Sauberkeit, nicht an den günstigeren Wohnungsverhältnissen. In dieser Beziehung stehen die deutschsprachigen Kantone eher günstiger da. Lediglich der Impfschutz ist es, der ein Vordringen der Pocken nach der südlichen und westlichen Schweiz verhindert hat.

Dieser gewaltige Vorteil des Impfschutzes kommt auch in der nachstehenden Gegenüberstellung zum Ausdruck. Es haben sich in der Schweiz in den Jahren 1921, 1922, 1923 und 1924 5134 Pockenerkrankungen ereignet. Prüft man die Verteilung dieser Fälle auf Kantone mit obligatorischer Erstimpfung und solche ohne Impfzwang, so ergibt sich folgendes Bild:

Kantone mit obligatorischer Erstimpfung	Kantone ohne Impfzwang
Freiburg, Graubünden, Solothurn, Appenzell J. Rh., Tessin, Waadt, Wallis, Neuenburg.	Zürich, Bern, Luzern, Uri, Schwyz, Glarus, Zug, Baselstadt, Schaffhausen, Appenzell A. Rh., St. Gallen, Aargau, Thurgau, Genf, Obwalden, Nidwalden, Basellandschaft[1]).
Diese Kantone haben insgesamt eine Einwohnerzahl von: 1137489.	Diese Kantone haben insgesamt eine Einwohnerzahl von: 2742831.
Gesamtzahl der Pockenfälle: 112.	Gesamtzahl der Pockenfälle: 5022.
Zahl der Pockenfälle, berechnet auf 100000 Einwohner: 9,85.	Zahl der Pockenfälle, berechnet auf 100000 Einwohner: 183,10.

Zu den Ländern, in denen die Impfung durch die Verwaltungsbehörden nach Möglichkeit gefördert wurde, ein allgemeiner Impfzwang aber noch nicht besteht, gehört **Österreich**. Die dortige Bevölkerung hatte sich seit der Epidemie der Jahre 1872—1874 verhältnismäßig lebhaft an der Impfung beteiligt, nichtsdestoweniger blieben mangels einer Verpflichtung dazu alljährlich zahlreiche Kinder ungeimpft. Dementsprechend hatten die im Reichsrate vertretenen Königreiche und Länder, wie aus der Tafel I hervorgeht, in den achtziger Jahren des vorigen Jahrhunderts noch eine bedeutende Pockensterblichkeit.

Zwar war durch das „Impfnormativ" vom Jahre 1836 angeordnet, daß beim Eintritt eines Kindes in die Schule ein Impfschein vorgelegt werden müsse. Diese Anordnung ist aber im Laufe der Jahre in Vergessenheit geraten. Anläßlich größerer Pockenausbrüche hat sodann der österreichische Unterrichtsminister im Jahre 1891 diesen Erlaß in Erinnerung gebracht. Es wurden die Volksschullehrer streng angewiesen, ihren Einfluß zur Durchführung der Impfung aufzubieten, insbesondere auch von den in die Schule eintretenden Kindern Impfzeugnisse zu fordern und Verzeichnisse der solcher Ausweise entbehrenden Kinder der Verwaltungsbehörde zu übersenden. Den politischen Behörden wurde aufgegeben, die der Impfung entzogenen Kinder tunlichst bald der Impfung zuzuführen und auch auf die Verbreitung der Wiederimpfung unter den Schulkindern bedacht zu sein. Auch wurden seitdem die Impfungen der

---

[1]) Die gesetzlichen Vorschriften, betr. die obligatorische Impfung in Obwalden, Nidwalden und in Baselland werden seit geraumer Zeit nicht mehr gehandhabt, obwohl sie formell noch zu Recht bestehen.

kleinen Kinder besser als früher gehandhabt[1]). Daß diese erhöhte Sorg=
falt, mit der man eine möglichst vollständige Durchimpfung der Bevölke=
rung anstrebte, von recht günstiger Wirkung gewesen ist, läßt sich nicht
verkennen. Denn die Blatternsterblichkeit in Österreich hat seit Anfang
der neunziger Jahre beträchtlich abgenommen und belief sich in den
Jahren 1892—1914 auf 6087, 5821, 2512, 1164, 897, 1450, 2521,
1899, 369, 96, 30, 17, 17, 20, 39, 41, 14, 13, 5, 31, 26, 47. Auch die
im Jahre 1907 in Wien beobachtete, aus Rußland eingeschleppte Pocken=
epidemie, die der Bevölkerung einen panikartigen Schrecken einjagte und
zu mehr als einer Million freiwilliger Notimpfungen Anlaß gab, kommt
mit ihren insgesamt 163 Erkrankungsfällen und einer verhältnismäßig
niedrigen Sterblichkeit gegenüber den Zahlen vor 1892 kaum in Betracht.

Die erwähnten günstigen Zahlen wurden von den Impfgegnern nicht
selten als ein Beweis dafür angeführt, daß ein Land auch ohne Impf=
zwang oder ohne eine obligatorische Wiederimpfung von einer Pocken=
epidemie verschont bleiben könne. Diese Annahme erwies sich aber wäh=
rend des Krieges als trügerisch. Die vorbeugende Maßnahme der Schüler=
impfungen war nicht ausreichend, um während des Weltkrieges einer
schweren Pockenepidemie vorzubeugen. Es erkrankten an den Pocken
in den Jahren 1915—1918: 25350, 24120, 1752 und 1641 Personen.

Seit dem Kriege sind die Pocken in der Republik Deutsch=Öster=
reich selten. Es erkrankten in den Jahren 1921—1924 nur 17, 4, 17
und 1 Personen an den Pocken. Anscheinend ist der größte Teil der
Bevölkerung während der Zeit der Pockengefahr geimpft oder wieder=
geimpft worden.

In der **Tschechoslowakei** belief sich die Zahl der Pockenfälle in
den Jahren 1919—1924 auf 11209, 4529, 1642, 84, 35 und 9. Der
Nutzen des Impfgesetzes vom 15. Juli 1919[2]) mit obligatorischer Erst=
impfung im Säuglingsalter und zweimaliger Wiederimpfung (im 7.
und 14. Lebensjahr) sowie der Zwangsimpfung ohne Rücksicht auf das
Lebensalter im Falle einer drohenden Pockenepidemie ist hier unverkennbar.

In **Ungarn** ist das Impfwesen durch Gesetzartikel XIV vom Jahre 1876
in dem Sinne geregelt worden, daß Eltern, Vormünder und Pflegeeltern
verpflichtet sind, das Kind, falls es die echten Blattern nicht überstanden
hat, im ersten Lebensjahre impfen zu lassen. Durch Gesetzartikel XXII
vom Jahre 1887[3]) wurde neben dieser obligatorischen Erstimpfung eine
Wiederimpfung für die Schulkinder im 12. Lebensjahr unter
Strafandrohung vorgeschrieben. Ungarn hat also sein Impfgesetz
dem deutschen nachgebildet. Der erzielte Erfolg ist aus der Zahlen=
übersicht auf der nächsten Seite zu erkennen.

Berücksichtigt man, daß Ungarn eine nach Osten vorgeschobene Lage
einnimmt und daß es durch eine nomadisierende Zigeunerbevölkerung be=
ständig der Gefahr der Verbreitung der Blattern ausgesetzt war, so wird
man aus diesen Zahlen den günstigen Einfluß ersehen können, den das

---

[1]) Veröff. d. Kaiserl. Gesundheitsamts. 1892. S. 78.
[2]) Ebenda 1920. S. 54.
[3]) Ebenda 1888. S. 173.

Im Jahre	Zahl der an Blattern gestorbenen Personen	Pockentodesfälle auf 100 000 Einwohner berechnet	Im Jahre	Zahl der an Blattern gestorbenen Personen	Pockentodesfälle auf 100 000 Einwohner berechnet
1881	13 187	83,5	1900	815	4,3
1882	13 620	85,6	1901	841	4,3
1883	8 363	52,1	1902	322	1,6
1884	5 832	35,9	1903	249	1,3
1885	5 364	32,6	1904	445	2,2
1886	12 342	74,0	1905	457	2,3
1887	18 063	107,1	1906	232	1,1
1888	5 049	29,6	1907	146	0,7
1892	4 002	22,6	1908	121	0,6
1893	2 301	12,9	1909	101	0,5
1894	2 544	14,1	1910	116	0,6
1895	2 756	15,1	1911	87	0,4
1896	2 535	13,7	1912	81	0,3
1897	2 105	11,3	1913	119	0,6
1898	1 656	8,8	1914	152	0,7
1899	1 363	7,2			

Land der obligatorischen Erstimpfung und der obligatorischen Wieder=
impfung verdankt.

In **Schweden** wurden, wie auf S. 26 u. ff. mitgeteilt, bereits vom
Jahre 1801 ab Impfungen ausgeführt, jedoch erst am 6. März 1816 ist
die Zwangsimpfung vorgeschrieben worden. Durch eine Verordnung vom
29. September 1853 wurden die bestehenden Bestimmungen zusammen=
gefaßt. Unter Aufhebung der bis dahin geltenden Vorschriften wurde
am 2. Juni 1916 ein neues Gesetz über die Schutzpockenimpfung[1]) erlassen,
nach dem alle Kinder im 6. Lebensjahre und alle Wehrpflichtigen bei
ihrem Eintritt in das Heer oder in die Marine, alle einwandernden Aus=
länder, bei denen es das Gesundheitsamt für erforderlich hält, und alle,
die in Anstalten für Zwangsarbeit aufgenommen werden sollen, geimpft
werden müssen. Eltern, Vormünder oder andere für ein Kind verant=
wortliche Personen, die eine Schädigung des Kindes durch die Impfung
befürchten, müssen spätestens im 5. Lebensjahre zunächst ihre Bitte um
Befreiung vor der zuständigen Behörde unter Darlegung der Gründe
zu Protokoll geben und alsdann ein Gesuch an die oberste Medizinal=
behörde richten. Wird hier seine Berechtigung anerkannt, so muß es zur
endgültigen Genehmigung noch dem König vorgelegt werden. Solche Er=
suchen um dauernde Befreiung von der Impfung werden allerdings fast
regelmäßig abgeschlagen. Bei drohender Pockengefahr kann eine Zwangs=
impfung angeordnet werden. Eine dreimalige Impfung endlich ist vor=
geschrieben für alle diejenigen, welche im Seemannsberuf, bei den Zoll=
behörden, im Gesundheitsdienst oder in der Krankenpflege tätig sein wollen.

Schweden ist, wie die graphische Darstellung auf S. 28 erkennen läßt,
am Ende des 18. und anfangs des 19. Jahrhunderts wiederholt von
schweren Pockenepidemien heimgesucht worden. Das ständige Sinken der
Sterblichkeitsziffern in den ersten zwei Jahrzehnten des 19. Jahrhunderts

---

[1]) Veröff. d. Kaiserl. Gesundheitsamts 1918. S. 388.

ist jedoch der Ausdruck eines durch die Impfung bedingten Pockenschutzes. Denn daß diese Erscheinung als Folge hygienischer Verbesserungen angesehen werden kann, muß für Schweden mit Rücksicht auf das erst in der zweiten Hälfte des 19. Jahrhunderts einsetzende Verständnis für öffentliche Gesundheitspflege abgelehnt werden. Die Pockenhäufigkeit ist allerdings bis in die siebenziger Jahre des vorigen Jahrhunderts immer noch recht schwankend gewesen. Diese Erscheinung ist darauf zurückzuführen, daß die Impfung zeitweise lässig gehandhabt wurde. So sind in den Jahren 1861—69 in Stockholm nur 40—60, im ganzen Lande nur 67—77 v.H. der impfpflichtigen Personen einer Impfung unterzogen worden. Heute dürfte es einem ungeimpften Kinde in Schweden kaum gelingen, die Schule zu besuchen, da eine strengere Befolgung der neuen Bestimmungen erreicht ist. Im letzten Jahrzehnt ist das Land nahezu von den Pocken frei geblieben. Die absolute Zahl der Erkrankungen betrug in den einzelnen Jahren

	1911	1912	1913	1914	1915	1916	1917	1918	1919	1920
Pockenerkrankungen	8	3	38	2	0	15	219	1	7	11

Hinsichtlich der Pockengefahr ist Schweden insofern im Vergleich mit Deutschland günstiger gestellt, als es mehr abseits vom großen Weltverkehr gelegen und infolgedessen von einer Seucheneinschleppung weniger bedroht ist. Dazu kommt, daß es von Rußland durch das über eine Impfpflicht verfügende Finnland getrennt ist.

In **Norwegen** wurde der Impfzwang im Jahre 1811 in der Weise eingeführt, daß die Aufnahme in die höheren Schulen, die Zulassung zur Konfirmation und zur kirchlichen Trauung vom Nachweise der Impfung abhängig gemacht wurde. Außerdem wurden Zwangsimpfungen beim Ausbruch von Pockenepidemien und die Impfung noch nicht geimpfter Rekruten beim Eintritt in das Heer angeordnet. Die Durchführung der Impfvorschriften war außerordentlich wechselnd. In Jahren, in denen die Pocken auftraten, wie z. B. 1905, 1908, 1914 und 1917 war der Vakzinationsindex (Zahl der Erstimpfungen berechnet auf 100 Geburten) ein hoher, und zwar 94,7, 175,1, 111,1 und 105,6, während er in pockenfreien Jahren auf 66,1 herabging. Die absoluten Zahlen der Pockenerkrankungen beliefen sich in den einzelnen Jahren seit 1908 auf 205, 41, 0, 0, 2, 0, 13, 0, 0 und 34.

In **Dänemark**, wo die Kuhpockenimpfung schon im Jahre 1801 ihren Eingang gefunden hatte, wurde durch Verordnung vom 3. April 1810 die Aufnahme in die Schulen, die Zulassung zur Konfirmation und zur kirchlichen Trauung vom Nachweis der Impfung abhängig gemacht, die Zwangsimpfung bei Pockenepidemien eingeführt sowie die Impfung der noch nicht geimpften Rekruten beim Eintritt in das Heer angeordnet. Im Jahre 1871 wurde die obligatorische Impfpflicht spätestens nach dem 7. Lebensjahre vorgeschrieben. Dänemark erfreut sich einer geringen Pockenhäufigkeit, wie die nachstehenden absoluten Zahlen für die letzten 10 Jahre erkennen lassen.

	1908	1909	1910	1911	1912	1913	1914	1915	1916	1917
Pockenerkrankungen	28	6	18	1	2	2	4	2	0	0

Was die **Niederlande** angeht, so besteht dort nur ein mittelbarer Impfzwang. Das Impfgesetz vom 4. Dezember 1872, abgeändert durch das Gesetz vom 17. Juli 1911[1]), bestimmt, daß Lehrer, Lehrerinnen und Schüler in den Schulen nur dann zugelassen werden, wenn eine Bescheinigung eines Arztes darüber vorgelegt wird, daß sie sich entweder mit Erfolg oder mehr als einmal der Schutzpockenimpfung unterworfen oder die natürlichen Pocken überstanden haben. Ein Lehrer, eine Lehrerin oder ein Schüler wird indes in einer Schule auch dann zugelassen, wenn eine unterschriebene, mit dem Tage der Ausfertigung versehene und begründete Bescheinigung zweier Ärzte vorgelegt wird, daß die Impfung nicht ohne Gefahr für die Gesundheit der betreffenden Person ausgeführt werden kann. Eine solche Bescheinigung bleibt während 3 Jahre nach ihrer Ausfertigung in Kraft.

Über die Häufigkeit der Impfungen geben die nachstehenden Zahlen, die auf je 100 Geburten berechnet sind, Auskunft:

	1908	1909	1910	1911	1912	1913	1914	1915	1916	1917
Vakzinationsindex:	80,67	82,33	85,16	85,33	83,93	108,79	90,54	90,38	93,70	79,33

Die absoluten Zahlen der Pockenerkrankungen in Holland beliefen sich in den letzten 10 Berichtsjahren auf

	1912	1913	1914	1915	1916	1917	1918	1919	1920	1021
Pockenfälle	8	37	2	7	85	0	0	5	50	1

Aus dieser Zahlenreihe geht hervor, daß die Niederlande günstige Verhältnisse aufzuweisen haben. Dabei ist allerdings zu berücksichtigen, daß die Pocken von dem Osten Europas nach dem Westen vorzudringen bestrebt sind, und daß das Deutsche Reich infolge des in ihm bestehenden Impfzwanges gleichsam als Schutzwall die westeuropäischen Staaten gegen die Seuchengefahr beschirmt. Dieser Vorteil kommt auch den Niederlanden zugute.

In **Belgien** besteht ein Impfzwang gleichfalls nur in beschränktem Maße. Nach einem Erlaß vom 18. April 1818 haben die Verwaltungen öffentlicher Wohlfahrtsanstalten für die Impfung der ihnen anvertrauten Kinder Sorge zu tragen; die Leiter der Volksschulen müssen zu diesem Zwecke bei der Aufnahme der Zöglinge einen Impfschein verlangen. Diese Bestimmung wird aber nicht gleichmäßig streng gehandhabt. Etwa die Hälfte der jährlich geborenen Kinder blieb zeitweilig ungeimpft[2]). Die Zahl der Todesfälle an Pocken in den zehn Berichtsjahren 1904—1913 betrug in Belgien (auf je 100000 Einwohner berechnet) 9,3, 3,4, 0,6, 0,8, 0,6, 0,5, 0,9, 0,6, 0,77 und 0,6. Da sich die entsprechenden Zahlen im Deutschen Reiche nur auf 0,04, 0,05, 0,08, 0,1, 0,1, 0,04, 0,05, 0,06, 0,05 und 0,02 beliefen, steht die Behauptung der Impfgegner, daß Belgien eine nicht größere Pockensterblichkeit habe als Deutschland, mit den Tatsachen keinesfalls im Einklang.

In **Frankreich** ist durch das Gesetz, betreffend den Schutz der

---

[1]) Veröff. d. Kaiserl. Gesundheitsamtes 1912. S. 289.
[2]) Bulletin de l'Académie royale de médicine de Belgique 1913. S. 696.

öffentlichen Gesundheit, vom 15. Februar 1902[1]) die Impfung im 1., 11. **und 21.** Lebensjahre eingeführt worden. Diese Vorschriften wurden aber jahrzehntelang in einer lässigen und örtlich recht verschiedenen Weise durchgeführt. In einigen Departements waren kaum 60 vH. der gestellungspflichtigen Erstimpflinge erschienen. Diese Schwierigkeiten dürften hauptsächlich auf das völlig mangelnde Verständnis der Bevölkerung für die öffentliche Gesundheitspflege zurückzuführen sein. Dazu kam der passive Widerstand der Bürgermeister, die nicht geneigt waren, der Impfung wegen ihre Wähler zu verstimmen.

Noch im Jahre 1919 wurde berichtet, daß die Erstimpfungen ungenügend ausgeführt werden, daß viele Kinder erst beim Eintritt in die Schule, viele sogar erst im 11. Lebensjahr, anläßlich der gesetzlichen Zweitimpfung, zum ersten Male geimpft werden. Die für das 21. Lebensjahr vorgesehene Drittimpfung wird (mit Ausnahme des Militärs) nicht vollzogen.

Es fehlt in Frankreich nicht nur an einer Impfstatistik, auch die Pockenstatistik ist mangelhaft. Die in der Statistik niedergelegten Ziffern der Pockentodesfälle werden von der Wirklichkeit übertroffen. Diese Minimalzahlen betrugen in den 10 Berichtsjahren:

	1906	1907	1908	1909	1910	1911	1912	1913	1914	1915
Pockentodesfälle	631	2679	171	87	78	70	102	431	144	103

Erwähnenswert ist, daß in der französischen Armee, bei der nach den trüben Erfahrungen des Feldzuges 1870/71 die Impfung sorgfältig gehandhabt wurde, vom Kriegsbeginn bis Juni 1917 kein einziger Pockenfall vorgekommen ist[2]).

In **Luxemburg** wurde durch das Gesetz, betreffend die Förderung der öffentlichen Gesundheit, vom 27. Juni 1906[3]) eine obligatorische Impfung im 1. und im 11. Lebensjahre angeordnet. Ausführungsbestimmungen zu diesem Gesetz sind durch einen Großherzoglichen Beschluß vom 7. April 1916 ergangen[4]). Während in den Jahren 1905 und 1906 sich in Luxemburg noch 37 und 206 Pockenfälle ereignet haben, betrug ihre Zahl in den 13 folgenden Jahren insgesamt nur 10. Todesfälle wurden überhaupt nicht mehr gemeldet.

In **Spanien** wurden zwar schon frühzeitig Impfvorschriften erlassen, ihre Durchführung aber sehr lässig gehandhabt. Unter dem 15. Januar 1903 wurde eine Anordnung[5]) getroffen, nach der die Impfung der Kinder unter 2 Jahren und die Wiederimpfung der jungen Leute von 10 bis 20 Jahren durchzuführen ist. „Der Eintritt in öffentliche Schulen, Privatlehranstalten, Wohltätigkeitsstiftungen oder irgendwelche Anstalten des Staats, der Provinz oder der Gemeinde, mit Ausnahme der Hospitäler,

---

1) Veröff. d. Kaiserl. Gesundheitsamtes 1902. S. 318.

2) Delobel: Aperçu sur la Vaccine et la Vaccination. Ann. d'hyg. publ. et de méd. lég., Juni 1917.

3) Veröff. d. Kaiserl. Gesundheitsamtes 1906 S. 802.

4) Ebenda 1916 S. 255.

5) Ebenda 1903 S. 450.

wird den nicht im Besitz eines Impfscheins befindlichen Kindern unter 10 Jahren sowie denjenigen Personen unter 20 Jahren, die keinen Impfschein vorlegen, nicht gestattet." Ob und inwieweit die spanischen Impfvorschriften durchgeführt werden, läßt sich nicht feststellen. Die Zahl der Pockentodesfälle ist in den spanischen Städten immer noch erheblich und belief sich in den Berichtsjahren 1909—1918 auf 42, 14, 18, 28, 38, 24, 27, 26, 25 und 23, berechnet auf 100000 Einwohner.

In **Portugal** ist durch Gesetz vom 23. August 1911[1]) eine dreimalige Impfung, im 1., zwischen dem 7. und 8. und zwischen dem 14. und 15. Lebensjahre eingeführt worden. Die Aufnahme in eine Schule, in Erziehungs= und Fürsorgeinstitute, in Werkstätten, Handelshäuser und gewerbliche Anlagen wird von der Vorlage eines Impfzeugnisses abhängig gemacht, ebenso die Einwanderung von Ausländern in portugiesisches Gebiet. Bei drohender Pockengefahr sind Impfungen der gefährdeten Umgebung vorzunehmen. Statistische Unterlagen über die Zahl der Impfungen sind nicht vorhanden. Die Zahl der Pockentodesfälle belief sich in den letzten Jahren (bis 1918) auf 0,5, 0,4, 0,1, 0,03 und 6,9 (berechnet auf 100000 Einwohner).

In **Italien** ist durch Artikel 51 des Gesetzes, betreffend die Gesundheitspflege und den öffentlichen Gesundheitsdienst, vom 22. Dezember 1888[2]) ein Impfzwang vorgeschrieben. („Die Impfung ist obligatorisch und wird durch eine vom Minister des Innern nach Einholung des Gutachtens des Obersten Gesundheitsrats erlassene Verordnung geregelt.") Zum Vollzug dieses Gesetzes ist unter dem 18. Juni 1891 eine Verordnung über die Aufbewahrung der Schutzpockenlymphe und über die obligatorische Impfung ergangen, aus der folgende Bestimmungen hervorzuheben sind[3]):

Artikel 13. Impfpflichtig sind erstlich alle Neugeborenen, und zwar spätestens in dem Sommerhalbjahr, welches auf die Geburt folgt.

Artikel 17. Kein Kind darf in eine öffentliche oder Privatschule oder zu einer öffentlichen Prüfung oder in eine Erziehungs= oder Wohltätigkeitsanstalt, mag sie einen öffentlichen oder privaten Charakter tragen, oder in eine Fabrik, Werkstätte oder einen anderen gewerblichen Betrieb zugelassen werden, das, wenn es über 11 Jahre alt ist, nicht ein Zeugnis der zuständigen Gemeindebehörde darüber beibringt, daß es nach Beginn des 8. Lebensjahres geimpft ist.

Die Leiter der Schulen, der Erziehungsanstalten, der Werkstätten, der gewerblichen Unternehmungen, überhaupt alle diejenigen Personen, welche einer Gemeinschaft vorstehen, in der über 11 Jahre alte Kinder aufgenommen werden, sind zur Innehaltung dieser Vorschrift verpflichtet, ebenso auch dazu, die Kinder, welche unter ihrer Leitung bleiben müssen, zwischen dem 10. und 11. Jahre einer Wiederimpfung unterziehen zu lassen.

In Italien ist also außer der Erstimpfung der Neugeborenen eine Wiederimpfung der Schulkinder vorgeschrieben. Da aber dieses Land eines Schulzwanges entbehrt und daher noch im Jahre 1909 34,79 v.H. der zum Heeresdienst Eingezogenen weder lesen noch schreiben konnten[4]),

---

[1]) Veröff. d. Kaiserl. Gesundheitsamtes 1912 S. 583.
[2]) Ebenda 1889, Ergänzungsheft S. 145*.
[3]) Ebenda 1892 S. 145.
[4]) Della leva di terra sui giovani nati nell' anno 1889. Relazione a sua Eccellenza il ministro della guerra. Roma 1912 S. 95.

so geht man nicht fehl, wenn man annimmt, daß viele Kinder nicht wiedergeimpft werden. Diese Annahme wird durch die amtliche italienische Impfstatistik bestätigt[1]). Danach belief sich in Italien die Zahl der Wiederimpfungen (berechnet auf 1000 Einwohner) in den 10 Jahren von 1906—1915 auf 9,2, 21,9, 16,7, 19,5, 13,1, 34,8, 72,2, 9,3, 8,9 und 11,2. Diese Ungleichmäßigkeit in den Verhältniszahlen der einzelnen Jahre weist deutlich auf Unvollkommenheiten in der Ausführung der gesetzlichen Vorschrift hin. Diese treten noch stärker hervor, wenn man den Vollzug der Wiederimpfungen in den einzelnen Landesteilen vergleicht. Im Jahre 1910 hatte die meisten Wiederimpfungen aufzuweisen Campanien (47,3 vT.), Piemont (20,6 vT.) und die Lombardei (15,1 vT.), die wenigsten dagegen Apulien (3,6 vT.), Basilicata (3,9 vT.) und Rom (3,9 vT.). Solche große Zahlenunterschiede sind ein Beweis dafür, daß in einzelnen Gebieten die Wiederimpfung nur lässig gehandhabt wurde. Damit stimmt auch die Tatsache überein, daß bei neueren Pockenepidemien entdeckt wurde, daß die Bevölkerung sich in erheblichem Maße der obligatorischen Impfung entzogen hatte[2]). Zu dieser lückenhaften Durchimpfung der Bevölkerung traten erschwerend noch Unsicherheiten in der Wirksamkeit der Lymphe, die gelegentlich beklagt wurden und das Vertrauen der Bevölkerung zu der Impfung stark erschüttert haben. In Sizilien und anderwärts hatte gelegentlich einer Epidemie in den Jahren 1911—1912 die angewandte Lymphe häufig überhaupt keinen Impferfolg. Auf diese Weise erklärt sich, daß Italien trotz ausreichender Impfgesetzgebung immer noch in bedenklichem Maße von den Pocken heimgesucht wird. Die absoluten Zahlen der Pockenerkrankungen betrugen in den letzten 10 Berichtsjahren:

	1913	1914	1915	1916	1917	1918	1919	1920	1921	1922
Pockenerkrankungen	1414	859	626	641	1297	4519	34365	26453	4644	534

In **Rumänien** ist durch Gesetz vom 24. Juli 1893[3]) eine Zwangsimpfung sämtlicher Kinder im ersten und eine Wiederholung im 10. Lebensjahre eingeführt worden. Diese Maßnahme erschien bei der geographischen Lage des Landes, zwischen dem großen Pockenherde Rußland und den stets bedrohlichen Balkanländern, vor allem auch wegen der regen Verkehrsbeziehungen mit Asien, besonders geboten. Gerade diese Gründe müssen auch für die Beurteilung des Wertes der Impfung von hervorragender Bedeutung sein!

Ihr Einfluß läßt sich aus der nachstehend aufgeführten Tabelle mit hinreichender Deutlichkeit erkennen. Es starben von je 100 000 Einwohnern an Pocken in den Jahren

[1]) Annuario Statistico Italiano. Seconda Serie. Vol. II 1912 S. 39.

[2]) Épidémie de Variole à Fondi (Italie) par D. Mazzolani. Il Policlinico, octobre 1912. Referiert in dem Bulletin mensuel de l'Office international d'Hygiène publique 1912. S. 2285. L'épidémie de variole de Palerme en 1911—1912, dans ses rapports avec la vaccination. Par Dr. Vincenco Pernice in der Revue internationale de la vaccine 1913 No. 5 S. 395.

[3]) Veröff. d. Kaiserl. Gesundheitsamtes 1893 S. 909.

1886	 21	1895	 11	1904	 0,3
1887	 29	1896	 49	1905	 0
1888	 51	1897	 26	1906	 0,03
1889	 17	1898	 2	1907	 0
1890	 4	1899	 1	1908	 0
1891	 4	1900	 0,03	1909	 0,01
1892	 6	1901	 0,02	1910	 0
1893	 5	1902	 0,2	1911	 0,16
1894	 0,5	1903	 0,03	1912	 0,14

Daß eine sofortige Abnahme der Erkrankungen und Todesfälle nach
dem Inkrafttreten des Gesetzes nicht erwartet werden konnte, liegt auf
der Hand, da dieses ja nur allmählich auf einen größeren Bevölkerungs=
kreis seine Wirksamkeit ausdehnen konnte. Somit dürfen die hohen Sterb=
lichkeitsziffern der Jahre 1895—1897 keinesfalls im Sinne einer un=
genügenden Schutzwirkung der Impfung verwertet werden. Wohl aber
muß in dem außerordentlich starken Rückgang, der seit dem Jahre 1898
zu beobachten ist und der bis zum Schlusse der Berichtszeit ohne Unter=
brechung anhielt, der Einfluß des auf immer weitere Schichten der Be=
völkerung sich ausdehnenden Impfschutzes erblickt werden[1]).

In **Bulgarien** ist durch das Gesetz, betreffend die öffentliche Gesund=
heitspflege vom 19. Dezember 1903 (1. Januar 1904)[2]), eine dreimalige
Impfung (im 1., im 7. und im 20. Lebensjahre) sowie eine allgemeine
Impfung bei Pockengefahr eingeführt worden. Über die Durchführung
dieses Gesetzes sowie über seinen Erfolg liegen Berichte nicht vor.

In **Serbien** ist durch Gesetz vom 30. März 1881 die Impfung der
Kinder im 1. Lebensjahre und eine allgemeine Impfung bei bestehender
Pockengefahr angeordnet sowie durch eingehende Ausführungsbestimmungen
so geregelt worden, daß eine gute Durchimpfung der Bevölkerung gesichert
ist. Außerdem werden die in das Heer einzustellenden Rekruten einer
Impfung unterzogen. Da keine zahlenmäßigen Angaben über die Ver=
breitung der Pocken in Serbien vor Einführung der Zwangsimpfung
vorliegen, kann eine Beurteilung des eingetretenen Erfolges nicht statt=

---

[1]) Während der Drucklegung wurden die Zahlen für die Jahre 1913—1922 (unter
Ausschluß der Jahre 1916—1918) bekannt gegeben. Sie betrugen für Pockenerkran=
kungen (Todesfälle) in den Jahren

1913	1914	1915	1916	1917	1918	1919	1920	1921	1922
44 (1)	62 (12)	228 (58)	.	.	.	20523 (5834)	934 (192)	118 (19)	37 (2)

Der amtliche Bericht (Ministère de la Santé publique, du Travail et de l'Assistance
sociale: Exposé général de l'état sanitaire de la Roumanie. Bucarest 1923.
S. 428) besagt: Dieses Wiederaufflackern der Pocken in Rumänien steht in Zusammen=
hang mit der großen Pockenepidemie, die in den Jahren 1914—1916 in Serbien ge=
herrscht hat und durch serbische Flüchtlinge sowie durch den äußerst regen Durch=
gangsverkehr der Kriegsgefangenen nach Rumänien eingeschleppt wurde. Bei einzelnen
Gruppen dieser Flüchtlinge traten die Pocken in großer Anzahl auf, so daß die Krank=
heit infolge der unzureichenden Überwachung durch den Verkehr dieser Flüchtlinge mit
den Einheimischen in das Land eindrang.
Angesichts dieser ernsten Lage wurden zahlreiche Impfungen und Wiederimpfungen
vorgenommen. Dies hatte zur Folge, daß schon im nächsten Jahre die Zahl der Er=
krankungen (und Todesfälle) beträchtlich sank, und zwar von 20523 (5834) im Jahre
1919 auf 934 (192) im Jahre 1920; in den Jahren 1921 und 1922 traten nur noch
118 Erkrankungen (davon 19 Todesfälle) bzw. 37 (2) auf.

[2]) Veröff. d. Kaiserl. Gesundheitsamtes 1905 S. 1052.

finden. Es muß aber anerkannt werden, daß die Häufigkeit der Pockentodesfälle in diesem Lande, trotzdem es hinsichtlich seiner hygienischen Einrichtungen durchaus zu wünschen übrig ließ und der Einschleppungsgefahr
in erheblichem Maße ausgesetzt ist, nicht beträchtlich ist. In den Berichtsjahren 1902—1911 starben an den Pocken, berechnet auf 100 000 Einwohner: 0,2, 1,4, 4,6, 4,4, 2,8, 0,0, 0,0, 0,0, 0,0, 0,5.

Im Zarenreich **Rußland** wurde die Impfung bereits im Jahre 1801
eingeführt und fand unter dem Kaiser Alexander I. weite Verbreitung.
Trotz der großen Häufigkeit, mit der die Pocken in Rußland auftraten,
und trotz der zahlreichen Epidemien, die immer wieder schwere Verluste
unter der Bevölkerung verursacht haben, ist es jedoch nicht zu einer durch-
greifenden Regelung des Impfwesens gekommen. Es wurde daher im
Gegenteil die Impfung mangelhaft und vor allem in den einzelnen Ge-
bietsteilen sehr verschiedenartig gehandhabt. Die Pockentodesfälle erreichten im europäischen Rußland eine erschreckende Zahl; sie haben auf
je 100 000 Einwohner in dem zehnjährigen Zeitraum bis 1911 betragen:
40,73, 31,30, 41,96, 45,26, 35,65, 31,96, 33,76, 37,68, 46,93 und
31,31. In absoluten Zahlen bedeuteten diese Ziffern mehr als 40 000
jährliche Todesopfer. Die für die Jahre 1915—1922 für Sowjet-
Rußland angegebenen Erkrankungszahlen beliefen sich auf 121 680,
106 301, 64 892, 55 008, 172 615, 158 505, 98 578 und 56 889 Fälle.

In **Sowjet-Rußland** wurden durch den Rat der Volkskommissare unter
dem 10. April 1919 die nachstehenden Vorschriften über die obligatorische
Schutzpockenimpfung erlassen: „Der Verpflichtung zur Schutzpockenimpfung
unterliegen: 1. alle Neugeborenen im Laufe des 1. Lebensjahres, 2. alle
Kinder, die in Schulen, Internaten oder Asylen untergebracht sind, 3. alle
Angehörigen der Armee und der Flotte, 4. alle Arbeiter und Angestellten
in allen Unternehmungen und Betrieben, 5. alle Insassen von Gefäng-
nissen und anderen geschlossenen Anstalten."

Die Zukunft wird lehren, welchen Einfluß diese Vorschriften und ihre
Durchführung auf die Pockenhäufigkeit in Rußland haben werden.

Bemerkenswert ist, daß es während des Krieges den deutschen Medi-
zinalbehörden im besetzten **Polen** gelungen ist, trotz der dortigen äußerst
ungünstigen hygienischen Verhältnisse und trotz der durch die Kriegs-
wirren gesteigerten Seuchengefahr, lediglich durch eine strenge Durchführung allgemeiner Impfung, die von Pocken stark befallene Bevölkerung
pockenfrei zu machen. (Vgl. S. 139).

In der Republik Polen sind in den Jahren 1919—1923: 1864,
3948, 5078, 2399 und 502 Pockenfälle aufgetreten. Da in Russisch-
Polen vor dem Kriege jährlich etwa 10 000 Personen an den Pocken
erkrankten und etwa 3000 dieser Krankheit zum Opfer fielen, ist ein gesundheitlicher Fortschritt erkennbar. Es wird abzuwarten sein, welchen
Erfolg das polnische Impfgesetz vom 19. Juli 1919[1]) haben wird. Es
schreibt eine Impfung im 1. und eine Wiederimpfung im 7. Lebensjahre
vor. Außerdem kann bei Gefahr einer Pockenepidemie der Kreisarzt die
Impfung sämtlicher Einwohner der betroffenen Gemeinde anordnen.

---

[1] Veröff. d. Reichsgesundheitsamtes 1922 S. 890.

In **Finnland** ist in dem Jahre 1883 ein Impfzwang eingeführt worden, nachdem im Jahr zuvor 4137 Personen von den Pocken dahingerafft worden waren. Der Nutzen dieses gesetzgeberischen Schrittes ist in der starken Abnahme der Pockenverluste deutlich zu erkennen. In den Berichtsjahren 1909—1918 starben an den Pocken:

	1909	1910	1911	1912	1913	1914	1915	1916	1917	1918
Pockentodesfälle	61	70	59	9	11	33	37	192	194	752

Die Epidemie des Jahres 1918 ist als eine Kriegsseuche anzusehen. In der Nachkriegszeit betrugen die Zahlen der Erkrankungen in den Jahren 1919—1923: 1759, 77, 27, 91 und 12 [1]).

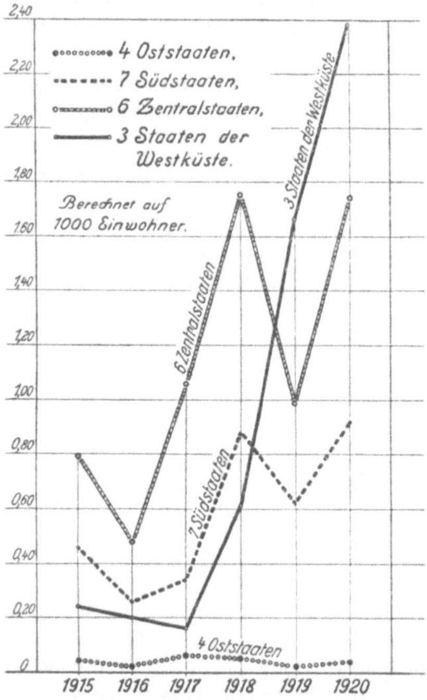

In der **Türkei** ist durch Verordnung vom 13. Oktober 1915 [2]) eine Zwangsimpfung im 1., 7. und 19. Lebensjahre eingeführt worden. Außerdem sind bei bestehender Pockengefahr allgemeine Impfungen vorzunehmen und die Rückwanderer sowie die ins Heer einzustellenden Rekruten einer Impfung zu unterziehen. In welchem Umfange diesen Bestimmungen entsprochen wird, läßt sich mangels zuverlässiger Berichte nicht beurteilen. Auch ist ein Rückschluß auf den etwaigen Erfolg der Maßnahmen zunächst nicht möglich, da bisher keinerlei statistische Erhebungen vorgenommen worden sind.

In den **Vereinigten Staaten von Nordamerika** ist die Impfgesetzgebung ähnlich wie in der Schweiz den Einzelstaaten überlassen. Im allgemeinen ist eine Impfung vor dem Eintritt in die Schule vorgeschrieben. Diese Bestimmung wird zwar in den Oststaaten leidlich durchgeführt. Der an der Westküste gelegene Staat Washington hat die Impfpflicht im Jahre 1919 abgeschafft, Kalifornien hat im Jahre 1911 die Gewissensklausel eingeführt. Im Staate Oregon werden entgegen dem Gesetz auch ungeimpfte Kinder zur Schule zugelassen. In vielen Gebieten der Zentralstaaten sind 80 v.H. der Schulkinder ungeimpft.

Abb. 31. Pockenerkrankungen in 4 Staatengruppen der Vereinigten Staaten von Nordamerika 1915—1920.
(Nach den Public Health Reports 1921. II. S. 1980.)

---

[1]) Renseignements Épidémiologiques de la Société des Nations. Genève 1924. Nr. 8.

[2]) Veröff. d. Kaiserl. Gesundheitsamtes 1916 S. 160.

In den Vereinigten Staaten sind die Pocken in den letzten 20 Jahren in so milder Form aufgetreten, daß ärztliche Hilfe vielfach nicht in Anspruch genommen wurde und eine Anzeige an die Behörde oft unterblieb. Die Statistik der Pockenerkrankungen ist daher sehr ungenau, diejenige der Todesfälle aber unvollständig, weil nur 41 von den 48 Staaten daran beteiligt sind.

Die Zahlen der amtlich bekannt gewordenen Pockenerkrankungen beliefen sich in den 10 Berichtsjahren (1906—1915) auf 12 503, 17 220, 35 174, 21 021, 27 176, 21 767, 23 627, 37 109, 39 483 und 28 798. Im Jahre 1920 betrug die Zahl der Pockenfälle sogar rund **58 000**[1].

Die Pockenepidemien treten in Nordamerika keineswegs gleichmäßig auf. Nach einem Bericht der Gesundheitsverwaltung in Washington hatten in den Jahren 1915—1920 die 4 Oststaaten bei Handhabung der Schülerimpfungen dauernd eine geringe Pockenhäufigkeit, die Süd- und Zentralstaaten eine wechselnde Zunahme der Erkrankungen, jedoch die der Impfung entbehrenden 3 Staaten an der Westküste ein rasches und erhebliches Ansteigen der Pockenhäufigkeit[2] (vgl. die nebenstehende Abb. 31).

Die in den Vereinigten Staaten auftretenden Pocken zeichnen sich, wie erwähnt, seit geraumer Zeit durch einen besonders milden und gutartigen Charakter aus. Nach Bruce Low[3] betrug in den 15 Jahren 1901—1915 die Zahl der Sterbefälle nur 1,6 v.H. der Erkrankten. Neue Bezeichnungen, wie Alastrim, Kaffir, milk pox und Amaas, kamen für diese leichten Fälle in Gebrauch, obwohl sie klinisch wie auch serologisch als echte Pocken anzusprechen waren. Dieser günstige Verlauf kommt auch in den nachstehenden absoluten Zahlen der Todesfälle zum Ausdruck:

	1909	1910	1911	1912	1913	1914	1915	1916	1917	1918
Pockentodesfälle	79	202	130	165	125	212	174	204	338	358

Neben den milden Pockenfällen wurden aber auch gefährliche Krankheitsformen beobachtet, die hauptsächlich von Mexiko eingeschleppt waren und zu bedenklichen Epidemien Anlaß gaben. In den amtlichen Public Health Reports[4] wurde darauf hingewiesen, daß die Sterbeziffer bei den Pocken im Jahre 1922 5mal so groß als im Jahre 1921 war. In 275 Städten der Vereinigten Staaten und Kanadas starben im Jahre 1922 5,5 v.H. der Erkrankten, im Jahre vorher nur 1,1 v.H. Betrachtet man die Verhältnisse in den einzelnen Städten, so findet man Todesopfer im Umfang von 46,3 v.H. (Kansas City, Mo.), 42,3 v.H. (Kansas City, Kans.), 31,3 v.H. (Denver, Colo.). Die Frage der zunehmenden Gefährlichkeit der Pocken war auf der 74. Jahresversammlung der American Medical Association, die im Juni 1923 in San Franzisko tagte, Gegenstand eingehender

---

[1] Bulletin de l'office international d'hygiène publique, 1921. S. 1258.

[2] Smallpox in twenty states. 1915—1920. By John N. Force, Special Expert, and James P. Leake, Surgeon, United States Public Health Service, Public Health Reports 1921. II. S. 1980.

[3] The incidence of Smallpox throughout the world in recent years, by Dr. R. Bruce Low. Reports to the Local Government Board on Public Health and Medical Subjects. London 1918.

[4] 1923, Nr. 25.

Erörterungen[1]). Die gesteigerte Bösartigkeit des Pockenerregers wird von den verantwortlichen amerikanischen Sachverständigen als ein bedenklicher Zustand und als eine ernste Gefahr für die Volksgesundheit angesehen. Die in Deutschland hier und da laut gewordene Auffassung, daß in Ländern ohne Impfzwang die Pocken eine Krankheit seien, bei der man von Todesfällen kaum noch etwas höre und die das Staatsinteresse kaum noch hervorrufe, wird in Amerika nicht geteilt.

Hinsichtlich **Britisch Ostindiens** wird von den Impfgegnern behauptet, daß trotz der eifrigen Handhabung der Impfvorschriften seitens der 4261 Impfbeamten die Zahl der Pockensterbefälle sehr hoch sei. In dieser englischen Kolonie ist im Jahre 1880 ein Impfgesetz (The Compulsory Vaccination Act of 1880) in Kraft getreten. Sektion 9 dieses Gesetzes bestimmt: Wenn ein ungeimpftes Kind das Alter von 6 Monaten erreicht hat und während der Impfperiode einen Monat lang in einem den Bestimmungen dieses Gesetzes unterworfenen Gebiet wohnt, wenn ein Knabe 14 Jahre und ein Mädchen 8 Jahre alt ist, sollen die Eltern oder Vormünder die Impfung vornehmen lassen. Diese Vorschrift gilt aber nicht ohne weiteres, sondern die Versammlung der Municipal Commissioners kann sie im Benehmen mit der örtlichen Behörde für eine Gemeinde oder für einen Teil einer solchen in Kraft setzen. Von dieser Ermächtigung haben nur gewisse Städte Gebrauch gemacht. Von den 230 Millionen Indern stehen infolgedessen nur etwa 16 Millionen unter dem Einfluß der Zwangsimpfung; für die übrigen Einwohner des Landes ist die Impfung fakultativ[2]). Der Durchführung der Impfung begegnen die größten Schwierigkeiten; zum Teil liegen solche auf religiösem Gebiete. Denn die Inder verehren seit alten Zeiten eine Göttin der Pocken, und heute noch ist es bei gewissen Kasten ein religiöses Gebot, gegen die Ausbreitung der Blattern keine Schutzmaßregeln zu ergreifen, weil das Auftreten dieser Krankheit in der eigenen Familie als eine besondere Gunst der Gottheit angesehen wird. Ein anderes Vorurteil der Inder gegen die Schutzpockenimpfung ist darauf zurückzuführen, daß der Impfstoff von dem Rinde stammt, und dieses Tier eine heilige Verehrung genießt. Die Hauptschwierigkeit dürfte aber in dem Mangel an Impfärzten zu suchen sein; denn jahrelang lag das gesamte Impfgeschäft in den Händen unwissender und unzuverlässiger Eingeborener, der sogenannten Impfer. Daß unter diesen Umständen die Erfolge der Pockenbekämpfung in Indien zu wünschen übrig lassen, ist begreiflich. Außerdem geht aus den Ausführungen hervor, daß Britisch Ostindien entgegen den impfgegnerischen Behauptungen keineswegs zu den Ländern mit einer streng durchgeführten Zwangsimpfung zu rechnen ist. Die absoluten Zahlen der Pockentodesfälle in Britisch Ostindien beliefen sich in dem letzten Jahrzehnt (1912—1921) auf 89357, 98155, 76590, 83282, 60642, 62277, 93076, **136077**, 101329 und 40446.

Über die Beziehungen zwischen dem Impfwesen und der Pockenhäufig-

---

[1]) The Journ. of Americ. med. assoc. 1923, Nr. 13, S. 1070.
[2]) James: Smallpox and Vaccination in British India. Calcutta. Thacker, Spiak & Co. 1909, S. 31.

keit in **Japan** hat sich der japanische Professor Kitasato[1]), ein Mitarbeiter des deutschen Forschers Robert Koch, in folgendem Sinne geäußert:

In früheren Jahren wurde Japan durch zahlreiche Pockenepidemien heimgesucht, von denen jede mehrere Jahre dauerte, über das ganze Land sich ausbreitete und die Bevölkerung dezimierte. Eine der größten Epidemien brach im Jahre 1885 aus und währte 3 Jahre. Sie verursachte 125315 Erkrankungen mit 31960 Todesfällen. Im Jahre 1892 begann abermals eine 3jährige Epidemie, bei der 88095 Erkrankungen mit 23603 Todesfällen gezählt wurden. Eine dritte große Epidemie wurde in den Jahren 1896 und 1897 beobachtet; sie verursachte 52650 Erkrankungen mit 15664 Todesfällen. Seit dem Jahre 1900 waren die Pocken im ganzen selten, mit Ausnahme des Jahres 1907, wo in Kobe die Krankheit heftig ausbrach und von da über das ganze Inselreich sich verbreitete. Diese Epidemie führte zu 19101 Erkrankungen mit 6273 Todesfällen.

Was die Bekämpfung der Pocken angeht, so wurde in Japan im Jahre 1874 das erste Impfgesetz erlassen und im Jahre 1876 eine Zwangs=impfung eingeführt. Ein neues Impfgesetz trat im Jahre 1885 in Kraft. Es schrieb vor, daß jedes Kind in seinem 1. Lebensjahr geimpft werden soll, und daß die Impfung nach 5 oder 7 Jahren zu wieder=holen ist. Wieder 5—7 Jahre nach dieser Wiederimpfung sollte eine dritte Impfung stattfinden. Die Übertretung dieser Bestimmung war mit einer Geldstrafe in der Höhe von 10 Pf. bis zu höchstens 1 M. nach unserer Währung zu bestrafen[2]). Eine abermalige Abänderung der Impf=vorschriften erfolgte durch das Gesetz vom 14. April 1909[3]). Danach muß jedes Kind vor dem Monat Juni des auf das Geburtsjahr folgen=den Lebensjahres geimpft werden. Die Wiederimpfung hat im zehnten Jahre nach der Geburt stattzufinden.

Zur Beurteilung der Wirkung des japanischen Impfgesetzes ist zu=nächst in Betracht zu ziehen, daß Japan mit Korea und China in regem Verkehr steht. Es sind dies Länder, die von den Pocken stark heim=gesucht werden, eine neuzeitliche Pockenbekämpfung aber nicht kennen. Eine Einschleppung der Krankheit aus dem benachbarten asiatischen Fest=land ist daher in Japan ein häufiges Ereignis. Ferner wird die Durch=führung der Impfvorschriften dadurch erheblich erschwert, daß die Geld=strafen, die für die Entziehung von der Impfpflicht angedroht sind, zu niedrig sind; infolgedessen sind die vorschriftswidrigen Unterlassungen der Impfung recht zahlreich. Dies hat sich wiederholt beim Ausbruch von Epidemien gezeigt, wo man feststellen konnte, daß ein großer Teil der Bevölkerung nicht geimpft war. Diese Gesetzübertretungen kamen besonders häufig in den unteren Klassen vor, während der Mittelstand und die oberen Schichten der Bevölkerung niemals gestatten würden, daß ihre Kinder ungeimpft bleiben.

Abgesehen von diesen durch Professor Kitasato angeführten Um=ständen lag früher ein weiterer Mangel des japanischen Impfwesens in den zahlreichen erfolglosen Impfungen. Diese sind teils durch eine geringe Wirksamkeit der zur Verwendung gelangenden tierischen Lymphe,

---

[1]) Journal of the American Medical Association Bd. 56, 1911, S. 889.
[2]) Veröff. d. Kaiserl. Gesundheitsamtes 1908, S. 602.
[3]) Ebenda 1912, S. 326.

teils durch die mangelhafte Technik der japanischen Impfärzte veranlaßt[1]). Dazu kommt, daß die Epidemien in Japan mitunter eine besondere Bösartigkeit zeigen. In den Jahren 1907/08 stellte sich die Sterblichkeit auf 32,8 vH. der Erkrankten, während sie sich in Deutschland auf etwa 13 vH. berechnet.

Die absoluten Zahlen der Pockentodesfälle in Japan belaufen sich für die letzten 10 Berichtsjahre wie folgt:

1912	1913	1914	1915	1916	1917	1918	1919	1920	1921
1	39	110	3	48	1153	285	1115	844	212

„Jeder zivilisierte Mensch in Japan", schreibt Kitasato, „kennt den Segen der wunderbaren Entdeckung Jenners, weil er von Zeit zu Zeit sieht, wie er selbst und seine Nachbarn vor der Ansteckung bei schrecklichen Ausbrüchen der Seuche behütet werden. Die Impfgegner kann man mit solchen vergleichen, die die wohltätige Wirkung des Sonnenscheins leugnen. Er bringt ihnen Freude und Glück, aber sie sind so vertraut mit ihm, daß ihnen sein Segen gar nicht mehr bewußt wird. Sie würden bald die bedeutende Schutzkraft kennen lernen, die der Impfung innewohnt, wenn sie die furchtbaren Pockenepidemien erfahren hätten, denen Tausende und aber Tausende zum Opfer fielen, während die Geimpften die Seuchenausbrüche unbehelligt und ohne die geringste Gefahr der Ansteckung miterlebten"[2]). Ein japanischer Bürgermeister erklärte: „daß er die Petroleumlampe und die Impfung für die beiden größten Wohltaten halte, die Japan dem Verkehr mit dem Abendlande verdanke". Die Schutzpockenimpfung hat der europäischen Kultur die Eingangspforte nach Japan geöffnet. Japan hat dies niemals zu bereuen gehabt.

---

[1]) Vgl. darüber auch die Veröffentlichungen 1914, S. 844.
[2]) Vakzination in Japan. Internationale Hygiene-Ausstellung, Dresden 1911.

Anhang.

A. Die von Reichs wegen über das Impfwesen erlaffenen Vorfchriften.

1. Impfgefetz vom 8. April 1874.

(Reichs-Gefetzblatt. S. 31.)

Wir Wilhelm, von Gottes Gnaden Deutfcher Kaifer, König von Preußen ufw. verordnen im Namen des Deutfchen Reichs, nach erfolgter Zuftimmung des Bundesrats und des Reichstags, was folgt:

§ 1. Der Impfung mit Schutzpocken foll unterzogen werden:

1. jedes Kind vor dem Ablaufe des auf fein Geburtsjahr folgenden Kalenderjahres, fofern es nicht nach ärztlichem Zeugnis (§ 10) die natürlichen Blattern überftanden hat;
2. jeder Zögling einer öffentlichen Lehranftalt oder einer Privatfchule, mit Ausnahme der Sonntags- und Abendfchulen, innerhalb des Jahres, in welchem der Zögling das zwölfte Lebensjahr zurücklegt, fofern er nicht nach ärztlichem Zeugnis in den letzten fünf Jahren die natürlichen Blattern überftanden hat oder mit Erfolg geimpft worden ift.

§ 2. Ein Impfpflichtiger (§ 1), welcher nach ärztlichem Zeugnis ohne Gefahr für fein Leben oder für feine Gefundheit nicht geimpft werden kann, ift binnen Jahresfrift nach Aufhören des diefe Gefahr begründenden Zuftandes der Impfung zu unterziehen.

Ob diefe Gefahr noch fortbefteht, hat in zweifelhaften Fällen der zuftändige Impfarzt (§ 6) endgültig zu entfcheiden.

§ 3. Ift eine Impfung nach dem Urteile des Arztes (§ 5) erfolglos geblieben, fo muß fie fpäteftens im nächften Jahre und, falls fie auch dann erfolglos bleibt, im dritten Jahre wiederholt werden.

Die zuftändige Behörde kann anordnen, daß die letzte Wiederholung der Impfung durch den Impfarzt (§ 6) vorgenommen werde.

§ 4. Ift die Impfung ohne gefetzlichen Grund (§§ 1, 2) unterblieben, fo ift fie binnen einer von der zuftändigen Behörde zu fetzenden Frift nachzuholen.

§ 5. Jeder Impfling muß früheftens am fechften, fpäteftens am achten Tage nach der Impfung dem impfenden Arzte vorgeftellt werden.

§ 6. In jedem Bundesftaate werden Impfbezirke gebildet, deren jeder einem Impfarzte unterftellt wird.

Der Impfarzt nimmt in der Zeit vom Anfang Mai bis Ende September jeden Jahres an den vorher bekannt zu machenden Orten und Tagen für die Bewohner des Impfbezirks Impfungen unentgeltlich vor. Die Orte für die Vornahme der Impfungen, fowie für die Vorftellung der Impflinge (§ 5) werden fo gewählt, daß kein Ort des Bezirks von dem nächft belegenen Impforte mehr als 5 Kilometer entfernt ift.

§ 7. Für jeden Impfbezirk wird vor Beginn der Impfzeit eine Lifte der nach § 1, Ziffer 1 der Impfung unterliegenden Kinder von der zuftändigen Behörde aufgeftellt. Über die auf Grund des § 1, Ziffer 2 zur Impfung gelangenden Kinder haben die Vorfteher der betreffenden Lehranftalten eine Lifte anzufertigen.

Die Impfärzte vermerken in den Listen, ob die Impfung mit oder ohne Erfolg vollzogen, oder ob und weshalb sie ganz oder vorläufig unterblieben ist.

Nach dem Schlusse des Kalenderjahres sind die Listen der Behörde einzureichen. Die Einrichtung der Listen wird durch den Bundesrat festgestellt.

§ 8. Außer den Impfärzten sind ausschließlich Ärzte befugt, Impfungen vorzunehmen.

Sie haben über die ausgeführten Impfungen in der im § 7 vorgeschriebenen Form Listen zu führen und dieselben am Jahresschluß der zuständigen Behörde vorzulegen.

§ 9. Die Landesregierungen haben nach näherer Anordnung des Bundesrats dafür zu sorgen, daß eine angemessene Anzahl von Impfinstituten zur Beschaffung und Erzeugung von Schutzpockenlymphe eingerichtet werde.

Die Impfinstitute geben die Schutzpockenlymphe an die öffentlichen Impfärzte unentgeltlich ab und haben über Herkunft und Abgabe derselben Listen zu führen.

Die öffentlichen Impfärzte sind verpflichtet, auf Verlangen Schutzpockenlymphe, soweit ihr entbehrlicher Vorrat reicht, an andere Ärzte unentgeltlich abzugeben.

§ 10. Über jede Impfung wird nach Feststellung ihrer Wirkung (§ 5) von dem Arzte ein Impfschein ausgestellt. In dem Impfschein wird, unter Angabe des Vor- und Zunamens des Impflings, sowie des Jahres und Tages seiner Geburt, bescheinigt, entweder,

daß durch die Impfung der gesetzlichen Pflicht genügt ist,

oder,

daß die Impfung im nächsten Jahre wiederholt werden muß.

In den ärztlichen Zeugnissen, durch welche die gänzliche oder vorläufige Befreiung von der Impfung (§§ 1, 2) nachgewiesen werden soll, wird, unter der für den Impfschein vorgeschriebenen Bezeichnung der Person, bescheinigt, aus welchem Grunde und auf wie lange die Impfung unterbleiben darf.

§ 11. Der Bundesrat bestimmt das für die vorgedachten Bescheinigungen (§ 10) anzuwendende Formular.

Die erste Ausstellung der Bescheinigungen erfolgt stempel- und gebührenfrei.

§ 12. Eltern, Pflegeeltern und Vormünder sind gehalten, auf amtliches Erfordern mittelst der vorgeschriebenen Bescheinigungen (§ 10) den Nachweis zu führen, daß die Impfung ihrer Kinder und Pflegebefohlenen erfolgt oder aus einem gesetzlichen Grunde unterblieben ist.

§ 13. Die Vorsteher derjenigen Schulanstalten, deren Zöglinge dem Impfzwange unterliegen (§ 1, Ziffer 2), haben bei der Aufnahme von Schülern durch Einfordern der vorgeschriebenen Bescheinigungen festzustellen, ob die gesetzliche Impfung erfolgt ist.

Sie haben dafür zu sorgen, daß Zöglinge, welche während des Besuches der Anstalt nach § 1, Ziffer 2 impfpflichtig werden, dieser Verpflichtung genügen.

Ist eine Impfung ohne gesetzlichen Grund unterblieben, so haben sie auf deren Nachholung zu dringen.

Sie sind verpflichtet, vier Wochen vor Schluß des Schuljahres der zuständigen Behörde ein Verzeichnis derjenigen Schüler vorzulegen, für welche der Nachweis der Impfung nicht erbracht ist.

§ 14. Eltern, Pflegeeltern und Vormünder, welche den nach § 12 ihnen obliegenden Nachweis zu führen unterlassen, werden mit einer Geldstrafe bis zu zwanzig Mark bestraft.

Eltern, Pflegeeltern und Vormünder, deren Kinder und Pflegebefohlene ohne gesetzlichen Grund und trotz erfolgter amtlicher Aufforderung der Impfung oder der ihr folgenden Gestellung (§ 5) entzogen geblieben sind, werden mit Geldstrafe bis zu fünfzig Mark oder mit Haft bis zu drei Tagen bestraft.

§ 15. Ärzte und Schulvorsteher, welche den durch § 8 Absatz 2, § 7 und durch § 13 ihnen auferlegten Verpflichtungen nicht nachkommen, werden mit Geldstrafe bis zu einhundert Mark bestraft.

§ 16. Wer unbefugter Weise (§ 8) Impfungen vornimmt, wird mit Geldstrafe bis zu einhundertfünfzig Mark oder mit Haft bis zu vierzehn Tagen bestraft.

§ 17. Wer bei der Ausführung einer Impfung fahrlässig handelt, wird mit Geldstrafe bis zu fünfhundert Mark oder mit Gefängnisstrafe bis zu drei Monaten bestraft, sofern nicht nach dem Strafgesetzbuch eine härtere Strafe eintritt.

§ 18. Die Vorschriften dieses Gesetzes treten mit dem 1. April 1875 in Kraft.

Die einzelnen Bundesstaaten werden die zur Ausführung erforderlichen Bestimmungen treffen.

Die in den einzelnen Bundesstaaten bestehenden Bestimmungen über Zwangsimpfungen bei dem Ausbruch einer Pocken=Epidemie werden durch dieses Gesetz nicht berührt.

Urkundlich unter Unserer Höchsteigenhändigen Unterschrift und beigedrucktem Kaiserlichen Insiegel.

Gegeben Berlin, den 8. April 1874.

(L. S.)   Wilhelm.

                                        Fürst v. Bismarck.

Um einen gleichmäßigen Vollzug des Impfgesetzes zu gewährleisten hat der Bundesrat wiederholt auf Grund der Ergebnisse eingehender Sachverständigenberatungen Entwürfe von Ausführungsbestimmungen beschlossen. Solche Bundesratsbeschlüsse sind unterm 18. Juni 1885 und 28. Juni 1899 gefaßt worden (Veröffentlichungen des Kaiserlichen Gesundheitsamtes 1885 II S. 45 und 1899 S. 948). An ihre Stelle sind die folgenden neueren Beschlüsse getreten:

2. Beschluß des Bundesrats, betreffend Vorschriften über Einrichtung und Betrieb der staatlichen Impfanstalten.

Vom 28. Juni 1911[1].

I. Anstaltsräume.

§ 1. Jede staatliche zur Gewinnung tierischen Impfstoffs bestimmte Anstalt muß mindestens nachbezeichnete Räume enthalten:
1. ein Arztzimmer,
2. einen Impfraum,
3. einen Raum für die Zubereitung des Impfstoffs,
4. ein Mikroskopierzimmer,
5. einen Raum für bakteriologische Arbeiten, sofern nicht bereits anderweitig ausreichende Gelegenheit hierfür geboten ist,
6. einen Baderaum und ein Klosett,
7. einen Stall für die neu einzustellenden Tiere (Beobachtungsstall),
8. einen Stall für die geimpften Tiere (Impfstall),
9. einen Stall für Versuchstiere,
10. eine Milchküche,
11. einen Raum für die Aufbewahrung der Milch,

In Anstalten, in denen nicht Kälber, sondern ältere Tiere eingestellt werden, ist für entsprechende andere Futteraufbewahrungs= und Zubereitungsräume zu sorgen.

12. einen Streu= und Futterboden,
13. einen Raum für Brennmaterialien,
14. einen Schlachtraum.

Für bereits bestehende Anstalten können die Landesregierungen Ausnahmen hiervon zulassen.

§ 2. Die im § 1 unter Nr. 1 bis 9, 10 und 14 genannten Räume sollen hell, trocken, heizbar, mit Lüftungseinrichtungen und Wasserleitung versehen, leicht zu reinigen und zu desinfizieren sein.

§ 3. Wände und Decken des Impfraums sollen glatt und abwaschbar, der Fußboden wasserdicht und abspülbar sein; die lichtgebende Fläche soll mindestens $1/3$ der Fußbodenfläche betragen.

§ 4. Der Impfstoffzubereitungsraum soll möglichst entfernt von den Ställen und dem Impfraum liegen. Wände und Decken des Raumes sollen glatt und abwaschbar, der Fußboden dicht und mit Linoleum belegt sein.

---

[1] Veröffentlichungen des Kaiserlichen Gesundheitsamtes. 1911, S. 837.

12*

§ 5. Das Mikroskopierzimmer soll womöglich nach Norden liegen. Bezüglich der Wände, Decken und des Fußbodens gilt das im § 4 Gesagte.

§ 6. Der Beobachtungsstall und der Impfstall sollen Doppeltüren und Doppelfenster, bis zu einer Höhe von 2 Meter abwaschbare Wände, wasserdichte abspülbare Fußböden und Einrichtungen für den raschen Abfluß der Spülwässer haben. Die Zahl der Stände im Impfstall soll sich nach der zur Zeit des stärksten Betriebs einzustellenden Tierzahl richten. Es empfiehlt sich, im Beobachtungsstall einige Stände mehr vorzusehen als im Impfstall.

§ 7. Der Stall für Versuchstiere soll möglichst von den übrigen Anstaltsräumen getrennt liegen und gut zu lüften sein. Bezüglich der Wände und des Fußbodens gilt das im § 6 Gesagte.

§ 8. Während der Betriebszeit sind täglich sämtliche Anstaltsräume zu reinigen, die Fußböden des Impfraums und der Ställe mit fließendem Wasser abzuspülen; die Wände dieser Räume sind wöchentlich einmal bis zur Höhe von 2 Meter abzuwaschen. Außerdem hat jährlich dreimal, und zwar vor Beginn und nach Beendigung der Hauptimpfzeit sowie im Herbste eine gründliche Reinigung stattzufinden.

§ 9. Die Stände der Tiere sind mit einem Lattenrost und darüber mit einer Streu zu versehen. Die Streu ist täglich zu erneuern und tunlichst von Dünger frei zu halten. Sobald ein Tier ausscheidet, sind die Wände, der Fußboden und der Lattenrost gründlich zu reinigen; etwa zum Festbinden der Tiere bestimmte Halfter sind nach dem Ausscheiden eines Tieres jeweils zu säubern und, wenn sie aus Leder bestehen, zu schmieren.

§ 10. Litt eines der in die Anstalt gebrachten Tiere an einer Seuche, so sind die Räume, in denen es sich aufgehalten hat, sowie die Gerätschaften, mit denen es in Berührung gekommen ist, nach Vorschrift des Anstaltstierarztes zu desinfizieren.

II. Das Anstaltspersonal.

§ 11. Das Personal soll aus einem Arzte als Vorsteher, einem Assistenten, einem Tierarzt, einer Schreibhilfe und mindestens einem Wärter bestehen.

§ 12. Die in der Anstalt tätigen Personen sollen gesund und namentlich frei von übertragbaren Krankheiten sein. Erkrankt eine dieser Personen selbst oder eine mit ihr in Wohnungsgemeinschaft lebende Person an einer übertragbaren Krankheit, so ist dies dem Vorsteher der Anstalt unverzüglich anzuzeigen. Die betreffenden Personen haben während der Dauer der Ansteckungsgefahr das Betreten der Anstaltsräume zu meiden.

§ 13. Sämtliche Personen, welche beim Impfen oder Abimpfen entweder unmittelbar oder mittelbar durch Instrumente mit der Impffläche oder dem Impfstoff in Berührung kommen oder sich mit dem Verarbeiten oder mit dem Abfüllen des Impfstoffs beschäftigen, haben jedesmal vor Beginn ihres Dienstes Hände (Nägel) und Unterarme sorgfältig zu waschen und zu desinfizieren sowie ein waschbares, frisch gereinigtes und desinfiziertes Überkleid anzulegen, das erst nach Beendigung des Dienstes abzulegen ist.

III. Auswahl und Untersuchung der Impftiere.

§ 14. Zur Gewinnung von Tierlymphe sind junge Rinder oder Kälber zu benutzen; letztere müssen mindestens 3 Wochen alt sein; Tiere im Alter von 5 Wochen und darüber sind den jüngeren vorzuziehen.

§ 15. Die Tiere sind in den Beobachtungsstall zu bringen, gründlich zu reinigen und möglichst bald von dem Anstaltstierarzt auf ihren Gesundheitszustand zu untersuchen. Hierbei ist der Haut und bei Kälbern dem Nabel besondere Aufmerksamkeit zu widmen und die Körperwärme im After zu messen. Es empfiehlt sich, bei den Tieren eine Tuberkulinprobe vorzunehmen. Nur solche Tiere, welche durchaus gesund sind, dürfen zur Gewinnung von Impfstoff benutzt werden.

IV. Pflege und Ernährung der Impftiere.

§ 16. Die Tiere, welche gesund befunden sind, werden in den Impfstall gebracht.
§ 17. Die Tiere sind sauber zu halten.
§ 18. Die Ernährung der Tiere erfolgt in der für ihr Alter zweckmäßigsten Art und Weise nach Anweisung des Tierarztes im Benehmen mit dem Vorsteher der Anstalt.

V. Impfung der Tiere.

§ 19. Unmittelbar vor der Impfung sowie vor der Abnahme des Impfstoffs ist die Körperwärme des Tieres zu messen. Beträgt sie mehr als 41,5 Grad Celsius oder sind sonstige Krankheitserscheinungen vorhanden, welche nach dem Urteil des Tierarztes Bedenken hervorrufen, so ist das Tier von der Benutzung auszuschließen.

§ 20. Alle Instrumente, die bei der Impfung oder bei der Abnahme des Impfstoffs verwendet werden, müssen so hergestellt sein, daß sie leicht gereinigt und desinfiziert werden können. Sie sind in Schränken aus Metall und Glas aufzubewahren und jedesmal unmittelbar vor dem Gebrauche zu sterilisieren.

§ 21. Die Impftische müssen aus möglichst dauerhaftem Material gefertigt und mit einem weißen Anstrich von Emailfarbe versehen sein. Sie sollen eine Vorrichtung besitzen, die das Tier vor Verletzungen beim Schlagen des Kopfes schützt. Vor jedem Gebrauch ist der Impftisch zu reinigen und das Lederzeug ausreichend zu schmieren. Nach jedem Gebrauche sind die Impftische mit Zubehör sorgfältig zu reinigen.

§ 22. Die Auswahl der Körperstellen, an welchen die Impfung des Tieres erfolgen soll und deren Ausdehnung den achten Teil der Körperfläche nicht überschreiten darf, ist dem Anstaltsvorsteher überlassen. Am geeignetsten dazu ist die Bauchhaut, gegebenenfalls unter Zuhilfenahme des Dammes, der inneren Schenkelflächen und bei größeren Tieren des Hodensacks.

§ 23. Die zur Impfung bestimmte Körperstelle ist mit Seife einzuschäumen, zu rasieren und mit warmem Seifenwasser gründlich zu reinigen. Hierauf ist sie zuerst mit Alkohol, dann mit sterilisiertem Wasser abzuspülen und schließlich mit sterilisierten Tüchern oder Tupfern abzutrocknen.

§ 24. Die Impfung, welche vom Vorsteher oder Assistenten ausgeführt wird, geschieht in der Regel mittels langer paralleler, oberflächlicher Schnitte, welche möglichst wenig bluten und mindestens $1/2$ Zentimeter voneinander entfernt sein sollen. Der Impfstoff wird mit dem Impfmesser, einem Glasklotz oder einem sonstigen geeigneten Instrument in die Schnitte eingerieben. Vor der Impfung dürfen die Tiere betäubt werden.

§ 25. Zur Impfung der Tiere können benutzt werden:

a) tierischer Impfstoff in der zur Menschenimpfung zugelassenen Beschaffenheit, der jedoch nach dem Ermessen des Anstaltsvorstehers weiter verdünnt werden darf. Impfstoff, der Merkmale der Abschwächung zeigt, darf zur Fortzüchtung nicht verwendet werden;

b) menschlicher Impfstoff von Erstimpflingen, welcher unter Beobachtung der im Verfolg des Bundesratsbeschlusses vom 28. Juni 1899 erlassenen Vorschriften, soweit sie sich auf die Gesundheit des Kindes beziehen (Vorschriften, welche von den Ärzten bei der Ausführung des Impfgeschäfts zu befolgen sind, §§ 5 ff. [1])), gewonnen ist. Er

---

[1] § 5. Die Impflinge, von welchen Lymphe zum Weiterimpfen entnommen werden soll (Ab-, Stamm-, Mutter-Impflinge), müssen zuvor am ganzen Körper untersucht und als vollkommen gesund und gut genährt befunden werden. Sie müssen von Eltern stammen, welche an vererbbaren Krankheiten nicht leiden, insbesondere dürfen Kinder, deren Mütter mehrmals abortiert oder Frühgeburten überstanden haben, als Abimpflinge nicht benutzt werden.

Der Abimpfling soll wenigstens 6 Monate alt, ehelich geboren und nicht das erste Kind seiner Eltern sein. Von diesen Anforderungen darf nur ausnahmsweise abgewichen werden, wenn über die Gesundheit der Eltern nicht der geringste Zweifel obwaltet.

Der Abimpfling soll frei sein von Geschwüren, Schrunden und Ausschlägen jeder Art, von Kondylomen an den Gesäßteilen, an den Lippen, unter den Armen und am Nabel, von Drüsenanschwellungen, chronischen Affektionen der Nase, der Augen und Ohren, wie von Anschwellungen und Verbiegungen der Knochen, er darf demnach kein Zeichen von Syphilis, Skrofulose, Rachitis oder irgendeiner anderen konstitutionellen Krankheit an sich haben.

§ 6. Lymphe von Wiedergeimpften darf nur im Notfall und nie zum Impfen von Erstimpflingen zur Anwendung kommen.

Die Prüfung des Gesundheitszustandes eines wiedergeimpften Abimpflings muß mit besonderer Sorgfalt nach Maßgabe der in § 5 angegebenen Gesichtspunkte geschehen.

darf unvermischt — und zwar entweder frisch vom Körper des Kindes sofort oder
nach Aufbewahrung in sorgfältig geschlossenen Haarröhrchen — oder vermischt mit
reinstem Glyzerin oder mit Glyzerin und physiologischer Kochsalzlösung zu gleichen
Teilen — und zwar entweder frisch oder nach Aufbewahrung in Haarröhrchen beziehungsweise in sterilisierten, mittels sterilisierter Korke wohlverschlossenen Gläschen
— auf das Tier übertragen werden;

c) die festen und flüssigen Bestandteile der natürlichen Kuhpocken oder der echten
Menschenpocken, wenn bei Verwendung der letzteren alle Vorsichtsmaßregeln beobachtet
werden können, die zur Verhütung der Übertragung der Menschenpocken erforderlich sind.

Den Pockenstoff hat einer der Anstaltsärzte womöglich selbst an Ort und Stelle
zu entnehmen. Zu diesem Zwecke ist die Impfanstalt von den beamteten Ärzten ihres
Bezirkes von jedem frischen Pockenfall bei Menschen sofort telegraphisch zu benachrichtigen;

d) Kaninchenimpfstoff, sogenannte Lapine, der unter denselben Vorsichtsmaßregeln
gewonnen und behandelt ist wie tierischer Impfstoff (a).

§ 26. Die Anlegung eines Verbandes auf die Impffläche bleibt dem Ermessen
des Anstaltsvorstehers überlassen.

VI. Beobachtung der geimpften Tiere.

§ 27. Während der Entwickelung der Blattern ist der Gesundheitszustand des
Tieres von dem Tierarzt zu überwachen.

§ 28. Das Ergebnis der Beobachtung (Körperwärme, Freßlust, Durchfälle usw.)
ist in ein mit fortlaufenden Nummern versehenes Buch, in dem jedes geimpfte Tier
eine eigene Nummer erhält, einzutragen.

§ 29. Treten Krankheitserscheinungen auf, die nach dem Urteil des Tierarztes
Bedenken hervorrufen, so ist das Tier von der Benutzung auszuschließen.

VII. Abnahme des Impfstoffs.

§ 30. Es bleibt dem Anstaltsvorsteher überlassen, ob er den Impfstoff von dem
vorher geschlachteten oder dem lebenden, unter Umständen betäubten Tiere abnehmen
will.

§ 31. Die Abnahme des Impfstoffs hat vor dem Eitrigwerden des Inhalts der
Blattern und vor Eintritt einer erheblichen Röte in ihrer Umgebung, in der Regel
nicht vor 80 Stunden nach der Impfung, zu erfolgen.

§ 32. Die ganze Impffläche ist sorgfältig mit warmem Wasser und Seife oder
in einer sonst geeigneten Weise von Borken und Schorfen zu reinigen. Hierauf ist
sie gründlich mit sterilisiertem Wasser abzuspülen und mit sterilisierten Tüchern oder
Tupfern abzutrocknen.

§ 33. Nur gut entwickelte Blattern sind zur Abnahme von Impfstoff geeignet.

§ 34. Die Abnahme des Impfstoffs geschieht am besten mittels des scharfen
Löffels. Bei dem lebenden Tiere ist das Gewebe der Blattern möglichst blutfrei durch
Abkratzen unter scharfem Drucke zu entfernen, jedoch das wiederholte Auskratzen einer
und derselben Blatter nicht gestattet.

§ 35. Fand die Abnahme des Impfstoffs vom lebenden Tiere statt, so ist es
tunlichst bald danach zu schlachten.

Nach der Schlachtung hat sofort eine Untersuchung des Tieres durch den Tierarzt
stattzufinden. Bis zu dieser Untersuchung dürfen die inneren Organe und das Fell
nicht von dem Körper getrennt werden. Die Untersuchung hat gemäß der in Abschnitt A §§ 22 ff. der Ausführungsbestimmungen zu dem Gesetze, betreffend die
Schlachtvieh- und Fleischbeschau, vom 3. Juni 1900 vorgeschriebenen Weise zu erfolgen.

Das Ergebnis der Beschau ist entweder durch den Tierarzt persönlich oder auf
Grund eines von ihm selbst ausgestellten Beschaubefundes in das im § 28 bezeichnete Buch einzutragen. Die Beschaubefunde sind als Beilage zu diesem Buche aufzubewahren.

§ 36. Der von einem Tiere gewonnene Rohstoff darf nur dann zur Bereitung
von Impfstoff verwendet werden, wenn das Tier keine Veränderungen zeigt, die nach
dem Urteil des Tierarztes Bedenken hervorrufen.

VIII. Zubereitung des Impfstoffs.

§ 37. Der Tisch, auf dem die Zubereitung des Impfstoffs erfolgt, soll mit einer Glasplatte versehen sein. Alle Instrumente, die mit dem Impfstoff oder der Zusatzflüssigkeit in Berührung kommen, und alle Gefäße, die zur Aufnahme der Instrumente oder des Impfstoffs bestimmt sind, müssen unmittelbar vor dem Gebrauche sterilisiert werden.

Die Gefäße sind vor und bei dem Gebrauche tunlichst bedeckt zu halten. Walzen und andere Teile von Reibemaschinen, die eine Sterilisierung durch trockene oder feuchte Hitze nicht vertragen, sind unmittelbar vor dem Gebrauche mit Alkohol zu desinfizieren und hierauf mit sterilisiertem Wasser abzuspülen und mit sterilisierten Tüchern oder Tupfern abzutrocknen.

Alle zur Bereitung des Impfstoffs bestimmten Geräte und Instrumente sind in Schränken aus Metall und Glas vor Staub geschützt aufzubewahren.

§ 38. Zur Bereitung des Impfstoffs dienen die flüssigen und festen Bestandteile der Impfblattern unter Ausschluß der Borken und Schorfe. Die Vermischung der von verschiedenen Tieren gleichzeitig gewonnenen Lymphe ist gestattet. Verzögert sich der Beginn der Verarbeitung, so ist der Rohstoff einstweilen in Glyzerin aufzubewahren.

§ 39. Der aus den Impfblattern gewonnene frische Rohstoff darf nicht ohne weiteres zu Menschenimpfungen benutzt werden; er ist vielmehr vorher unter Zusatz eines Gemisches aus reinstem Glyzerin und aus sterilisierter physiologischer Kochsalzlösung, die beide den Anforderungen des Arzneibuchs entsprechen müssen, in einem Mörser oder auf einer Maschine sorgfältig zu verreiben. Im fertigen Impfstoff dürfen höchstens 9 Teile Glyzerinwasser auf einen Teil Rohstoff enthalten sein.

§ 40. Der fertige Impfstoff ist bis zur Abfüllung in sterilisierten, luftdicht verschlossenen Glasgefäßen aufzubewahren.

Zum Abfüllen ist ein geeigneter Apparat (z. B. ein mit Ausguß versehenes Reagenzröhrchen oder Becherglas) zu benutzen, der unmittelbar vor dem Gebrauch in allen seinen Teilen sterilisiert worden ist.

Zur Aufnahme des fertigen Impfstoffs dienen Haarröhrchen oder kleine reagenzglasartige Gefäße aus Glas, welch letztere mit neuen, durch Hitze sterilisierten Korken zu verschließen sind. Die zur Aufnahme des Impfstoffs bestimmten Glasgefäße sind unmittelbar vorher in trockener Hitze zu sterilisieren.

§ 41. Der fertige Impfstoff ist bis zu seiner Versendung im Eisschrank oder an einem anderen hinreichend kühlen Orte vor Licht geschützt aufzubewahren.

§ 42. In der Regel soll kein Impfstoff zur Versendung kommen, bevor er probeweise verimpft worden ist. Stehen zur Impfung Menschen nicht zur Verfügung, so hat die Probeimpfung ausnahmsweise am Kaninchen (Ohr oder Auge) zu erfolgen.

§ 43. Impfstoff, der auf einen Teil Rohstoff nicht mehr als 4 Teile Glyzerinwasser enthält, darf in der Regel nicht vor Ablauf von 4 Wochen nach der Zubereitung abgegeben werden. Soll die Verimpfung ausnahmsweise früher erfolgen, so ist der Impfstoff mit einer entsprechend größeren Menge Glyzerinwasser, unbeschadet der Bestimmungen im § 39, zu verdünnen.

IX. Abgabe des Impfstoffs.

§ 44. Die Abgabe des fertigen Impfstoffs erfolgt in der Regel auf schriftliche Bestellung und, abgesehen von besonderen Fällen, nur an Ärzte, Apotheken und Behörden.

§ 45. Der Anstaltsvorstand kann jedesmal eine 14tägige Vorausbestellung verlangen. Von einer solchen Forderung ist Abstand zu nehmen in besonders dringenden Fällen sowie bei Lieferung für Impfungen, die wegen des Ausbruchs von Pocken von den Polizeibehörden angeordnet werden. Mit Rücksicht hierauf ist in jeder Anstalt ein von der Landesregierung zu bestimmender angemessener Vorrat an Impfstoff stets bereitzuhalten.

§ 46. Die Versendung des Impfstoffs erfolgt in Originalpackungen, auf welchen zu verzeichnen sind:

a) der Name der Impfanstalt,
b) die Nummer des Versandbuchs,
c) der Tag der Abnahme des Rohstoffs,

d) der Tag, bis zu dem der Impfstoff verbraucht werden darf,
e) die Zahl der in der Packung enthaltenen Impfstoffportionen.

Den Sendungen ist für jede darin enthaltene Originalpackung eine Gebrauchs=
anweisung sowie eine mit dem Dienststempel der Anstalt versehene Postkarte beizu=
fügen, letztere behufs Mitteilung an die Impfanstalt, mit welchem Erfolge der über=
sandte Impfstoff verimpft worden ist. Es ist Sorge zu tragen, daß den Ärzten durch
die Rückbeförderung der Postkarten Kosten nicht erwachsen.

Die Gebrauchsanweisung hat den Wortlaut der §§ 5—12[1]) der Vorschriften, die
von den Ärzten bei der Ausführung des Impfgeschäfts zu befolgen sind, zu enthalten.

X. Listenführung.

§ 47. Über die Impfungen der Tiere ist ein Tagebuch (§ 28) zu führen, das die
nachstehenden Angaben enthält:
   a) laufende Nummer,
   b) Rasse, Geschlecht, Farbe, Alter und Gewicht des Tieres,
   c) Tag der Einstellung des Tieres,
   d) Körperwärme bei der Einstellung,
   e) Tag der Tuberkulinprobe,
   f) Körperwärme vor der Tuberkulinprobe,
   g) höchste Körperwärme und sonstiger Befund nach der Tuberkulinprobe,
   h) Tag und Stunde der Impfung,
   i) Art und Abstammung des verimpften Impfstoffs,
   k) Körperwärme vor der Impfung,
   l) Gesundheitszustand des Tieres während der Entwickelung der Blattern,
   m) Tag und Stunde der Abnahme des Rohstoffs,
   n) Körperwärme bei der Abnahme des Rohstoffs,
   o) tierärztlicher Befund nach dem Schlachten,
   p) Ergebnis der Impfung,
   q) Art und Zubereitung des Impfstoffs,
   r) Bemerkungen.

§ 48. Über den Versand des Impfstoffs sind 3 Versandbücher zu führen, eines
für Ärzte und Zivilbehörden, ein zweites für Militärbehörden und ein drittes für
Niederlagen in Apotheken. Jedes hat nachstehende Angaben zu enthalten:
   a) laufende Nummer,
   b) Name und Stand des Empfängers,
   c) Wohnort des Empfängers,
   d) Datum des Einganges der Bestellung,
   e) Datum der Absendung,
   f) Ursprung und Alter des Impfstoffs.
   g) Art der Zubereitung des Impfstoffs,
   h) Menge des übersandten Impfstoffs,
   i) Bemerkungen (über den bei der Verimpfung seitens des impfenden Arztes
      erzielten Erfolg und dergleichen).

XI. Wissenschaftliche und praktische Untersuchungen.

§ 49. Den öffentlichen Impfanstalten liegt es ob, die Impfung wissenschaftlich
und praktisch tunlichst zu fördern und dementsprechend auf dem Wege des Versuchs,
der klinischen Beobachtung usw. Untersuchungen anzustellen. Hierzu gehören insbe=
sondere mikrobiologische Untersuchungen und Tierversuche mit Vakzine oder Variola.

§ 50. Alljährlich zum 1. Februar hat der Vorsteher der Anstalt einen Jahres=
bericht über die Tätigkeit der Anstalt während des vorhergehenden Jahres unter Be=
rücksichtigung sämtlicher Abschnitte dieser Vorschriften in doppelter Ausfertigung zu er=
statten. Die eine Ausfertigung ist spätestens bis zum 1. März dem Kaiserlichen Ge=
sundheitsamte behufs einheitlicher Bearbeitung und Veröffentlichung zugängig zu machen.

---

[1]) Bundesratsbeschluß vom 22. März 1917.

3. Beschlüsse des Bundesrats zur Ausführung des Impfgesetzes.

Vom 22. März 1917 [1].

Der Bundesrat hat in seiner Sitzung vom 22. März 1917 sich mit nachstehenden Beschlüssen und Vorschriften zum Impfgesetz vom 8. April 1874 einverstanden erklärt; sie treten an die Stelle der Beschlüsse vom 28. Juni 1899 [2]) und der durch diese Beschlüsse genehmigten Bestimmungen und Vordrucke.

1. Beschlüsse, betreffend den physiologischen und pathologischen Stand der Impffrage.

§ 1. Das einmalige Überstehen der Pocken (Blattern) verleiht mit seltenen Ausnahmen Schutz gegen ein nochmaliges Befallenwerden von dieser Krankheit.

§ 2. Die Impfung mit Kuhpockenlymphe ist imstande, einen ähnlichen Schutz zu bewirken.

§ 3. Die Dauer des durch Impfung erzielten Schutzes gegen Pocken schwankt innerhalb weiter Grenzen, beträgt aber im Durchschnitt zehn Jahre.

§ 4. Um einen ausreichenden Impfschutz zu erzielen, ist mindestens eine gut entwickelte Impfpocke erforderlich.

§ 5. Es bedarf einer Wiederimpfung nach Ablauf von zehn Jahren nach der ersten Impfung.

§ 6. Das Geimpftsein der Umgebung erhöht den Schutz, den der Einzelne gegen die Pockenkrankheit erworben hat, und die Impfung gewährt demnach nicht nur einen persönlichen, sondern auch einen allgemeinen Nutzen in bezug auf Pockengefahr.

§ 7. Die Impfung kann unter Umständen mit Gefahr für den Impfling verbunden sein.

Abgesehen von zufälligen Übertragungen der Lymphe auf ungeimpfte Körperstellen kommen als Impfschädigungen nur Wundinfektionskrankheiten infolge nachträglicher Verunreinigung der Impfstellen gelegentlich vor.

Die Gefahr der Impfung kann durch Zurückstellung kranker Kinder von der Impfung, durch sorgfältige Ausführung der Impfung sowie durch richtige Pflege der Impflinge auf einen so geringen Umfang beschränkt werden, daß der Nutzen der Impfung den gelegentlichen Schaden unendlich überwiegt.

§ 8. Die Einführung der Impfung hat, soweit wissenschaftlich nachweisbar ist, keine Zunahme bestimmter Krankheiten oder der Sterblichkeit im allgemeinen zur Folge gehabt.

2. Beschlüsse, betreffend die ausschließliche Verwendung von Tierlymphe zur Impfung.

§ 1. Es haben sich bisher keine Anhaltspunkte für die Annahme eines ursächlichen Zusammenhanges zwischen den in der Tierlymphe bekannten Keimen und den Reizerscheinungen ergeben, die nach der Impfung auftreten.

§ 2. Die Impfung ist sowohl bei öffentlichen als auch bei Privatimpfungen nur mit Tierlymphe vorzunehmen.

§ 3. Der Impfstoff ist aus staatlichen Impfanstalten zu beziehen. Doch können die Landesbehörden bestimmen, daß auch aus Privatimpfanstalten, die der staatlichen Aufsicht unterstehen, solcher bezogen werden darf.

Es ist erwünscht, daß von den staatlichen Impfanstalten auch für private Impfungen der Impfstoff an Ärzte unentgeltlich abgegeben wird.

§ 4. Für den Handel mit Impfstoff in den Apotheken gelten folgende Vorschriften:

a) Der Impfstoff muß aus staatlichen Impfanstalten oder aus deren Niederlagen bezogen werden. Ein Bezug von Impfstoff aus privaten Anstalten bedarf der Genehmigung der Landesbehörden.

b) Der Impfstoff ist vor Licht geschützt und kühl aufzubewahren.

c) Der Impfstoff darf nur auf ärztliches Erfordern und nur in der von der Impfanstalt gelieferten Verpackung abgegeben werden. Diese muß so beschaffen sein, daß sie nicht ohne Zerreißen oder Zerbrechen des Verschlusses geöffnet werden kann.

---

[1]) Veröffentlichungen des Kaiserlichen Gesundheitsamtes 1917, S. 209.
[2]) Ebenda 1899, S. 948 und 1900, S. 271.

Auf jeder Verpackung müssen außen angegeben sein: der Name der Anstalt, die den Impfstoff geliefert hat, die Nummer des Versandbuchs, der Tag der Abnahme des Impfstoffs, der Tag, bis zu dem der Impfstoff verwendet werden darf, und die Zahl der in der Verpackung enthaltenen Portionen. Zugleich mit dem Impfstoff sind eine mit dem Dienststempel der Anstalt versehene Postkarte sowie eine Gebrauchsanweisung abzugeben. Letztere hat den Wortlaut der §§ 5—12 der Vorschriften, die von den Ärzten bei der Ausführung der Impfung zu befolgen sind, zu enthalten. Die Postkarte dient zur Mitteilung an die Impfanstalt darüber, mit welchem Erfolge der übersandte Impfstoff verimpft worden ist.

d) Impfstoff, der vor mehr als drei Monaten abgenommen ist, darf nicht abgegeben werden.

e) Über den Empfang und die Abgabe des Impfstoffs ist ein Buch zu führen, in welchem der Tag des Empfanges, die Bezeichnung der Anstalt, in welcher der Impfstoff gewonnen ist, der Tag der Abgabe, der Name des verordnenden Arztes einzutragen sind.

3. Entwurf von Vorschriften, die von den Ärzten bei der Ausführung der Impfung zu befolgen sind.

A. Allgemeine Bestimmungen.

§ 1. Es ist wünschenswert, daß der Impfarzt in jedem Orte seines Bezirkes öffentliche Impfungen vornimmt. An Orten, an denen übertragbare Krankheiten, wie Diphtherie, Fleckfieber, übertragbare Genickstarre, Keuchhusten, spinale Kinderlähmung, Masern, rosenartige Entzündungen, Scharlach oder Typhus, in größerer Verbreitung auftreten, ist die Impfung in öffentlichen Terminen während der Dauer der Epidemie nicht vorzunehmen.

Der Impfarzt soll über den Stand der übertragbaren Krankheiten in seinem Impfbezirke während der Impfzeit fortlaufend unterrichtet sein. Insbesondere soll er sich rechtzeitig vergewissern, ob in den Orten, in denen öffentliche Impfungen stattfinden sollen, eine übertragbare Krankheit herrscht, um erforderlichenfalls den Impftermin aufschieben zu können.

Erhält der Impfarzt erst nach Beginn der Impfung davon Kenntnis, daß derartige Krankheiten herrschen, so hat er die Impfung an diesem Orte sofort zu unterbrechen und der zuständigen Behörde davon Anzeige zu machen.

Hat der Impfarzt Fälle übertragbarer Krankheiten in Behandlung, so hat er sorgfältig darauf zu achten, daß durch seine Person die Krankheiten bei der Impfung nicht weiter verbreitet werden.

Es empfiehlt sich, öffentliche Impfungen während der Zeit der größten Sommerhitze zu vermeiden.

§ 2. Im Impftermine hat der Impfarzt im Einvernehmen mit der Ortspolizeibehörde für die nötige Ordnung zu sorgen, Überfüllung der für die Impfung bestimmten Räume zu verhüten und deren ausreichende Lüftung zu veranlassen.

Die gleichzeitige Anwesenheit der Erstimpflinge und der Wiederimpflinge ist tunlichst zu vermeiden.

B. Beschaffung des Impfstoffs.

§ 3. Die Impfärzte erhalten für die öffentlichen Impfungen ihren Gesamtbedarf an Impfstoff unentgeltlich und portofrei aus den staatlichen Impfanstalten.

§ 4. Der Impfarzt hat — zutreffendenfalls unter Angabe der Nummer des Versandbuchs der betreffenden Impfanstalt — aufzuzeichnen, von wo und wann er seinen Impfstoff erhalten hat.

C. Ausführung der Impfung und Wiederimpfung.

§ 5. Die zu impfenden Kinder sind vom Impfarzt vor der Impfung zu besichtigen; auch sind die begleitenden Angehörigen von ihm über den Gesundheitszustand der Impflinge sowie der Personen in deren Umgebung zu befragen. Insbesondere hat der Impfarzt nicht nur zu Beginn des Impftermins ganz allgemein, sondern auch später vor jeder einzelnen Impfung die begleitenden Angehörigen über

das Vorhandensein einer rosenartigen Entzündung oder eines nässenden Hautausschlages in der Behausung des Impflinges zu befragen. Sind bei der Wiederimpfung
Angehörige nicht anwesend, so sind die Wiederimpflinge selbst zu befragen. Wird dem
Impfarzt in glaubhafter Weise nachgewiesen, daß in der Familie des Impfpflichtigen
eine Erkrankung an einer rosenartigen Entzündung oder an einem nässenden Ausschlag
vorhanden ist, so hat der Impfarzt im ersteren Falle die Impfung zu unterlassen;
im anderen Falle soll er berechtigt sein, die Impfung aufzuschieben, sofern eine wirksame Absonderung des Impflinges oder der an dem Ausschlag leidenden Person nicht
gewährleistet erscheint.

Kinder, die an schweren akuten oder chronischen, die Ernährung stark beeinträchtigenden oder die Säfte verändernden Krankheiten leiden, sollen in der Regel nicht
geimpft und nicht wiedergeimpft werden. Insbesondere sind Kinder, die mit nässenden oder juckenden Ekzemen oder mit Ohrenfluß behaftet sind, von der Impfung zurückzustellen.

Ausnahmen sind (namentlich beim Auftreten der natürlichen Pocken) gestattet und
werden dem Ermessen des Impfarztes anheimgegeben.

§ 6. Die Impfung ist als eine chirurgische Operation anzusehen und unter Anwendung aller Vorsichtsmaßregeln auszuführen, die geeignet sind, Wundinfektionskrankheiten fernzuhalten; insbesondere hat der Impfarzt sorgfältig auf die Reinheit
seiner Hände, der Impfinstrumente und der Impfstelle Bedacht zu nehmen. Vor Anlegung der Impfschnitte ist die Impfstelle mit Watte und 70 prozentigem Alkohol oder
einem anderen, von den Landesregierungen zugelassenen gleichwertigen Mittel abzureiben. Für jeden Impfling ist ein neuer Wattebausch zu nehmen. Der dem Ver-
sandgefäß entnommene Impfstoff ist im Impftermine durch Bedecken vor Verunreinigung zu schützen; im offenen Versandgefäße kann eine Verunreinigung des Impfstoffs
durch Schrägstellen des Gefäßes vermieden werden.

§ 7. Der Impfstoff ist tunlichst bald nach dem Empfange zu verimpfen, bis
zum Gebrauch aber an einem kühlen Orte und vor Licht geschützt aufzubewahren. Er
darf durch Zusätze von Glyzerin, Wasser oder anderen Stoffen nicht verdünnt werden.

§ 8. Zur Impfung eines jeden Impflinges sind nur Instrumente zu benutzen,
die durch trockene oder feuchte Hitze (Ausglühen, Auskochen) keimfrei gemacht sind.
Frisch ausgeglühte Impfinstrumente dürfen erst nach genügender Abkühlung in den
Impfstoff getaucht werden.

Die jedesmal für den Gebrauch notwendige Menge Impfstoff kann entweder
unmittelbar aus dem Glasgefäße mit dem Impfinstrument entnommen oder auf ein
keimfreies Glasschälchen gebracht werden. Beim Gebrauche von Haarröhrchen kann
sie auch unmittelbar aus einem solchen auf das Instrument getropft werden.

§ 9. Die Impfung wird bei Erstimpflingen auf demjenigen Oberarme, welchen
die begleitenden Angehörigen bestimmen, vorgenommen, bei Wiederimpflingen der
Regel nach auf dem linken Oberarme. Es sind 4 seichte Schnitte von höchstens 1 cm
Länge anzulegen. Die einzelnen Impfschnitte sollen mindestens 2 cm voneinander
entfernt liegen. Es empfiehlt sich, die Impfschnitte in der Längsrichtung des Armes
auszuführen. Stärkere Blutungen beim Impfen sind zu vermeiden. Einmaliges
Einstreichen des Impfstoffs in die durch Anspannen der Haut klaffend gehaltenen
Schnitte ist im allgemeinen ausreichend.

Das Auftragen des Impfstoffs mit einem Pinsel ist verboten.

Übriggebliebene Mengen Impfstoff dürfen nicht in das Gefäß zurückgefüllt und
zu späteren Impfungen verwendet werden.

§ 10. Die Erstimpfung hat als erfolgreich zu gelten, wenn mindestens eine
Pustel zur regelmäßigen Entwicklung gekommen ist. Bei der Wiederimpfung genügt
für den Erfolg schon die Bildung von Knötchen oder Bläschen an den Impfstellen.

§ 11. Der Impfarzt ist verpflichtet, etwaige Störungen des Impfverlaufs und
jede wirkliche oder angebliche Nachkrankheit, ferner jede Erkrankung infolge Übertragung
des Impfstoffs auf ungeimpfte Personen in der Umgebung des Impflinges, soweit
sie ihm bekannt werden, tunlichst genau festzustellen und an zuständiger Stelle sofort
anzuzeigen.

D. Privatimpfungen.

§ 12. Für die Privatimpfungen gelten die obigen Vorschriften im § 1 Abf. 4
sowie der §§ 4—11.

4. Entwurf einer Belehrung über den Nutzen der Impfung und von Verhaltungsvorschriften.

A. Für die Angehörigen der Erstimpflinge.

§ 1. Die Pocken sind eine gefährliche und in hohem Grade ansteckende Krankheit. In früheren Jahren, bevor die Impfung allgemein eingeführt war, sind alljährlich Tausende von Menschen im Deutschen Reiche an dieser Seuche gestorben; viele der dem Pockentod Entronnenen sind zeitlebens durch die Blatternnarben entstellt geblieben. Wenn heutzutage die Pocken der Bevölkerung eine fast unbekannte Krankheit geworden sind, so ist dies der durch das Reichsimpfgesetz überall eingeführten Impfung zu verdanken. Fast immer bleiben Personen, welche mit Erfolg geimpft oder wiedergeimpft sind, von den Pocken verschont oder werden nur leicht von dieser Krankheit befallen. Der Impfschutz hält allerdings nicht zeitlebens an; durchschnittlich rechnet man mit einer Schutzdauer von 10 Jahren. Es muß daher die erste Impfung nach Ablauf dieser Frist wiederholt werden. Zur Impfung wird nur vollkommen unschädlicher Impfstoff verwendet, der von gesunden Tieren entnommen und durch sorgfältige Untersuchung als einwandfrei befunden worden ist.

Sowohl vor als auch nach der Impfung sind die nachstehenden Verhaltungsvorschriften zu beachten. Werden sie genau befolgt, so ist nicht zu befürchten, daß Kinder nach der Impfung erkranken.

§ 2. Aus einem Hause, in welchem übertragbare Krankheiten, wie Diphtherie, Fleckfieber, übertragbare Genickstarre, Keuchhusten, spinale Kinderlähmung, Masern, natürliche Pocken (Blattern), rosenartige Entzündungen, Scharlach oder Typhus, herrschen, dürfen die Impflinge zum allgemeinen Termine nicht gebracht werden.

§ 3. Die Eltern des Impflinges oder deren Vertreter haben dem Impfarzt vor der Ausführung der Impfung Mitteilung zu machen über frühere oder noch bestehende Krankheiten des Kindes sowie über rosenartige Entzündungen oder nässende Hautausschläge, von denen etwa Personen in der Umgebung des Kindes befallen sind.

§ 4. Die Kinder müssen zum Impftermine mit rein gewaschenem Körper und mit reinen Kleidern gebracht werden.

§ 5. Auch nach dem Impfen muß der Impfling peinlich sauber gehalten werden.

§ 6. Das Baden der Impflinge kann bis zu dem Tage, an dem die Impfschnitte sich durch Rötung von der Umgebung abheben — in der Regel dem 4. oder auch 5. Tage nach der Impfung — fortgesetzt werden, soll aber von da bis zum Abfallen der Impfschorfe und völliger Abheilung etwa dabei entstehender kleiner Wundflächen unterbleiben.

§ 7. Die Nahrung des Kindes bleibe unverändert. Brustkinder sind in den ersten Wochen nach der Impfung nicht zu entwöhnen.

§ 8. Bei günstigem Wetter darf das Kind ins Freie gebracht werden. Man vermeide im Hochsommer nur die heißesten Tagesstunden und die unmittelbare Sonnenhitze.

§ 9. Jede unnötige Berührung der Impfstellen ist zu vermeiden, insbesondere sind die Impfstellen mit großer Sorgfalt vor dem Aufreiben, Zerkratzen und vor Beschmutzung zu bewahren.

Gegebenenfalls dürfen sie nur mit frisch gereinigten Händen berührt werden; zum Waschen darf nur reine Watte verwendet werden.

Die Impfstellen sind kühl und trocken zu halten; ein reiner, nichtwollener Hemdärmel ist die zweckmäßigste Bedeckung.

Vor Berührung mit Personen, die an eiternden Geschwüren, Hautausschlägen oder Wundrose, insbesondere an Gesichts- oder Kopfrose, erkrankt sind, ist der Impfling sorgfältig zu bewahren, um die Übertragung von Krankheitskeimen in die Impfstellen zu verhüten; auch sind die von solchen Personen benutzten Gegenstände von dem Impfling fernzuhalten. Kommen in der Umgebung des Impflings Fälle derartiger Krankheiten vor, so ist es zweckmäßig, den Rat eines Arztes einzuholen.

§ 10. Nach der erfolgreichen Impfung zeigen sich vom vierten Tage ab kleine Bläschen, die sich in der Regel bis zum neunten Tage unter mäßigem Fieber vergrößern und zu erhabenen, von einem roten Entzündungshof umgebenen Schutzpocken entwickeln. Diese enthalten eine klare Flüssigkeit, die sich am achten Tage zu trüben beginnt. Vom zehnten bis zwölften Tage beginnen die Pocken zu einem Schorfe einzutrocknen, der nach drei bis vier Wochen von selbst abfällt.

Die erfolgreiche Impfung läßt Narben von der Größe der Pusteln zurück, die mindestens mehrere Jahre hindurch deutlich sichtbar bleiben.

§ 11. Die Pflegepersonen der Impflinge müssen sich peinlich davor hüten, die in den Impfpusteln enthaltene Flüssigkeit auf wunde oder mit Ausschlag behaftete Hautstellen oder in die Augen zu bringen. Haben sie eine Berührung der Impfstellen nicht vermeiden können, so sollen sie nicht unterlassen, sich sogleich die Hände sorgfältig mit Seife zu waschen; das dazu verwendete Waschwasser darf nicht von anderen Personen benutzt werden.

Ungeimpfte Kinder und solche, die an Ausschlag leiden, dürfen nicht mit Impflingen in nähere Berührung kommen, insbesondere nicht mit ihnen zusammen schlafen.

§ 12. Bei unregelmäßigem Verlaufe der Schutzpocken sowie bei jeder erheblichen, nach der Impfung entstehenden Erkrankung ist ein Arzt zuzuziehen. Der Impfarzt ist von jeder solchen Erkrankung, die vor der Nachschau oder innerhalb 14 Tagen danach eintritt, unverzüglich in Kenntnis zu setzen. Auch ist dem Impfarzt alsbald Anzeige zu erstatten, falls infolge einer zufälligen Übertragung des Impfstoffs bei Personen in der Umgebung des Impflinges Impfpusteln auftreten.

§ 13. An dem im Impftermine bekanntzugebenden Tage erscheinen die Impflinge zur Nachschau. Kann ein Kind am Tage der Nachschau wegen erheblicher Erkrankung oder weil in dem Hause eine übertragbare Krankheit herrscht (§ 2), nicht in das Impflokal gebracht werden, so haben die Eltern oder deren Vertreter dieses spätestens am Termintage dem Impfarzt anzuzeigen.

§ 14. Der Impfschein ist sorgfältig aufzubewahren.

B. Für die Wiederimpflinge und ihre Angehörigen.

§ 1. Die Pocken sind eine gefährliche und in hohem Grade ansteckende Krankheit. In früheren Jahren, bevor die Impfung allgemein eingeführt war, sind alljährlich Tausende von Menschen im Deutschen Reiche an dieser Seuche gestorben; viele der dem Pockentod Entronnenen sind zeitlebens durch die Blatternnarben entstellt geblieben. Wenn heutzutage die Pocken der Bevölkerung eine fast unbekannte Krankheit geworden sind, so ist dies der durch das Reichsimpfgesetz überall eingeführten Impfung zu verdanken. Fast immer bleiben Personen, welche mit Erfolg geimpft oder wiedergeimpft sind, von den Pocken verschont oder werden nur leicht von dieser Krankheit befallen. Der Impfschutz hält allerdings nicht zeitlebens an; durchschnittlich rechnet man mit einer Schutzdauer von 10 Jahren. Es muß daher die erste Impfung nach Ablauf dieser Frist wiederholt werden. Zur Impfung wird nur vollkommen unschädlicher Impfstoff verwendet, der von gesunden Tieren entnommen und durch sorgfältige Untersuchung als einwandfrei befunden worden ist.

Sowohl vor als auch nach der Impfung sind die nachstehenden Verhaltungsvorschriften zu beobachten. Werden sie genau befolgt, so ist nicht zu befürchten, daß Kinder nach der Impfung erkranken.

§ 2. Aus einem Hause, in welchem übertragbare Krankheiten, wie Diphtherie, Fleckfieber, übertragbare Genickstarre, Keuchhusten, spinale Kinderlähmung, Masern, natürliche Pocken (Blattern), rosenartige Entzündungen, Scharlach oder Typhus, herrschen, dürfen Wiederimpflinge zum allgemeinen Termine nicht kommen.

§ 3. Die Kinder sollen im Impftermine mit reiner Haut, reiner Wäsche und in sauberen Kleidern erscheinen.

§ 4. Auch nach dem Impfen muß der Wiederimpfling peinlich sauber gehalten werden.

§ 5. Die Entwicklung der Impfpusteln tritt am 3. oder 4. Tage ein und ist für gewöhnlich mit so geringen Beschwerden im Allgemeinbefinden verbunden, daß eine Versäumnis des Schulunterrichts deshalb nicht notwendig ist. Stellen sich größere Röte und Anschwellungen der Impfstellen ein, so ist ein Arzt zuzuziehen. Die Kinder können das gewohnte Baden fortsetzen. Das Turnen ist vom 3.—12. Tage von allen, bei denen sich Impfblattern bilden, auszusetzen. Jede unnötige Berührung der Impfstellen ist zu vermeiden; insbesondere sind die Impfstellen sorgfältig vor Beschmutzung, Kratzen und Stoß sowie vor Reibungen durch enge Kleidung und vor Druck von außen zu hüten. Die Impfstellen sind kühl und trocken zu halten; ein reiner, nichtwollener Hemdärmel ist die zweckmäßigste Bedeckung. Der Verkehr mit solchen Perfonen, die an eiternden Geschwüren, Hautausschlägen oder Wundrose, insbesondere an Gesichts= oder Kopfrose leiden, und die Benutzung der von ihnen gebrauchten Gegenstände ist zu vermeiden.

§ 6. Die Pflegepersonen der Wiederimpflinge müssen sich peinlich davor hüten, die Impfstellen zufällig oder absichtlich zu berühren oder die in den Impfpusteln enthaltene Flüssigkeit auf wunde oder mit Ausschlag behaftete Hautstellen oder in die Augen zu bringen. Haben sie die Impfstellen trotzdem berührt, so sollen sie nicht unterlassen, sich sogleich die Hände sorgfältig mit Seife zu waschen. Das dazu verwendete Waschwasser darf nicht von anderen Personen benutzt werden.

Ungeimpfte Kinder und solche, die an Ausschlag leiden, dürfen nicht mit Wiederimpflingen in nähere Berührung kommen, insbesondere nicht mit ihnen zusammen schlafen.

§ 7. Bei jeder erheblichen, nach der Impfung entstehenden Erkrankung ist ein Arzt zuzuziehen. Der Impfarzt ist von jeder solchen Erkrankung, die vor der Nachschau oder innerhalb 14 Tagen danach eintritt, unverzüglich in Kenntnis zu setzen. Auch ist dem Impfarzt alsbald Anzeige zu erstatten, falls infolge einer zufälligen Übertragung des Impfstoffs bei Personen in der Umgebung des Wiederimpflinges Impfpusteln auftreten.

§ 8. An dem im Impftermine bekanntzugebenden Tage erscheinen die Wiederimpflinge zur Nachschau. Kann ein Kind am Tage der Nachschau wegen erheblicher Erkrankung, oder weil in dem Hause eine übertragbare Krankheit herrscht (§ 2), nicht in das Impflokal kommen, so haben die Eltern oder deren Vertreter dies spätestens am Termintage dem Impfarzt anzuzeigen.

§ 9. Der Impfschein ist sorgfältig aufzubewahren.

5. Entwurf von Vorschriften, die von den Behörden bei der Ausführung der öffentlichen Impfungen zu befolgen sind.

§ 1. Bereits bei der Bekanntmachung des Impftermins hat die Ortspolizeibehörde dafür Sorge zu tragen, daß die Angehörigen der Impflinge gedruckte Verhaltungsvorschriften für die öffentlichen Impfungen und über die Behandlung der Impflinge während der Entwicklung der Impfblattern erhalten.

In Städten mit mehr als 10 000 Einwohnern ist es zulässig, die gedruckten Verhaltungsvorschriften für die Angehörigen der Erstimpflinge erst im Impftermin an die Angehörigen zu verteilen, unter der Voraussetzung, daß die §§ 2 und 4 dieser Vorschriften in der öffentlichen Bekanntmachung des Impftermins zum Abdruck gelangt sind. Wird in diesen Städten die Vorladung zur Impfung durch die Post zugestellt, so sind die §§ 2 und 4 der Verhaltungsvorschriften für die Angehörigen der Erstimpflinge auch auf der Vorladung abzudrucken.

§ 2. Treten an einem Orte übertragbare Krankheiten, wie Diphtherie, Fleckfieber, übertragbare Genickstarre, Keuchhusten, spinale Kinderlähmung, Masern, rosenartige Entzündungen, Scharlach oder Typhus, in größerer Verbreitung auf, so werden die öffentlichen Impftermine ausgesetzt. Die Ortspolizeibehörde hat den Impfarzt davon rechtzeitig zu benachrichtigen.

Aus einem Hause, in welchem Fälle der genannten Krankheiten oder die natürlichen Pocken (Blattern) herrschen, dürfen Kinder zum öffentlichen Termine nicht gebracht werden, auch haben sich Erwachsene aus solchen Häusern vom Impftermine fernzuhalten. Der Termin darf in solchen Häusern nicht abgehalten werden.

Impfung und Nachschau von Kindern aus solchen Häusern müssen getrennt von den übrigen Impflingen vorgenommen werden.

§ 3. Für die öffentliche Impfung sind helle, heizbare, genügend große, gehörig gereinigte und gelüftete Räume bereitzustellen, die womöglich auch eine Trennung des Warteraums vom Operationszimmer gestatten.

Bei kühler Witterung sind die Räume zu heizen.

§ 4. Ein Beauftragter der Ortspolizeibehörde sei im Impftermine zur Stelle, um im Einvernehmen mit dem Impfarzt für Aufrechterhaltung der Ordnung zu sorgen.

Entsprechende Schreibhilfe ist bereitzustellen.

Bei der Wiederimpfung und der darauf folgenden Nachschau sei ein Lehrer anwesend.

§ 5. Eine Überfüllung der Impfräume, namentlich des Operationszimmers, werde vermieden. Falls mehrere Impftermine an einem Tage angesetzt sind, sollen sie nicht zu rasch aufeinanderfolgen. Zwischen den Impfterminen ist der Impfraum gehörig zu lüften.

Die Zahl der vorzuladenden Impflinge richte sich nach der Größe der Impfräume.

§ 6. Man verhüte tunlichst, daß die Impfung mit der Nachschau bereits früher Geimpfter zusammenfällt.

Jedenfalls sind Erstimpflinge und Wiederimpflinge (Revakzinanden, Schulkinder) möglichst voneinander zu trennen.

§ 7. Es ist darauf hinzuwirken, daß die Impflinge mit reingewaschenem Körper und reinen Kleidern zum Impftermine kommen.

Kinder mit unreinem Körper und schmutzigen Kleidern können vom Termine zurückgewiesen werden.

§ 8. Ist ein Impfpflichtiger auf Grund ärztlichen Zeugnisses von der Impfung zweimal befreit worden, so kann die fernere Befreiung nur durch den zuständigen Impfarzt erfolgen (§ 2 Abs. 2 des Impfgesetzes).

Kinder, denen eine Impfung als erfolgreich unrechtmäßig bescheinigt ist, sind nach Lage des Falles als ungeimpfte oder als erfolglos geimpfte Kinder zu behandeln.

§ 9. Bei ungewöhnlichem Verlaufe der Schutzpocken oder bei Erkrankungen geimpfter Kinder ist ärztliche Behandlung, soweit tunlich, herbeizuführen; in Fällen von angeblichen Impfschädigungen sind Ermittlungen einzuleiten, und ist über deren Ergebnisse der oberen Verwaltungsbehörde Bericht zu erstatten; in geeigneten Fällen ist eine amtliche öffentliche Richtigstellung unrichtiger, in die Öffentlichkeit gelangter Angaben zu veranlassen. Dem Kaiserlichen Gesundheitsamt ist über solche Vorkommnisse mit tunlichster Beschleunigung Mitteilung zu machen.

Den Standesbeamten oder den Leichenschauern ist aufzugeben, jeden Todesfall, der als Folge der Impfung gemeldet wird, der Ortspolizeibehörde sofort anzuzeigen.

6. Beschlüsse, betreffend Leitsätze für die Sicherung einer zweckmäßigen Auswahl der Impfärzte.

§ 1. Die Bestellung der Impfärzte hat durch die Staatsbehörde zu erfolgen. Die Bewerber haben sich über genügende Kenntnisse auf dem Gebiete des Impfwesens sowie über hinlängliche Technik im Impfen auszuweisen.

§ 2. Die öffentliche Impfung ist vorzugsweise den beamteten Ärzten zu übertragen.

§ 3. Nichtbeamtete Ärzte sind bei der Übernahme der öffentlichen Impfung ausdrücklich in Pflicht zu nehmen.

§ 4. Die Vergütung der Impfärzte bedarf der Bestätigung der Staatsbehörde.

§ 5. Von Zeit zu Zeit ist den Impfärzten Gelegenheit zu geben, sich über die Fortschritte auf dem Gebiete der Impftechnik, der Pathologie der Impfung und der Lymphegewinnung zu unterrichten.

7. Beschlüsse, betreffend Leitsätze für die Vorbildung der Ärzte in der Impfung.

§ 1. Hinsichtlich der Vorbildung für die Ausübung der Impfung gelten folgende Anforderungen:

a) Während des klinischen Unterrichts haben die Studierenden am praktischen Unterricht in der Impftechnik teilzunehmen; ferner ist ihnen, soweit möglich, auch durch Besuch einer Impfanstalt Gelegenheit zu geben, die zur Ausübung der Impfung erforderlichen technischen Fähigkeiten und Kenntnisse über Gewinnung und Erhaltung der Lymphe zu erwerben.

b) Bei der ärztlichen Prüfung hat der Kandidat nachzuweisen, daß er sich mit den Grundsätzen und der Technik der Schutzpockenimpfung vertraut gemacht hat, auch die erforderlichen Kenntnisse über Gewinnung und Erhaltung der Lymphe besitzt.

c) Nach Ablauf des praktischen Jahrs hat der Kandidat zur Erlangung der ärztlichen Approbation nachzuweisen, daß er mindestens zwei öffentlichen Impfungs- und ebensovielen Wiederimpfungsterminen beigewohnt hat.

8. Beschlüsse, betreffend Leitsätze für die Anordnung einer ständigen technischen Überwachung des Impfwesens durch Medizinalbeamte.

§ 1. Die Beaufsichtigung der Impfärzte ist einem beamteten Arzte, und zwar für den Fall, daß der zuständige Medizinalbeamte selbst Impfarzt ist, einem höheren Medizinalbeamten zu übertragen.

§ 2. Die Beaufsichtigung bestehe in einer an Ort und Stelle auszuführenden Revision eines oder mehrerer Impftermine.

§ 3. Die Revision der Impfärzte hat mindestens alle 3 Jahre einmal stattzufinden.

Die Revision hat sich auf die Impftechnik, die Feststellung des Impferfolges, sodann auf die Listenführung, Auswahl des Impflokals, Zahl der Impflinge usw. zu erstrecken.

§ 4. Auch die Impfungen der Privatärzte, soweit sie nicht von diesen als Hausärzten in den Familien ausgeführt werden, sind der Revision zu unterwerfen.

§ 5. Ebenso sind die staatlichen und privaten Impfanstalten technisch zu überwachen. Sie sind alljährlich mindestens einmal zu revidieren.

§ 6. Die Aufmerksamkeit der die Impfung beaufsichtigenden Organe hat sich auch auf den Handel mit Lymphe zu erstrecken.

9. Beschlüsse, betreffend die Verwendung von Vordrucken für Impfscheine, Impfzeugnisse und Impflisten.

1. Bei Ausstellung der im § 10 Abs. 1 des Impfgesetzes vom 8. April 1874 erwähnten Impfscheine sind die nachstehenden Vordrucke I oder II anzuwenden, und zwar in der Weise, daß die Impfscheine für erste Impfungen (§ 1 Ziffer 1 des Impfgesetzes) auf Papier von rötlicher Farbe und die Impfscheine für spätere Impfungen (Wiederimpfung, § 1 Ziffer 2 des Impfgesetzes) auf Papier von grüner Farbe gedruckt werden; bei den Impfscheinen für die Wiederimpfung ist neben dem Worte „Impfschein" das Wort „Wiederimpfung" in Klammern zu setzen;

2. für die nach § 10 Abs. 2 des Impfgesetzes auszustellenden Zeugnisse über gänzliche oder vorläufige Befreiung von der Impfung haben die nachstehenden Vordrucke III oder IV zur Anwendung zu kommen. Diese sind durchgängig auf weißes Papier zu drucken;

3. Die in §§ 7 und 8 des Impfgesetzes vorgeschriebenen Impflisten sind nach den Vordrucken V und VI zu führen;

4. als Muster für eine Liste der bereits im Geburtsjahr zur Impfung gelangten Kinder wird der Vordruck VII, als Muster für die Übersichten über das Ergebnis der Erstimpfungen und der Wiederimpfungen werden die Vordrucke VIII und IX empfohlen.

———————

Vordruck I.   **Impfschein**   Impfliste Nr. . . . .

Impfbezirk . . . .

. . . . geboren den . . . . 19 . ., wurde

am . . . . 19 . . zum . . . . . Male . . . . . Erfolg geimpft.

Durch die Impfung ist der gesetzlichen Pflicht genügt.

. . . . am . . . . 19 . .

Bemerkung: Die Vordrucke sind bei der Ausfertigung von dem betreffenden Arzte mit seiner Namensunterschrift und seiner Eigenschaft als „Arzt" bzw. „Impfarzt" zu versehen.

(Rückseite.)

In jedem Impfbezirke wird jährlich an Orten und zu Zeiten, die vorher bekannt gemacht werden, unentgeltlich geimpft. Die erste Impfung der Kinder muß vor Ablauf des auf das Geburtsjahr folgenden Kalenderjahrs, die spätere Impfung (Wiederimpfung) bei Zöglingen einer öffentlichen Lehranstalt oder einer Privatschule, mit Ausnahme der Sonntags- und Abendschulen, innerhalb desjenigen Kalenderjahrs erfolgen, in dem die Kinder das zwölfte Lebensjahr zurücklegen. Ist die Impfung nach dem Urteil des Arztes erfolglos geblieben, so muß sie spätestens im nächsten Jahre wiederholt werden. Jeder Impfling muß frühestens am 6. und spätestens am 8. Tage nach der Impfung dem Arzte zur Besichtigung vorgestellt werden. Eltern, Pflegeeltern und Vormünder, deren Kinder oder Pflegebefohlene ohne gesetzlichen Grund und trotz erfolgter amtlicher Aufforderung der Impfung oder der ihr folgenden Gestellung entzogen geblieben sind, haben Geldstrafe oder Haft verwirkt.

Zur genauen Beachtung!

Mit der Aushändigung des Impfscheins darf die Sorgfalt für die Impfpocken nicht aufhören.

Es ist gefährlich und deshalb zu vermeiden:

1. das Bedecken der Impfpocken mit nicht sauberen Kleidungsstücken,
2. das Berühren oder gar Reiben der Impfpocken bei der Reinigung des Impflings,
3. jede Verletzung durch Kratzen oder Stoßen der Impfpocken,
4. jeder Versuch, die Schorfe der Impfpocken abzulösen, da sie nach richtiger Vernarbung der Impfstelle von selber abfallen,
5. die eigene Behandlung verletzter oder entzündeter Impfpocken. (In solchen Fällen ist der Impfarzt hinzuzuziehen.)

Bemerkung.

Der rote Vordruck I kommt für alle ersten Impfungen (§ 1 Ziffer 1 des Impfgesetzes) zur Anwendung, durch die der gesetzlichen Pflicht genügt ist.

Im übrigen ist zu unterscheiden:

1. war die Impfung beim ersten oder zweiten Male erfolgreich, so ist zwischen den Worten „zum . . . . Male" das Wort „ersten" oder „zweiten" und zwischen den Worten „Male . . . . Erfolg" das Wort „mit" einzuschalten;
2. ist die Impfung zum dritten Male (§ 3 des Impfgesetzes) wiederholt worden, so ist zwischen den Worten „zum . . . . Male" das Wort „dritten" und zwischen den Worten „Male . . . . Erfolg", je nachdem die Impfung erfolgreich oder erfolglos war, das Wort „mit" oder das Wort „ohne" einzuschalten.

Vordruck I.   **Impfschein**

(Wiederimpfung)   Impfliste Nr. . . . .

Impfbezirk . . . .

. . . . geboren den . . . . 19 . ., wurde

am . . . . 19 . . zum . . . . . Male . . . . . Erfolg wiedergeimpft.

Durch die Impfung ist der gesetzlichen Pflicht genügt.

. . . . am . . . . 19 . .

Bemerkung: Die Vordrucke sind bei der Ausfertigung von dem betreffenden Arzte mit seiner Namensunterschrift und seiner Eigenschaft als „Arzt" bzw. „Impfarzt" zu versehen.

(Rückseite.)

In jedem Impfbezirke wird jährlich an Orten und zu Zeiten, die vorher bekannt gemacht werden, unentgeltlich geimpft. Die erste Impfung der Kinder muß vor Ablauf des auf das Geburtsjahr folgenden Kalenderjahrs, die spätere Impfung (Wiederimpfung) bei Zöglingen einer öffentlichen Lehranstalt oder einer Privatschule, mit Ausnahme der Sonntags- oder Abendschulen, innerhalb desjenigen Kalenderjahrs erfolgen, in dem die Kinder das zwölfte Lebensjahr zurücklegen. Ist die Impfung nach dem Urteil des Arztes erfolglos geblieben, so muß sie spätestens im nächsten Jahre wiederholt werden. Jeder Impfling muß frühestens am 6. und spätestens am 8. Tage nach der Impfung dem Arzte zur Besichtigung vorgestellt werden. Eltern, Pflegeeltern und Vormünder, deren Kinder oder Pflegebefohlene ohne gesetzlichen Grund und trotz erfolgter amtlicher Aufforderung der Impfung oder der ihr folgenden Gestellung entzogen geblieben sind, haben Geldstrafe oder Haft verwirkt.

Zur genauen Beachtung!

Mit der Aushändigung des Impfscheins darf die Sorgfalt für die Impfpocken nicht aufhören.

Es ist gefährlich und deshalb zu vermeiden:

1. das Bedecken der Impfpocken mit nicht sauberen Kleidungsstücken,
2. das Berühren oder gar Reiben der Impfpocken bei der Reinigung des Impflings,
3. jede Verletzung durch Kratzen oder Stoßen der Impfpocken,
4. jeder Versuch, die Schorfe der Impfpocken abzulösen, da sie nach richtiger Vernarbung der Impfstelle von selber abfallen,
5. die eigene Behandlung verletzter oder entzündeter Impfpocken. (In solchen Fällen ist der Impfarzt hinzuzuziehen.)

Bemerkung.

Der grüne Vordruck I kommt für alle Wiederimpfungen (§ 1 Ziffer 2 des Impfgesetzes) zur Anwendung, durch die der gesetzlichen Pflicht genügt ist.

Im übrigen ist zu unterscheiden:

1. war die Impfung beim ersten oder zweiten Male erfolgreich, so ist zwischen den Worten „zum . . . . Male" das Wort „ersten" oder „zweiten" und zwischen den Worten „Male . . . . Erfolg" das Wort „mit" einzuschalten;
2. ist die Impfung zum dritten Male (§ 3 des Impfgesetzes) wiederholt worden, so ist zwischen den Worten „zum . . . . Male" das Wort „dritten" und zwischen den Worten „Male . . . Erfolg", je nachdem die Impfung erfolgreich oder erfolglos war, das Wort „mit" oder das Wort „ohne" einzuschalten.

Vordruck II. **Impfschein** Impfliste Nr. . . . .

Impfbezirk . . . .

. . . . geboren den . . . . 19. ., wurde

am . . . . 19. . zum . . . . Male ohne Erfolg geimpft.

Die Impfung muß im nächsten Jahre wiederholt werden.

. . . . am . . . . 19. .

Bemerkung: Die Vordrucke sind bei der Ausfertigung von dem betreffenden Arzte mit seiner Namensunterschrift und seiner Eigenschaft als „Arzt" bzw. „Impfarzt" zu versehen.

(Rückseite.)

In jedem Impfbezirke wird jährlich an Orten und zu Zeiten, die vorher bekannt gemacht werden, unentgeltlich geimpft. Die erste Impfung der Kinder muß vor Ablauf des auf das Geburtsjahr folgenden Kalenderjahrs, die spätere Impfung (Wiederimpfung) bei Zöglingen einer öffentlichen Lehranstalt oder einer Privatschule, mit Ausnahme der Sonntags- und Abendschulen, innerhalb desjenigen Kalenderjahrs erfolgen, in dem die Kinder das zwölfte Lebensjahr zurücklegen. Ist die Impfung nach dem Urteil des Arztes erfolglos geblieben, so muß sie spätestens im nächsten Jahre wiederholt werden. Jeder Impfling muß frühestens am 6. und spätestens am 8. Tage nach der Impfung dem Arzte zur Besichtigung vorgestellt werden. Eltern, Pflegeeltern und Vormünder, deren Kinder oder Pflegebefohlene ohne gesetzlichen Grund und trotz erfolgter amtlicher Aufforderung der Impfung oder der ihr folgenden Gestellung entzogen geblieben sind, haben Geldstrafe oder Haft verwirkt.

Zur genauen Beachtung!

Mit der Aushändigung des Impfscheins darf die Sorgfalt für die Impfpocken nicht aufhören.

Es ist gefährlich und deshalb zu vermeiden:

1. das Bedecken der Impfpocken mit nicht sauberen Kleidungsstücken,

2. das Berühren oder gar Reiben der Impfpocken bei der Reinigung des Impflings,
3. jede Verletzung durch Kratzen oder Stoßen der Impfpocken,
4. jeder Versuch, die Schorfe der Impfpocken abzulösen, da sie nach richtiger Vernarbung der Impfstelle von selber abfallen,
5. die eigene Behandlung verletzter oder entzündeter Impfpocken. (In solchen Fällen ist der Impfarzt hinzuzuziehen.)

Bemerkung.

Der rote Vordruck II kommt für alle diejenigen Fälle zur Anwendung, in denen die erste Impfung (§ 1 Ziffer 1 des Impfgesetzes) wegen Erfolglosigkeit wiederholt werden muß (§ 3 des Impfgesetzes).

Je nachdem die Impfung zum ersten oder zweiten Male vorgenommen war, ist zwischen den Worten „zum .... Male" das Wort „ersten" oder „zweiten" einzuschalten.

Vordruck II.

Impfschein

(Wiederimpfung)   Impfliste Nr. . . . .

Impfbezirk . . . .

. . . . geboren den . . . . 19. ., wurde

am . . . . 19. . zum . . . . . Male ohne Erfolg wiedergeimpft.

Die Impfung muß im nächsten Jahre wiederholt werden.

. . . . am . . . . 19. .

Bemerkung: Die Vordrucke sind bei der Ausfertigung von dem betreffenden Ärzte mit seiner Namensunterschrift und seiner Eigenschaft als „Arzt" bzw. „Impfarzt" zu versehen.

(Rückseite.)

In jedem Impfbezirke wird jährlich an Orten und zu Zeiten, die vorher bekannt gemacht werden, unentgeltlich geimpft. Die erste Impfung der Kinder muß vor Ablauf des auf das Geburtsjahr folgenden Kalenderjahrs, die spätere Impfung (Wiederimpfung) bei Zöglingen einer öffentlichen Lehranstalt oder einer Privatschule, mit Ausnahme der Sonntags- und Abendschulen, innerhalb desjenigen Kalenderjahrs erfolgen, in dem die Kinder das zwölfte Lebensjahr zurücklegen. Ist die Impfung nach dem Urteil des Arztes erfolglos geblieben, so muß sie spätestens im nächsten Jahre wiederholt werden. Jeder Impfling muß frühestens am 6. und spätestens am 8. Tage nach der Impfung dem Arzte zur Besichtigung vorgestellt werden. Eltern, Pflegeeltern und Vormünder, deren Kinder oder Pflegebefohlene ohne gesetzlichen Grund und trotz erfolgter amtlicher Aufforderung der Impfung oder der ihr folgenden Gestellung entzogen geblieben sind, haben Geldstrafe oder Haft verwirkt.

Zur genauen Beachtung!

Mit der Aushändigung des Impfscheins darf die Sorgfalt für die Impfpocken nicht aufhören.

Es ist gefährlich und deshalb zu vermeiden:
1. das Bedecken der Impfpocken mit nicht sauberen Kleidungsstücken,
2. das Berühren oder gar Reiben der Impfpocken bei der Reinigung des Impflings,
3. jede Verletzung durch Kratzen oder Stoßen der Impfpocken,
4. jeder Versuch, die Schorfe der Impfpocken abzulösen, da sie nach richtiger Vernarbung der Impfstelle von selber abfallen,
5. die eigene Behandlung verletzter oder entzündeter Impfpocken. (In solchen Fällen ist der Impfarzt hinzuzuziehen.)

Bemerkung.

Der grüne Vordruck II kommt für alle diejenigen Fälle zur Anwendung, in denen die Wiederimpfung (§ 1 Ziffer 2 des Impfgesetzes) wegen Erfolglosigkeit wiederholt werden muß (§ 3 des Impfgesetzes).

Je nachdem die Impfung zum ersten oder zweiten Male vorgenommen war, ist zwischen den Worten „zum ...... Male" das Wort „ersten" oder „zweiten" einzuschalten.

Vordruck III. **Zeugnis** Impfliste Nr. . . . .

Impfbezirk . . . .

. . . . geboren den . . . . 19.., kann

wegen . . . . ohne Gefahr nicht geimpft werden.

Demgemäß darf die gesetzliche Impfung bis . . . .
unterbleiben.

. . . . den . . . . 19. .

. . . .

Bemerkung: Die Vordrucke sind bei der Ausfertigung von dem betreffenden Arzte mit seiner Namensunterschrift und seiner Eigenschaft als „Arzt" bzw. „Impfarzt" zu versehen.

(Rückseite.)

In jedem Impfbezirke wird jährlich an Orten und zu Zeiten, die vorher bekannt gemacht werden, unentgeltlich geimpft. Die erste Impfung der Kinder muß vor Ablauf des auf das Geburtsjahr folgenden Kalenderjahrs, die spätere Impfung (Wiederimpfung) bei Zöglingen einer öffentlichen Lehranstalt oder einer Privatschule, mit Ausnahme der Sonntags= und Abendschulen, innerhalb desjenigen Kalenderjahrs erfolgen, in dem die Kinder das zwölfte Lebensjahr zurücklegen. Ist die Impfung nach dem Urteil des Arztes erfolglos geblieben, so muß sie spätestens im nächsten Jahre wiederholt werden. Jeder Impfling muß frühestens am 6. und spätestens am 8. Tage nach der Impfung dem Arzte zur Besichtigung vorgestellt werden. Eltern, Pflegeeltern und Vormünder, deren Kinder oder Pflegebefohlene ohne gesetzlichen Grund und trotz erfolgter amtlicher Aufforderung der Impfung oder der ihr folgenden Gestellung entzogen geblieben sind, haben Geldstrafe oder Haft verwirkt.

Bemerkung.

Der Vordruck III kommt — und zwar sowohl bei ersten Impfungen als bei späteren (Wiederimpfung) — zur Anwendung, wenn eine vorläufige Befreiung von der Impfung wegen Krankheit usw. (§ 2 des Impfgesetzes) nachgewiesen werden soll. Der Befreiungsgrund ist zwischen den Worten „wegen . . . . . ohne usw.", die Frist der Befreiung zwischen den Worten „bis . . . . . unterbleiben" anzugeben. Der Name des Impfbezirkes und die Nummer der Impfliste ist von demjenigen Impfarzt oder derjenigen Behörde, in deren Impfliste das betreffende Kind eingetragen ist, auszufüllen, sobald ihnen das Zeugnis zur Führung des Befreiungsnachweises vorgelegt wird.

Vordruck IV. **Zeugnis** Impfliste Nr. . . . . . .

Impfbezirk . . . .

. . . . geboren den . . . . 19 . .,

hat im Jahre . . . . die natürlichen Blattern überstanden, ist im Jahre . . . .
mit Erfolg geimpft worden und ist demgemäß von der Impfung befreit.

. . . . den . . . . 19. .

. . . .

Impfarzt

(Rückseite.)

In jedem Impfbezirke wird jährlich an Orten und zu Zeiten, die vorher bekannt gemacht werden, unentgeltlich geimpft. Die erste Impfung der Kinder muß vor Ablauf des auf das Geburtsjahr folgenden Kalenderjahrs, die spätere Impfung (Wiederimpfung) bei Zöglingen einer öffentlichen Lehranstalt oder einer Privatschule, mit Ausnahme der Sonntags- und Abendschulen, innerhalb desjenigen Kalenderjahrs erfolgen, in dem die Kinder das zwölfte Lebensjahr zurücklegen. Ist die Impfung nach dem Urteil des Arztes erfolglos geblieben, so muß sie spätestens im nächsten Jahre wiederholt werden. Jeder Impfling muß frühestens am 6. und spätestens am 8. Tage nach der Impfung dem Arzte zur Besichtigung vorgestellt werden. Eltern, Pflegeeltern und Vormünder, deren Kinder oder Pflegebefohlene ohne gesetzlichen Grund und trotz erfolgter amtlicher Aufforderung der Impfung oder der ihr folgenden Gestellung entzogen geblieben sind, haben Geldstrafe oder Haft verwirkt.

Bemerkung.

Der Vordruck IV ist für diejenigen Fälle bestimmt, in welchen — sowohl bei ersten Impfungen als bei späteren (Wiederimpfung) — eine gänzliche Befreiung von der Impfung stattfindet. Besteht der Befreiungsgrund darin, daß das Kind die natürlichen Blattern überstanden hat, so sind die Worte „ist im Jahre usw." bis „worden" auszustreichen; ist dagegen das Kind von der Impfung befreit, weil es bereits mit Erfolg geimpft worden ist, so sind die Worte „hat im Jahre usw." bis „überstanden" auszustreichen.

Der Name des Impfbezirkes und die Nummer der Impfliste ist von demjenigen Impfarzt oder derjenigen Behörde, in deren Impfliste das betreffende Kind eingetragen ist, auszufüllen, sobald ihnen das Zeugnis zur Führung des Befreiungsnachweises vorgelegt wird.

Vordruck V.

Liste

der zur Erstimpfung vorzustellenden Kinder für 19.

Bemerkungen.

I. In die Liste für Erstimpfungen sind aufzunehmen:
   1. die aus der vorjährigen Liste für Erstimpfungen zu übertragenden, dort in Spalte 23 vermerkten Erstimpfpflichtigen;
   2. sämtliche während des vorhergehenden Kalenderjahrs geborenen und an dessen Schlusse im Impfbezirke lebenden Kinder, gleichviel ob sie während des vorhergehenden Kalenderjahrs bereits geimpft worden sind oder nicht;
   3. die während des laufenden Kalenderjahrs aus anderen Impfbezirken zugezogenen und als noch nicht mit Erfolg geimpft überwiesenen, im vorhergehenden Kalenderjahre geborenen Kinder.

II. In Spalte 8 ist der Name derjenigen Anstalt oder sonstigen Stelle, von der der Impfstoff bezogen wurde, einzutragen.

III. In der Spalte 23 sind zu vermerken:
   1. alle nicht zur Nachschau vorgestellten und daher in Spalte 12 mit „Nein" verzeichneten Kinder;
   2. alle zum 1. und 2. Male aber nicht zum 3. Male ohne Erfolg geimpften Kinder (entnehmbar aus den Spalten 6 und 13);
   3. alle auf Grund ärztlichen Zeugnisses zurückgestellten (Spalte 20) sowie alle nicht auffindbaren (Spalte 17) oder der Impfung vorschriftswidrig entzogenen (Spalte 21) oder aus anderen Gründen ungeimpft gebliebenen (Spalte 22) Kinder.

IV. Die Erstimpfung hat als erfolgreich zu gelten, wenn mindestens eine Pustel zur regelmäßigen Entwicklung gekommen ist.

Laufende Nummer	Der zur Erstimpfung vorzustellenden Kinder		Des Vaters, Pflegevaters oder Vormundes		Zahl der vorangegangenen Impfungen	Tag der Impfung	Angabe, woher der Impfstoff bezogen wurde	Art des Impfstoffs		Zahl der gemachten Impfschnitte
	Vor- und Zuname	Jahr und Tag der Geburt	Name	Stand und Wohnung				Glyzerinlymphe	anders zubereiteter Impfstoff	
1	2	3	4	5	6	7	8	9	10	11

Vordruck VI.

Liste

der zur Wiederimpfung vorzustellenden Kinder für 19 .

Bemerkungen.

I. In die Liste für Wiederimpfungen sind aufzunehmen:

1. die aus der vorjährigen Liste für Wiederimpfungen zu übertragenden, dort in Spalte 24 vermerkten Wiederimpfpflichtigen;

2. sämtliche Zöglinge der im Impfbezirke befindlichen öffentlichen Lehranstalten und Privatschulen, mit Ausnahme der Sonntags= und Abendschulen, die während des Geschäftsjahrs das 12. Lebensjahr zurücklegen, gleichviel ob sie bereits angeblich oder wirklich innerhalb der vorhergehenden 5 Jahre mit Erfolg wiedergeimpft sind oder die natürlichen Blattern überstanden haben. Ob eine von diesen beiden letzteren Tatsachen vorliege, muß der Impfarzt durch Kenntnis=

Laufende Nummer	Der zur Wieder= impfung vorzustellenden Kinder		Des Vaters, Pflegevaters oder Vormundes		Zahl der während der letzten fünf Jahre vorangegangenen Impfungen	Tag der Impfung	Angabe, woher der Impfstoff bezogen wurde	Art des Impfstoffs		Zahl der gemachten Impfschnitte
	Vor- und Zuname	Jahr und Tag der Geburt	Name	Stand und Wohnung				Glyzerinlymphe	anders zubereiteter Impfstoff	
1	2	3	4	5	6	7	8	9	10	11

Ob zur Nachschau vorgestellt und an welchem Tage	War die Impfung von Erfolg?	Zahl der entwickelten Pusteln	Die Impfung ist unterblieben wegen:									Bemerkungen
			erfolgten Todes	Wegzugs	Nichtauffindbarkeit oder zufälliger Ortsabwesenheit	Überstehens der natürlichen Blattern	vorangegangener erfolgreicher Impfung	ärztlich bezeugter Gefahr für Leben oder Gesundheit	vorschriftswidriger Entziehung	anderer Gründe	Es ist demnach in die nächstjährige Liste für Erstimpfungen zu übertragen	
12	13	14	15	16	17	18	19	20	21	22	23	24

nahme der bezüglichen ärztlichen Zeugnisse oder durch eigene Untersuchung fest-stellen und im Bejahungsfalle in den bezüglichen Spalten der Liste verzeichnen.

II. In Spalte 8 ist der Name derjenigen Anstalt oder sonstigen Stelle, von welcher der Impfstoff bezogen wurde, einzutragen.

III. In die Spalte 24 sind einzutragen:

    1. alle nicht zur Nachschau vorgestellten und daher in Spalte 12 mit „Nein" verzeichneten Kinder;

    2. alle zum 1. oder zum 2. Male, aber nicht zum 3. Male ohne Erfolg geimpften Kinder (entnehmbar aus Spalte 6 und 13);

    3. alle wegen nicht Auffindbarkeit oder zufälliger Ortsabwesenheit nichtgeimpften (Spalte 18), auf Grund ärztlichen Zeugnisses zurückgestellten (Spalte 21) oder der Impfung vorschriftswidrig entzogenen (Spalte 22) oder aus anderen Gründen ungeimpft gebliebenen (Spalte 23) Kinder.

IV. Die Wiederimpfung hat als erfolgreich zu gelten, wenn an den Impfstellen Knötchen oder Bläschen zur Entwicklung gekommen sind.

Ob zur Nachschau vorgestellt und an welchem Tage	War die Impfung von Erfolg?	Zahl der entwickelten Pusteln	Die Impfung ist unterblieben wegen:										Bemerkungen
			erfolgten Todes	Wegzugs	Aufhörens des Besuchs einer die Impfpflicht bedingenden Lehranstalt	Nichtauffindbarkeit oder zufälliger Ortsabwesenheit	Überstehens der natürlichen Blattern	erfolgreicher Impfung innerhalb der vorangegangenen 5 Jahre	ärztlich bezeugter Gefahr für Leben oder Gesundheit	vorschriftswidriger Entziehung	anderer Gründe	Es ist demnach in die nächstjährige Liste für Impfungen zu übertragen	
12	13	14	15	16	17	18	19	20	21	22	23	24	25

Vordruck VII.

Liste
der bereits im Geburtsjahr zur Impfung gelangten Kinder für 19 .

Bemerkungen.
I. In die „Liste der bereits im Geburtsjahr zur Impfung vorgestellten Kinder" sind vom Impfarzt die Namen usw. nach Maßgabe der Spaltenüberschriften von allen

Laufende Nummer	Der bereits im Geburtsjahre zur Impfung vorgestellten Kinder		Des Vaters, Pflegevaters oder Vormundes		Tag der Impfung	Angabe, woher der Impfstoff bezogen wurde
	Vor- und Zuname	Jahr und Tag der Geburt	Name	Stand und Wohnung		
1	2	3	4	5	6	7

Vordruck VIII.

Übersicht der
für

Bezirk	Zahl der Einwohner bei der letzten Volkszählung	Gesamtzahl der zur Erstimpfung vorzustellenden, in die Impflisten eingetragenen Kinder	Im Laufe des Geschäftsjahrs vor dem Nachweis erfolgreicher Impfung zugezogene, im Vorjahr geborene Kinder	Hiervon sind					Es sind impfpflichtig geblieben			
				im Laufe des Geschäftsjahrs ungeimpft		von der Impfpflicht befreit, weil sie die natürlichen Blattern überstanden haben	bereits im Vorjahr eingetragen als mit Erfolg geimpft	bereits in vorhergegangenen Jahren mit Erfolg geimpft, aber erst jetzt zur Nachschau erschienen	zum 1. Male	zum 2. Male	zum 3. Male	im ganzen
				gestorben	verzogen							
1	2	3	4	5	6	7	8	9	10	11	12	13

denjenigen Kindern einzutragen, die vor Ablauf desjenigen Kalenderjahrs, innerhalb dessen sie geboren sind, bereits zur Impfung vorgestellt und wirklich geimpft worden sind.

II. In Spalte 7 ist der Name derjenigen Anstalt oder sonstigen Stelle, von der der Impfstoff bezogen wurde, einzutragen.

III. Die Erstimpfung hat als erfolgreich zu gelten, wenn mindestens eine Pustel zur regelmäßigen Entwicklung gekommen ist.

Art des Impfstoffs		Zahl der gemachten Impfschnitte	Ob zur Nachschau vorgestellt und an welchem Tage	War die Impfung von Erfolg?	Zahl der entwickelten Pusteln	Bemerkungen
Glyzerinlymphe	anders zubereiteter Impfstoff					
8	9	10	11	12	13	14

Erstimpfungen

19....

Hiervon sind geimpft					Art des Impfstoffs		Ungeimpft blieben sonach, und zwar				Zahl der während des Geschäftsjahrs geborenen und bereits mit Erfolg geimpften Kinder	Bemerkungen
mit Erfolg	ohne Erfolg			mit unbekanntem Erfolge, weil nicht zur Nachschau erschienen	Glyzerinlymphe	anders zubereiteter Impfstoff	weil auf Grund ärztlichen Zeugnisses vorläufig zurückgestellt	weil nicht aufzufinden oder zufällig ortsabwesend	weil vorschriftswidrig der Impfung entzogen	aus anderen Gründen		
	zum 1. Male	zum 2. Male	zum 3. Male									
14	15	16	17	18	19	20	21	22	23	24	25	26

Übersicht der
für

Bezirk	Zahl der Einwohner bei der letzten Volkszählung	Gesamtzahl der zur Wiederimpfung vorzustellenden, in die Impflisten eingetragenen Kinder	Im Laufe des Geschäftsjahrs zugezogene wiederimpfpflichtige Kinder	Hiervon sind				Es sind impfpflichtig geblieben			
				im Laufe des Geschäftsjahrs ungeimpft		von der Impfpflicht befreit, weil sie während der vorhergegangenen 5 Jahre die natürlichen Blattern überstanden haben	während der vorhergegangenen 5 Jahre mit Erfolg geimpft	zum 1. Male	zum 2. Male	zum 3. Male	im ganzen
				gestorben	verzogen						
1	2	3	4	5	6	7	8	9	10	11	12

B. Schlußbericht

der englischen Impfkommission[1]) vom August 1896.

Durch Königliche Verordnung vom 29. Mai 1889 war eine Kommission von 15 Mitgliedern berufen worden, um die Impffrage zu prüfen. Diese hat nach dem im August 1896 erfolgten Abschluß ihrer Tätigkeit, die 136 Sitzungen und die Vernehmung von 187 Zeugen einbegreift, das Ergebnis ihrer Beratungen über den Wert der Impfung nach eingehender, auf umfangreichen Beweismitteln gestützter Begründung in einer Reihe von Sätzen niedergelegt, von denen die nachstehenden in wörtlicher Übersetzung hier Platz finden mögen:

Wir haben diejenigen Beweismittel gewürdigt, welche zeigen sollten, daß das Vertrauen in die Impfung durch eine gerechte Prüfung der Tatsachen nicht gestützt wird.

Wir sind der Meinung:

1. daß die Impfung die Empfänglichkeit für die Erkrankung an Pocken herabsetzt;
2. daß sie den Verlauf der Krankheit beeinflußt und zwar:
a) die Sterblichkeit vermindert, sowie
b) den Pocken eine weniger schwere Form verleiht;
3. daß der Schutz, den die Impfung gegen ein Befallenwerden von den Pocken gewährt, während der unmittelbar auf die Impfung folgenden Jahre am größten ist. Es ist allerdings nicht möglich, die Frist dieser höchsten Schutzwirkung genau anzugeben. Soll eine Schutzdauer bezeichnet werden, so sind wir der Meinung, daß diese,

<hr>

[1]) Final report of the Royal Commission appointed to inquire into the subject of vaccination. London 1896. S. 98, 99 und 173 und Veröffentlichungen des Kaiserlichen Gesundheitsamts 1897. S. 456.

Wiederimpfungen
19....

Hiervon sind geimpft					Art des Impfstoffs		Ungeimpft blieben sonach, und zwar					Bemerkungen
mit Erfolg	ohne Erfolg			mit unbekanntem Erfolge, weil nicht zur Nachschau erschienen	Glyzerinlymphe	anders zubereiteter Impfstoff	weil auf Grund ärztlichen Zeugnisses vorläufig zurückgestellt	wegen Aufhören des Besuchs einer die Impfpflicht bedingenden Lehranstalt	weil nicht aufzufinden oder zufällig ortsabwesend	weil vorschriftswidrig der Impfung entzogen	aus anderen Gründen	
	zum 1. Male	zum 2. Male	zum 3. Male									
13	14	15	16	17	18	19	20	21	22	23	24	25

obgleich nicht in allen Fällen die gleiche, im allgemeinen einen Zeitraum von 9 oder 10 Jahren umfaßt.

4. daß nach Ablauf dieser Zeit des höchsten Schutzes die vorbeugende Wirkung der Impfung zwar rasch abnimmt, daß der Schutz aber in dem folgenden Jahrfünft immerhin noch beträchtlich ist, und vielleicht niemals völlig aufhört;

5. daß die Fähigkeit der Impfung, den Verlauf der Pocken abzuschwächen, in derjenigen Zeit am größten ist, während welcher sie den stärksten Schutz gegen eine Erkrankung gewährt, daß aber ihre Fähigkeit, die Krankheit auf diese Weise zu modifizieren, nicht ebenso rasch abnimmt, als der Schutz gegen ein Befallenwerden von den Pocken, daß vielmehr der den Krankheitsverlauf mildernde Einfluß der Impfung im höheren Lebensalter immer noch erheblich ist;

6. daß die Wiederimpfung den im Laufe der Zeit abgeschwächten Schutz erneuert Indes zeigt das Beweismaterial, daß dieser Einfluß abermals schwächer wird und daß die Impfung von Zeit zu Zeit wiederholt werden muß, um den bestmöglichen Grad von Impfschutz zu erlangen;

7. daß sich die günstige Wirkung der Impfung bei denjenigen Personen am meisten gezeigt hat, bei welchen sie am sorgfältigsten ausgeführt sei. Man kann nach unserer Meinung den ziemlich sicheren Schluß ziehen, daß, wenn die Lymphe an 3 oder 4 Stellen verimpft wird, die Impfung wirksamer ist, als wenn nur 1 oder 2 Schnittchen gemacht wurden, — und daß die Impfnarben auf einen besseren Impfschutz hinweisen, wenn sie die Fläche eines halben Quadratzolls bedecken, als wenn sie in ihrer Ausdehnung erheblich darunter bleiben.

Über die mit der Impfung verbundenen Gefahren für die Gesundheit der Impflinge äußerten sich die englischen Berichterstatter wie folgt:

Eine sorgfältige Prüfung der uns bekannt gewordenen Tatsachen hat uns zu der Schlußfolgerung berechtigt, daß zwar einige der mit der Impfung angeblich verbundenen Gefahren ohne Zweifel in Wirklichkeit bestehen und im großen und ganzen (in gross amount) nicht unerheblich sind. Vergleicht man sie jedoch mit der großen Zahl der

Massenimpfungen, so erscheinen sie bedeutungslos. Die Annahme ist jedoch berechtigt, daß die Impfschädigungen sich dank der neuzeitlichen besseren Vorsichtsmaßnahmen vermindern werden und daß sie dank der Vervollkommnung des Impfwesens, die sich aus den zukünftigen Erfahrungen ergeben wird, im Laufe der Zeit eine weitere Einschränkung erlangen werden.

C. Erläuterungen zu den Tafeln.

Tafel I. Pockensterblichkeit in Preußen und Österreich in den Jahren 1816—1898.

Tafel I gibt einen Vergleich der Pockensterblichkeit in Preußen und Österreich. Die Zahl der Pockentodesfälle verhielt sich in beiden Ländern, solange in keinem der beiden eine Impfpflicht bestand, wenig verschieden; seit dem Erlaß des deutschen Impfgesetzes ist sie dagegen in Preußen auf einen vormals ungekannt niedrigen Stand gesunken, in Österreich viele Jahre hindurch hoch geblieben. Bis zum Jahre 1889 ist in letzterem Lande die Sterblichkeit an Pocken sogar durchschnittlich größer gewesen, als vor dem Beginn der Epidemie im Jahre 1872; erst seit 1891 sind wieder günstigere Verhältnisse eingetreten, nachdem durch schärfere Verwaltungsmaßregeln die Impfung gefördert wurde. (Vgl. auch S. 162.)

Tafel II. Pockensterblichkeit in Bayern und Belgien.

Die Gegenüberstellung Bayerns und Belgiens, zweier Staaten mit ungefähr gleich großen Einwohnerzahlen, zeigt besonders anschaulich den Nutzen einer gesetzlich durchgeführten Impfpflicht. In Bayern ist die Pockensterblichkeit schon vor 1875 unter dem Einflusse der dort bereits seit dem Jahre 1807 gesetzlich vorgeschriebenen einmaligen Impfung verhältnismäßig gering gewesen; auch von der Epidemie der Jahre 1871 und 1872 wurde das Land im Vergleich zu Belgien nur milde heimgesucht. Seitdem aber durch das Reichsimpfgesetz in Deutschland auch die Wiederimpfung allgemein durchgeführt ist, hat sich die Zahl der Pockentodesfälle in Bayern noch weiter, und zwar dauernd und beträchtlich vermindert, während sie in Belgien noch geraume Zeit hindurch hoch blieb. (Vgl. auch S. 166.)

Tafel III. Erkrankungen und Todesfälle an Pocken in der preußischen, österreichischen und französischen Armee seit 1867.

Ebenso wie die Gesamtbevölkerungen der betreffenden Länder haben auch die Armeen im Beginn der siebenziger Jahre eine Pockenepidemie zu überstehen gehabt. Bezüglich der französischen Armee fehlen sichere Zahlenangaben, doch steht fest, daß die Verluste derselben ganz bedeutende gewesen sind. (Vgl. S. 62.)

Die bei weitem geringsten Verluste hat die preußische Armee während der Kriegsjahre 1870/71 gehabt, obwohl sie in Frankreich beständig mit der stark pockenverseuchten Bevölkerung in Berührung kam. Der Krieg an und für sich mit seinen Strapazen, Entbehrungen usw. kann die Zunahme der Pockentodesfälle in der Armee nicht bewirkt haben; denn die österreichische Armee hat in derselben Epidemie sehr viel größere Verluste an Pocken gehabt.

Der einzige Unterschied in den Pockenverhältnissen ist in den drei Armeen darin zu suchen, daß die österreichische und französische Armee, wie zugestanden ist, mangelhaft revakziniert wurden und sich innerhalb ungenügend geimpfter und deswegen von den Pocken stärker heimgesuchter Bevölkerungen befanden, während die preußische Armee den Vorteil einer sorgfältig ausgeführten Wiederimpfung und den relativen Schutz genoß, den eine fast pockenfreie Umgebung gewährt. Bemerkenswert ist noch, daß in der preußischen Armee seit dem Jahre 1874 bis zu Beginn des Krieges nur 3 Todesfälle an Pocken vorgekommen sind, während die beiden anderen Armeen noch ganz erhebliche Mortalitätszahlen für Pocken aufzuweisen hatten (Österreich 1886 noch 21, Frankreich 1889 noch 20).

Irgendeinen anderen Grund als die Wirkung einer streng durchgeführten Impfung und Wiederimpfung kann man für diese so überaus auffallenden Unterschiede der Pockenerkrankungen in den drei Armeen nicht geltend machen.

Im Mai 1886 ist für das österreichisch-ungarische Heer das Impfwesen neu geregelt worden, und zwar im Sinne einer strengen Durchführung des allgemeinen Impfzwanges. Danach sollten sämtliche Rekruten sofort nach ihrem Einrücken geimpft bzw. der Wiederimpfung unterzogen werden, wie es in der preußischen Armee in ähnlicher Weise schon seit dem Jahre 1834 der Fall war. Diese Maßregel hatte, wie die Tafel zeigt, einen glänzenden Erfolg.

In den 12 Jahren von 1887—1898 sind im österreichischen Heere noch an den Pocken gestorben 8, 5, 6, 1, 2, 0, 1, 1, 2, 1, 2 und 7 Mann. Von 1899—1911 sind Pockentodesfälle nicht mehr vorgekommen.

Auch in der französischen Armee haben günstigere Verhältnisse dauernd Platz gegriffen, nachdem die schon vorher wiederholt angeordnete, aber nur mangelhaft betriebene Impfung der Mannschaften infolge einer Ministerialverfügung vom 21. November 1888[1]) wirklich allgemein durchgeführt wurde. Die Zahl der Pockentodesfälle in den 10 Jahren 1889 bis 1898 betrug 20, 4, 3, 1, 4, 7, 6, 3, 1 und 2. Sie hat auch in der Folgezeit eine zweistellige Zahl niemals erreicht.

So deutlich die Abnahme der Pocken unter dem Einfluß der Impfung bei den österreichischen und französischen Truppen sich auch bemerkbar gemacht hat, so ist sie doch nicht so vollkommen gewesen, wie in der deutschen Armee. Es liegt dies zum Teil daran, daß es in den beiden fremden Heeren nur allmählich gelungen ist, so günstige Impferfolge zu erzielen wie in dem deutschen Heere.

Tafel IV. Pockensterblichkeit der Zivil- und Militärbevölkerung in Preußen.

Die Erfahrung hat unzählige Male gelehrt, daß es zu allen Zeiten und an allen Orten gelingt, eine Bevölkerung, die bisher von den Pocken schwer heimgesucht war, durch eine allgemeine Einführung der Impfung

---

[1]) Bulletin du service de Santé militaire. Jahrg. 1887—89. S. 635.

von diesem Übel zu befreien. So läßt die Statistik der Pockensterb=
lichkeit der Militärbevölkerung in Preußen die auffallende Tat=
sache erkennen, daß beim Militär eine plötzliche Abnahme der Todesfälle
nicht erst nach dem Jahre 1875 infolge der Handhabung des Impfge=
setzes, sondern schon 40 Jahre früher, im Jahre 1835, eingetreten ist.
Es war dies der Erfolg der im Jahre 1834 eingeführten Rekrutenimp=
fung. Immerhin kamen auch noch im Jahre 1835 in der preußischen
Armee einige Pockenfälle vor, weil unter der Zivilbevölkerung zahlreiche,
die Krankheitsübertragung vermittelnde Seuchenherde vorhanden waren.
Seitdem jedoch infolge des Reichsimpfgesetzes die Zivilbevölkerung auf
Jahre hinaus gegen die Pocken geschützt ist, sind diese in der Armee in
Friedenszeiten eine nahezu unbekannte Krankheit geworden.

Wenn der Einwand erhoben worden ist, daß die im Jahre 1834 an=
geordnete Rekrutenimpfung ihre Wirkung unmöglich sofort hätte entfalten
können, sondern zu ihrer Auswirkung geraumer Zeit bedurfte, so ist zu
bemerken, daß auf Grund einer Empfehlung des Generalstabsarztes schon
vor Erlaß der Königlichen Kabinettsorder vom 16. Juni 1834 in ein=
zelnen Armeekorps Rekrutenimpfungen angewendet wurden.

Die

Tafel V: Kartographische Darstellung der Pockentodesfälle
im Deutschen Reiche in den Jahren 1886—1910

ist auf S. 145 erläutert.

D. Namen- und Sachverzeichnis.

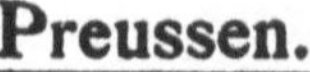

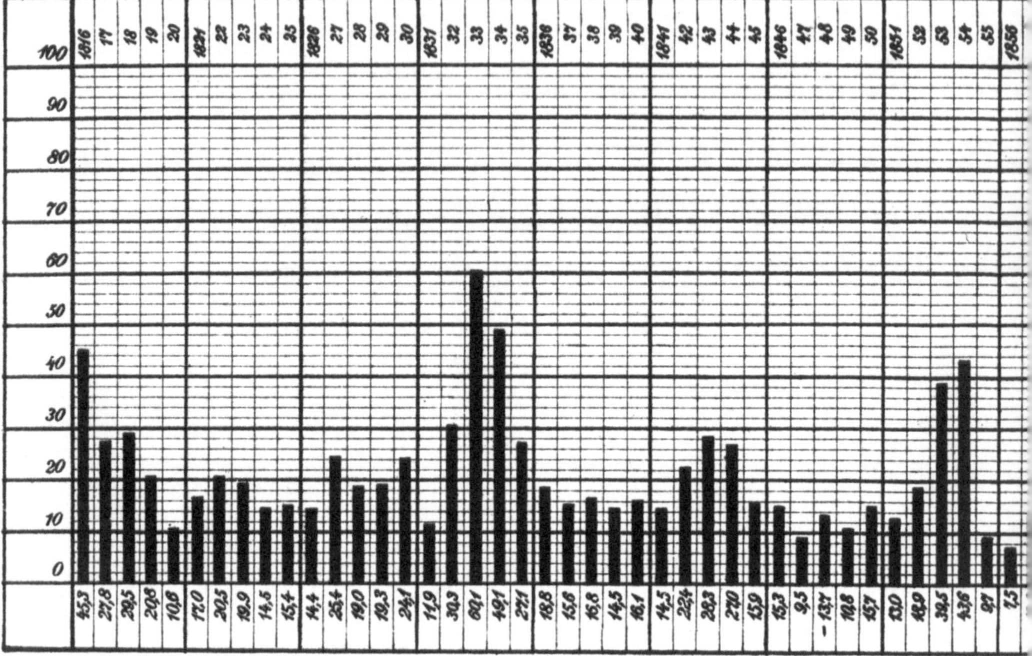

Oesterreic

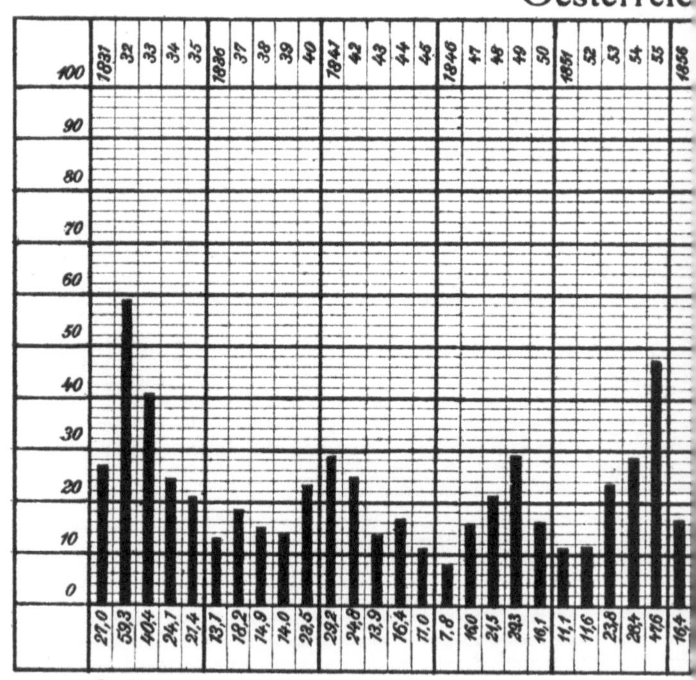

Blattern und Schutzpockenimpfung, 4. Auflage.

ssen und Oesterreich in den Jahren 1816—1920.

Einwohnern starben an den Pocken:

und Wiederimpfung seit 1874 gesetzlich durchgeführt.

Impfzwang. Seit 1891 Förderung der Impfung durch Verwaltungsmassregeln.

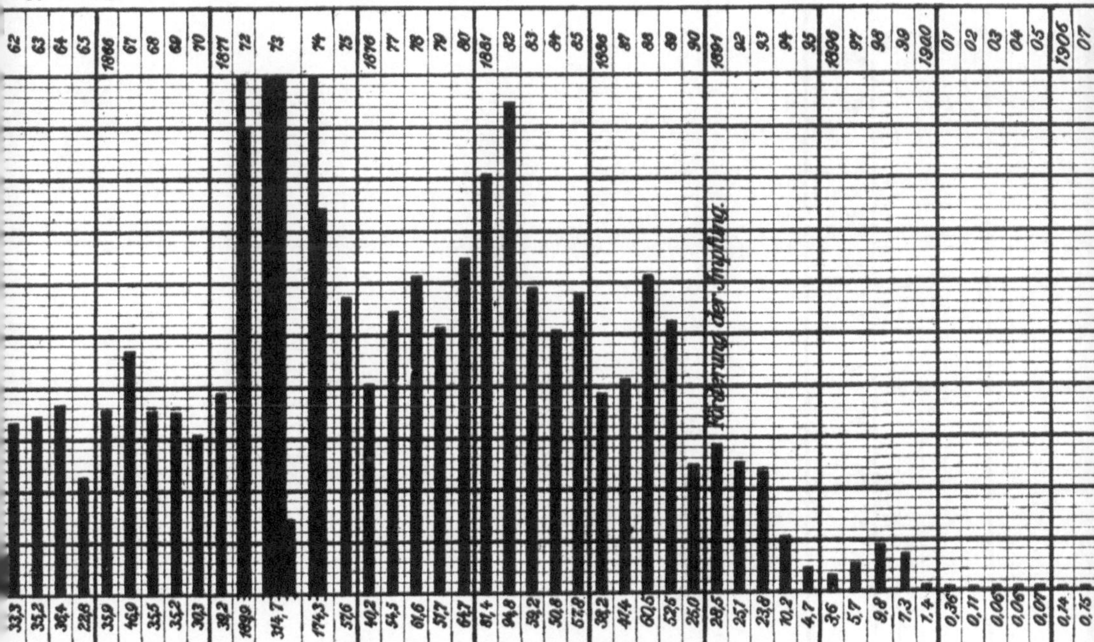

Nutzens der Schutzpockenimpfung. Berlin 1888, Preussische Statistik. ——
en aus dem Reichsgesundheitsamte. —— Oesterreichische Statistik.

Tafel I.

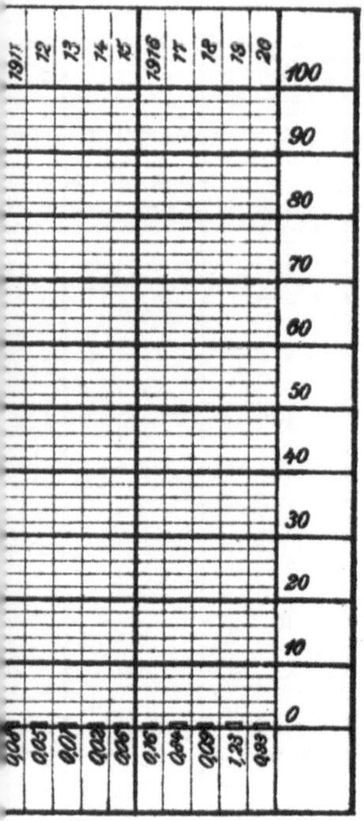

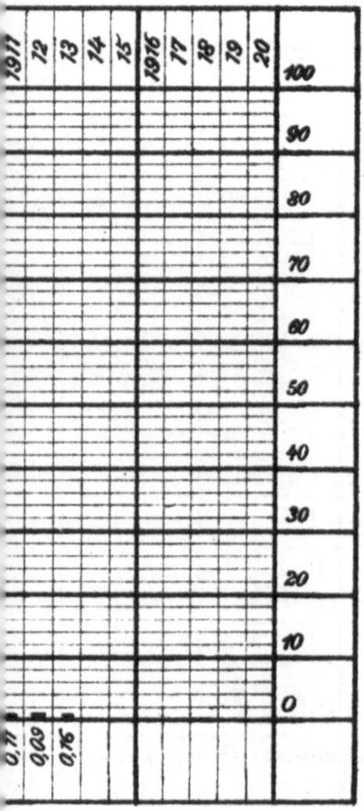

Bayern. *Vor 1874 einmalige Impfung, seit*

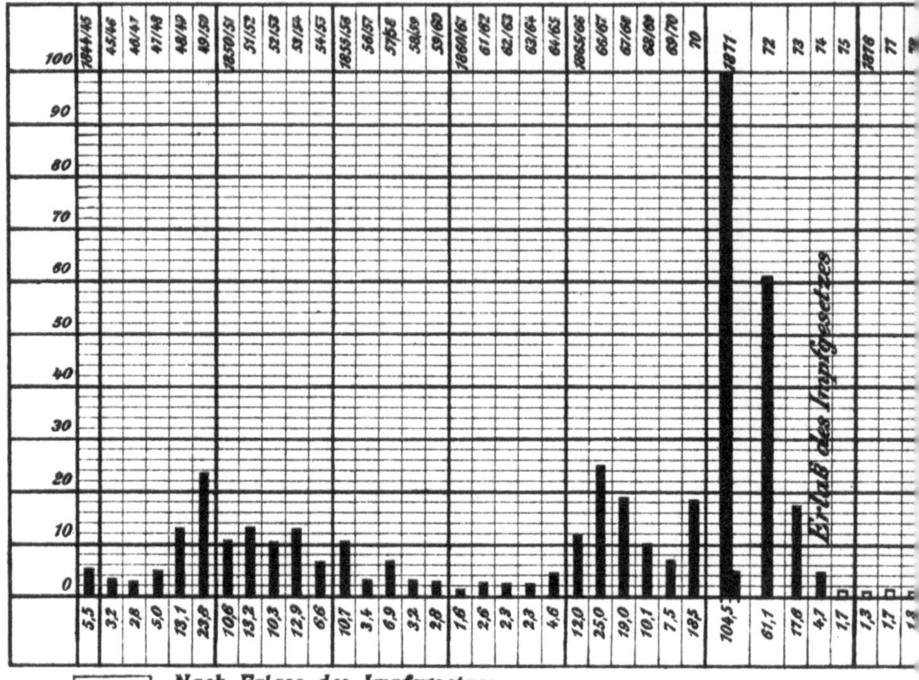

☐ *Nach Erlass des Impfgesetzes.*

Belgien.

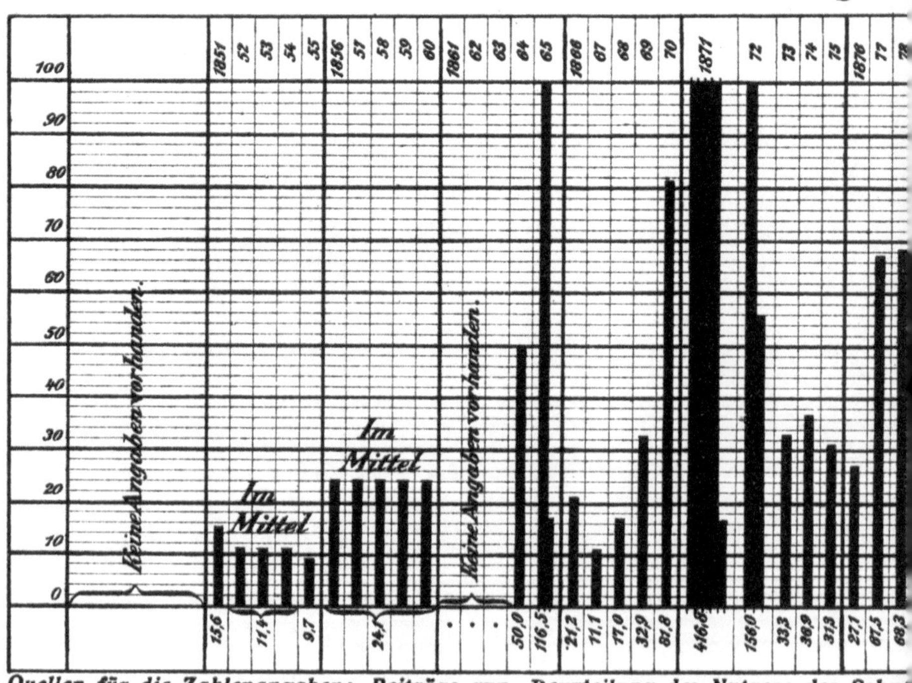

Quellen für die Zahlenangaben: Beiträge zur Beurteilung des Nutzens der Schu...
Medizinalstatistische Mitteilungen aus dem Rei...
Generalbericht ü. d. Sanitätsverwaltung in Bayern.

Blattern und Schutzpockenimpfung, 4. Auflage.

rben an den Pocken:

ng und Wiederimpfung gesetzlich durchgeführt.

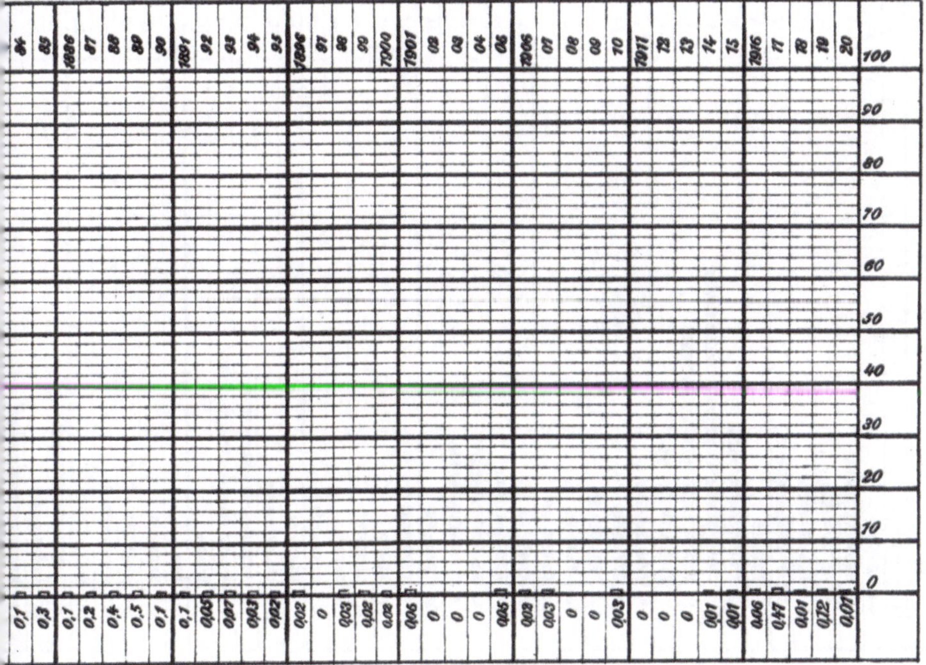

fzwang.

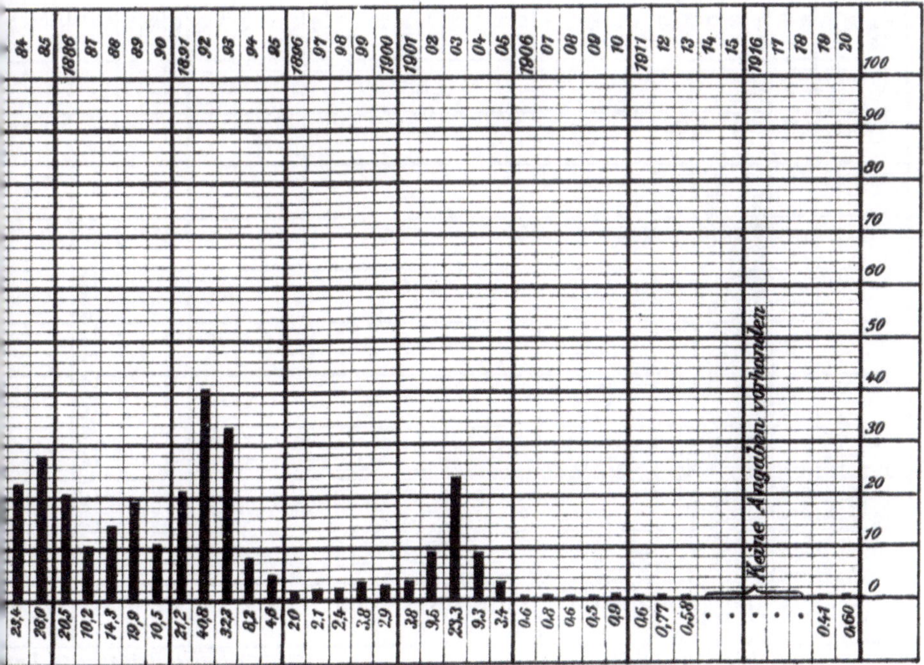

fung.   Berlin 1888.

eitsamte.

statistique de la Belgique.

Verlag von Julius Springer in Berlin.

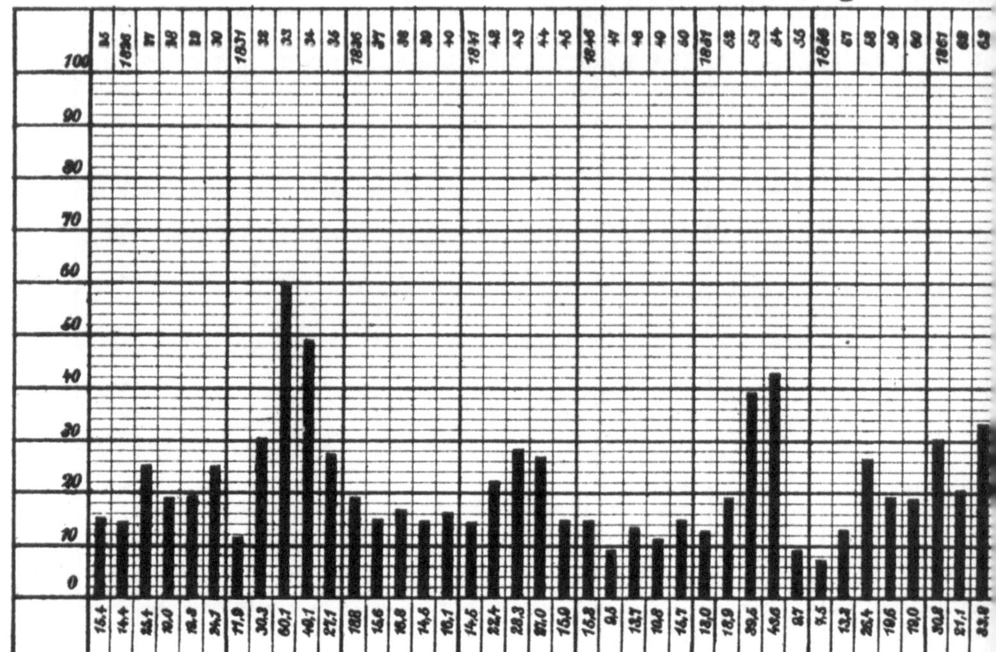

Militärbevöll[...]

Quellen für die Zahlenangaben: Beiträge zur Beurteilung des Nutzens der Schutzpoc[...]
Mitteilungen aus dem Reichsgesundheitsamte un[...]

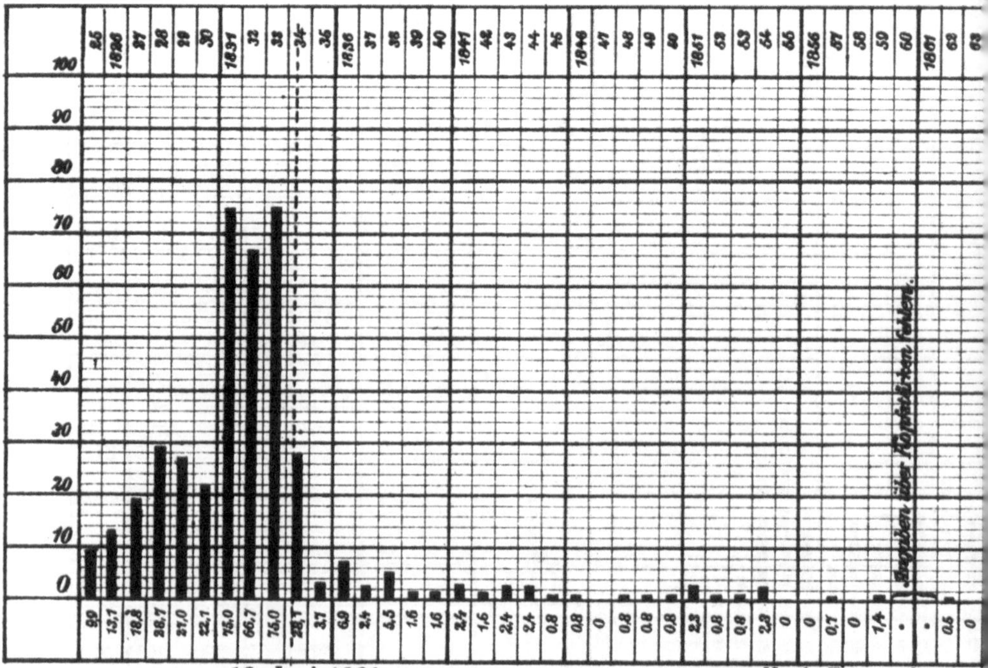

Blattern und Schutzpockenimpfung, 4. Auflage.

l- und Militärbevölkerung in Preussen.

ersonen starben an den Pocken:

ung, seit 1874 Impfung und Wiederimpfung gesetzlich durchgeführt.

Seit 1834 Impfung allgemein durchgeführt.

1. April 1875
Inkrafttreten des deutschen Reichs-Impfgesetzes.

r. Berlin 1888, Preussische Statistik. Medizinalstatistische
Berichte über die Preussische Armee.

Tafel IV.

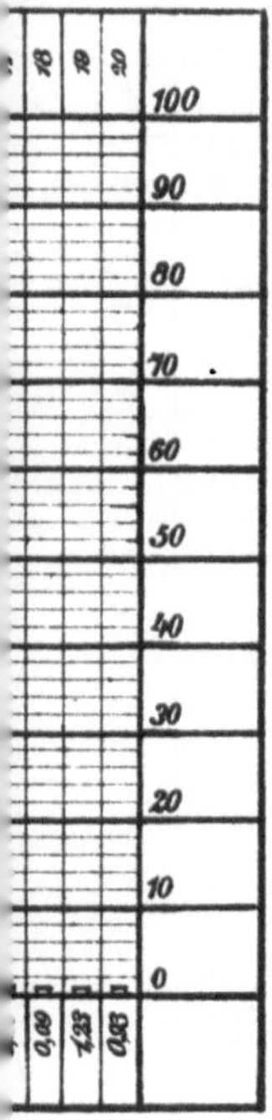

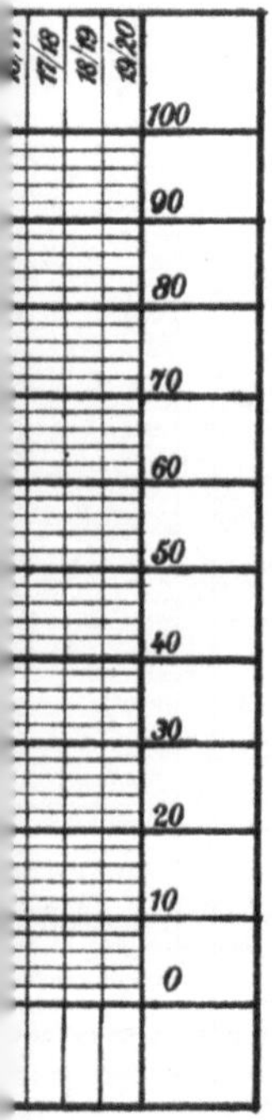

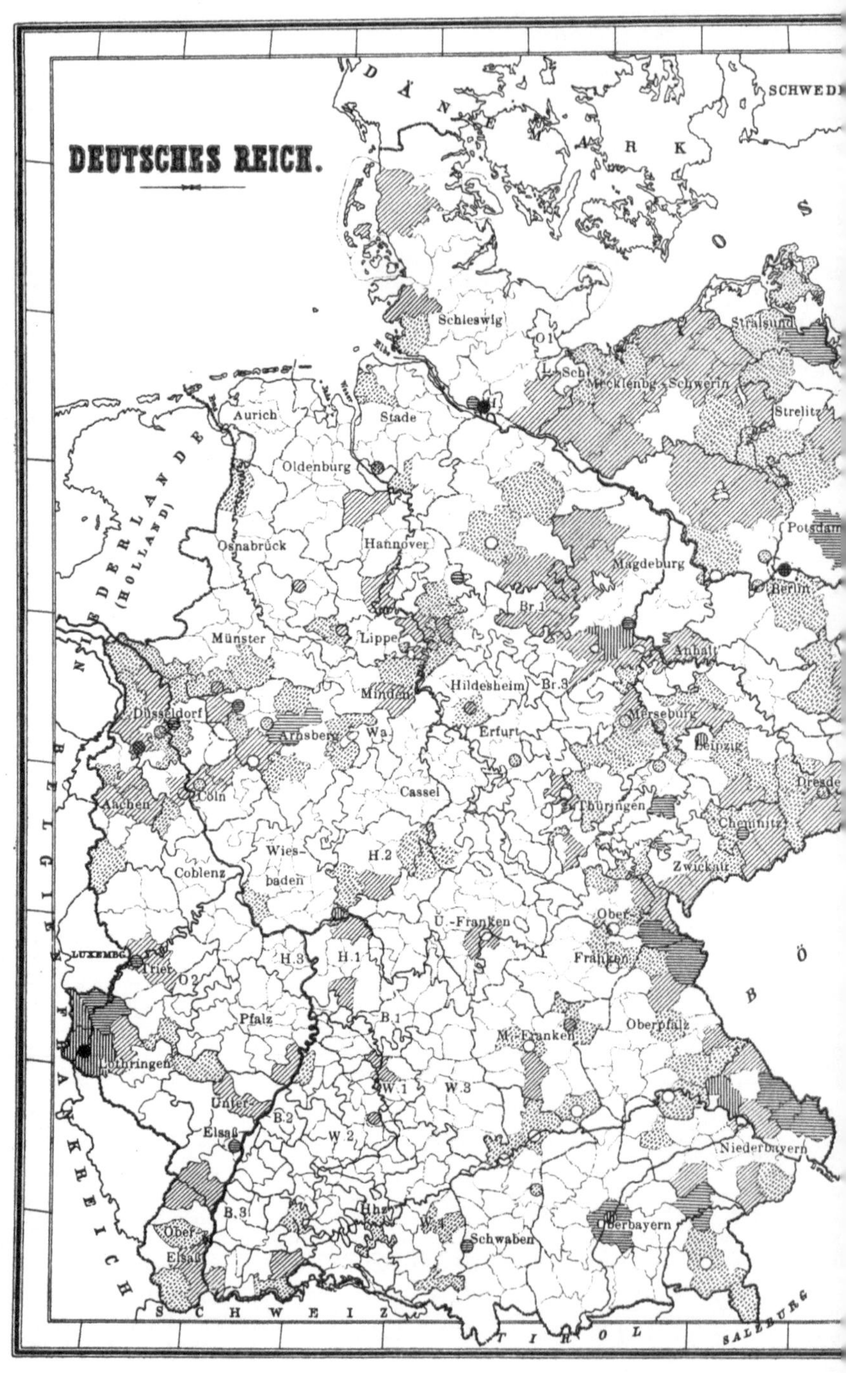

Pockentodesfälle in de

Denkschrift, Blattern- und Schutzpockenimpfung. 4. Aufl.

SEE
Köslin
Danzig
Königsberg
Gumbinnen
Allenstein
Marienwerder
Bromberg
Posen
Liegnitz
Breslau
Oppeln
SCHLESIEN
RUSSLAND
EN
E
Zeichenerklärung
1 Fall
2 oder 3 Fälle
4 bis 6 "
7 " 10 "
11 " 15 "
16 " 21 "
22 " 29 "
30 u. mehr "

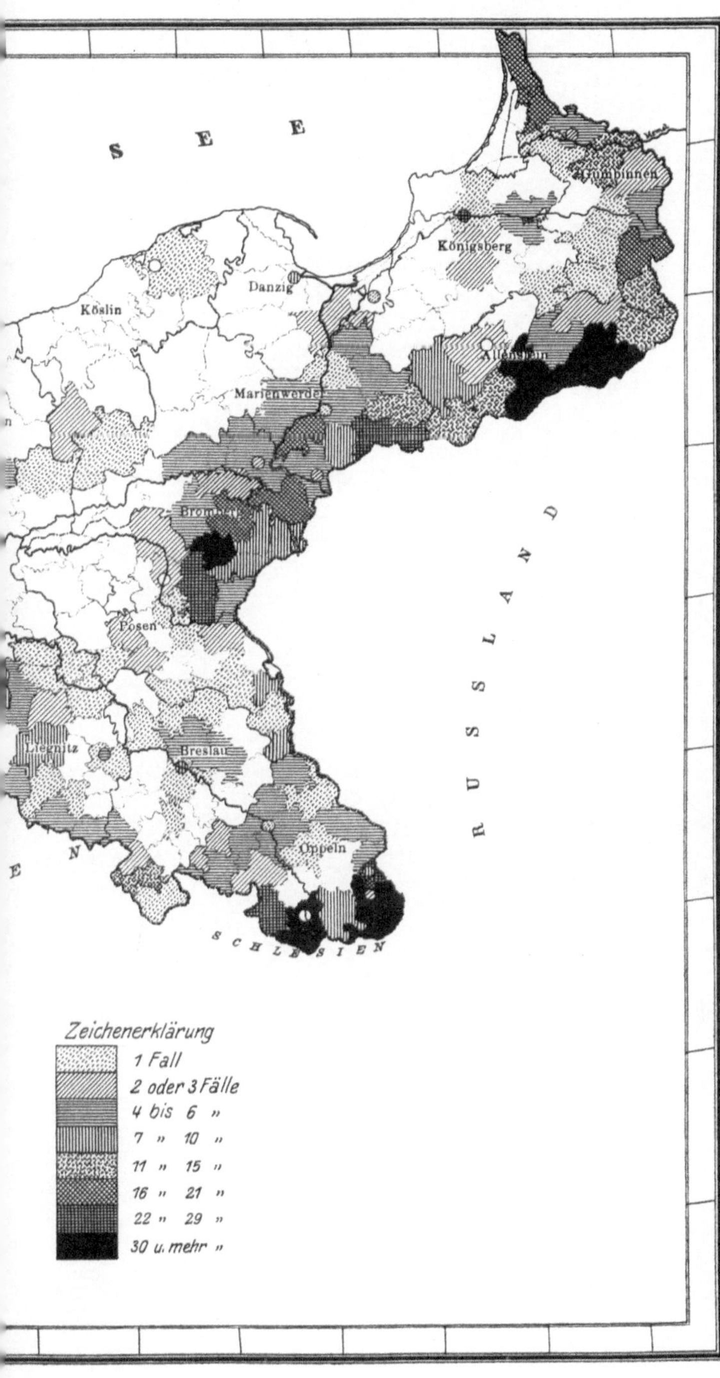

1886—1910.